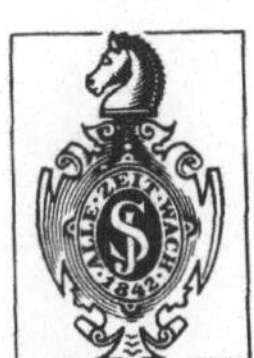

G.-W. Schmidt

Pädiatrie

Klinik und Praxis

Mit 33 Abbildungen und 37 Tabellen

Springer-Verlag
Berlin · Heidelberg · New York 1974

Professor Dr. G.-W. Schmidt
Zentrum für Kinderheilkunde am Klinikum
der Justus Liebig-Universität
6300 Gießen, Feulgenstraße 12

ISBN-13:978-3-540-06778-8   e-ISBN-13:978-3-642-65878-5
DOI: 10.1007/978-3-642-65878-5

Satz- und Bindearbeiten: Appl, Wemding. Druck: Aprinta, Wemding.

Vorwort

Ein „pädiatrisches Taschenbuch" darf und kann niemals ein Lehrbuch ersetzen oder das auch nur zu beabsichtigen versuchen; allein schon wegen des primär (redaktionell) streng begrenzten Druckumfanges wäre das absurd. Dafür muß man in Kauf nehmen, daß ein Taschenbuch nur eine gedrängte Übersicht liefern kann, auf manche Einzelheiten und auf Seltenes ganz verzichten muß, etliches nur noch als tabellarische Zusammenfassung darzustellen zuläßt und textlich auch von der stichwortartigen Ausdrucksweise Gebrauch machen muß. Aus diesen Gründen ist die stilistisch-sprachliche Ausdrucksform eines Taschenbuches oft „holprig", und es läßt sich nicht „flüssig und anschaulich lesen", wie einem das ein Lehrbuch ermöglicht. Deshalb sind Vorkenntnisse des abgehandelten Stoffes erforderlich, dessen Inhalt nur noch repetitionsmäßig wiedergegeben wird. Ferner ist in diesem besonderen Falle der „pädiatrischen Diagnostik" noch zu berücksichtigen, daß separate Taschenbücher über die pädiatrische Untersuchungs- und Therapie-Technik, Arzneimittel und deren Dosierung sowie Notfall- und Vergiftungs-Therapie vorhanden sind. Um studierenden und nachsuchenden Kollegen behilflich sein zu können, wird versucht, durch ein möglichst umfangreiches Sachregister das Auffinden im Text zu erleichtern, während in der vorangestellten Inhaltsübersicht nur die Gruppierung des abgehandelten Stoffes zusammengestellt ist.

Gießen, im Juni 1974   G.-W. Schmidt

Inhaltsverzeichnis

Einleitung

Erst seit rund 100 Jahren hat die Pädiatrie ihre fachliche Eigenständigkeit in der gesamten Humanmedizin behauptet. Aus der Erkenntnis, daß der Säugling und das Kleinkind keine verkleinerten Ausgaben des Erwachsenen sind, sondern aufgrund ihrer Besonderheiten in Stoffwechsel und Reaktionen, spezieller Krankheitsbilder und therapeutischer Erfordernisse, sowie der Aufdeckung der „werdenden Funktionen" ihres Organismus rechtfertigt sich die Abtrennung der Kinderheilkunde von der Inneren Medizin. – In diesen letzten 100 Jahren sank auch die Säuglings-Sterblichkeit von rund (1875) 24%, was bei der damaligen Bevölkerungsziffer Deutschlands etwa $^1/_2$ Million Säuglingen entsprach, auf (1971) 2,32%, entsprechend in Westdeutschland rund 19000 Kinder im 1. Lebensjahr; in den Niederlanden, Skandinavien und neuerdings auch in Japan beträgt sie nur noch 1,3–1,5%, was auch für uns hoffen läßt, hier noch eine weitere Verbesserung erreichen zu können. Dieser erhebliche Rückgang ist als einer der erfreulichsten Erfolge der Kinderheilkunde zu werten, den sie gemeinsam mit der Hygiene und mittels der modernen diagnostischen und therapeutischen Maßnahmen errungen hat.

A. Das gesunde Kind

1. Physiologische Besonderheiten der kindlichen Organe und ihrer Funktionen

1.1. Normale intrauterine Entwicklung

Die Schwangerschaft dauert normalerweise 280 ± 10 Tage und wird in Lunarmonate zu 28 Tagen unterteilt. Zur *Altersbestimmung der Frucht* ist deren Länge am geeignetsten (s. Tabelle 1).

Tabelle 1. Alter der intrauterinen Fruchtentwicklung

Ende des Lunarmonats	Länge in cm	Gewicht in g
1.	$1^2 = 1$	
2.	$2^2 = 4$	
3.	$3^2 = 9$	25
4.	$4^2 = 16$	100
5.	$5^2 = 25$	300
6.	$6 \times 5 = 30$	700
7.	$7 \times 5 = 35$	1200
8.	$8 \times 5 = 40$	1700
9.	$9 \times 5 = 45$	2300
10.	$10 \times 5 = 50$	3100

Entwicklung des Embryos bzw. des Feten:

Ende mens 1: Differenzierung von Gehirn, Augen und Herz begonnen.

Ende mens 2: Schwanzfortsatz und Kiemen verschwinden; Kopf, Rumpf und Extremitäten voneinander abgesetzt;

Finger- und Zehenbildung; Mund, Nase, Augen und
Ohren erkennbar; Herzaktion hat angefangen.

Ende mens 3: Differenzierung des äußeren Genitale; Finger und
Zehen in Bildung; Bauch und Gaumen ausgebildet.

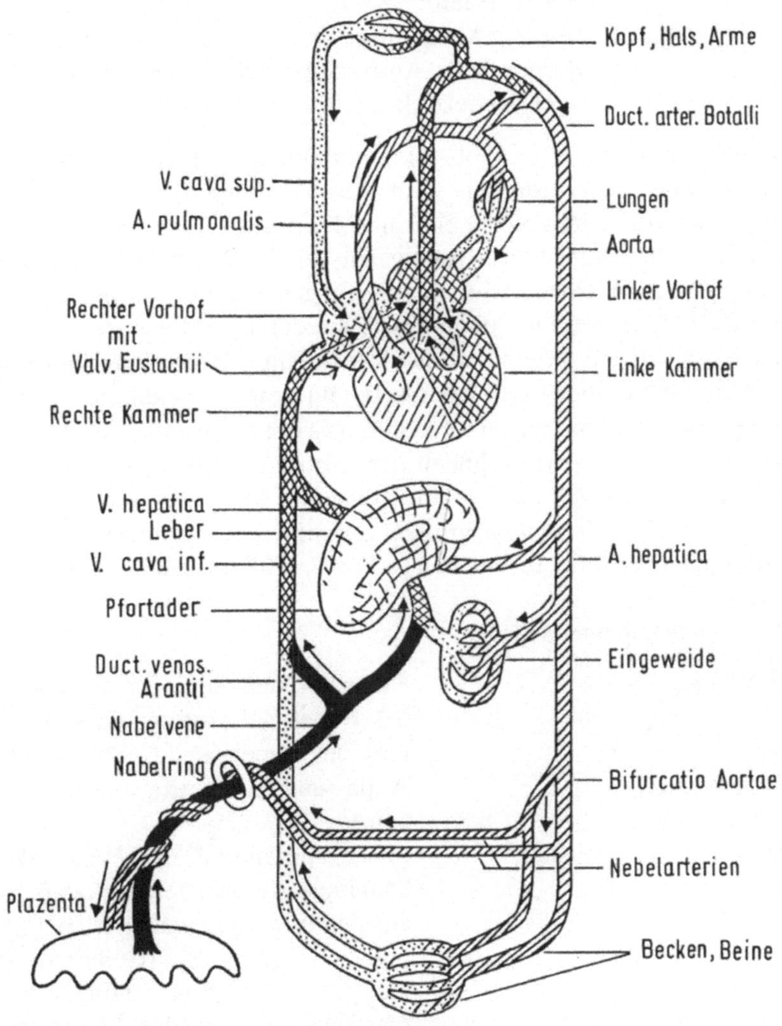

Abb. 1. Fetaler Blutkreislauf, schematisiert. Schwarz: nährstoff- und sauer-
stoffreiches Blut von der Plazenta. Gekreuzt: relativ nährstoff- und sauer-
stoffreiches Mischblut. Gestrichelt: relativ nährstoff- und sauerstoffarmes
Mischblut. Punktiert: nährstoff- und sauerstoffarmes (venöses) Blut

In mens 5:   Erste Kindesbewegungen, oft auch bereits Herztöne nachweisbar. Hautentwicklung mit seidig-weicher Lanugo-Behaarung.

Ab mens 7–8:   Beginn der subkutanen Fetteinlagerung, Ausfall der Lanugo-Haare;
weitere Ausreifungszeichen: Verknorpelung der Ohrmuscheln, Auswachsen der Finger- und Zehennägel (Reifezeichen s. Abs. 6.1., S. 63).

Fetaler Blutkreislauf (s. Abb. 1). Dem Feten dient die Plazenta als Ernährungs-, Gasaustausch- und Ausscheidungsorgan. Durch die optimale Versorgung von Leber und Hirn mit O_2 und Nährstoffen wachsen diese intrauterin relativ am stärksten! Durch den ersten postpartalen Atemzug werden die Lungen belüftet, entfaltet, vermehrt durchblutet und voluminöser; hierdurch wird das Herz etwas nach links herausgedreht, wodurch es zu einer Drosselung (mit folgender Obliteration) des Ductus Botalli kommt. Dadurch und infolge vergrößerter Lungendurchblutung sinkt der Blutdruck im rechten Vorhof, während im linken der Zustrom aus den Lungenvenen steigt, wodurch sich das Foramen ovale im Vorhofseptum schließt: kleiner Kreislauf ist vom großen getrennt. Die Nabelgefäße obliterieren binnen 4 bis 11 Wochen (durch Endothelwucherungen).

1.2. Wachstum und Reifung

0–14 Tage: Neugeborenen-Zeit. (Abstoßung des Nabelschnurrestes und Verheilung des Nabelgrundes; postpartale Anpassung an das extrauterine Leben.)

Darin: 1.–4. Lebenstag: Frischgeborenen-Zeit. (Von der Säuglings-Sterblichkeit entfallen $^1/_3$ auf den *ersten* Lebenstag [s. Abs. 6 und 11.1., S. 63, 152 [Geburtstraumen]], ein weiteres Drittel auf die Zeit bis Ende der 1. Lebenswoche, erst das 3. Drittel auf das ganze weitere 1. Lebensjahr.)

Bis Ende des 1. Jahres: Säuglings-Zeit. (Ernährung primär

2.–6. Lebensjahr:	durch Saugen an der Brust bzw. Flasche.) Klein- und Spielkind-Zeit.
6.–15. Jahr:	Schulkind-Zeit.
Darin:	Beginn der Pubertäts-Zeit (s. Abs. 1.8.3., S. 27): Mädchen ab etwa 10–12, Knaben 12–14 Jahren.
Ab 16–18 Jahren:	Jugendlichen-Zeit.

1.2.1. Körpermaße

Abweichungen von ± 10% der in Tabelle 2 zusammengestellten Körpermaße gelten als individuelle Variationsbreite (familiäre, rassische, endokrine [Thymus, Hypophyse, Schilddrüse] sowie Umwelt-Faktoren [Ernährung, Vitaminverzehr]).

%	Länge	Gewicht
+ > 25	Riesenwuchs	Fettleibigkeit (Adipositas)
+ > 10–25	Großwuchs	Übergewicht
± 10	„Normale"	individuelle Variationsbreite
− > 10–25	Kleinwuchs	Untergewicht (Dystrophie)
− > 25	Zwergwuchs	Kachexie (Atrophie)

Da das Körpergewicht weit mehr von der Körperlänge abhängt als vom Alter, dieses jedoch eher die Länge beeinflußt, geht man zur Feststellung Norm-bezogener Maße folgendermaßen vor:

$$\textit{Lebensalter} \longrightarrow \textit{Soll-Länge}$$
$$\textit{Ist-Länge} \longrightarrow \textit{Soll-Gewicht}$$
$$\textit{Ist-Gewicht}$$

(Falsch: Das Soll-Gewicht auf das Lebensalter des Kindes zu beziehen!)

Geburts-Gewicht des reifen, ausgetragenen Neugeborenen: 2,5–3,5 kg (Knaben meist schwerer als Mädchen). Geburts-Gewicht über 4,5 kg: „Riesenkind" (öfters bei Diabetes der Mutter). Geburts-Länge ca. 50 cm (Knaben meist länger als Mädchen).

Nach der Geburt: Zuerst Gewichtsabfall (physiologisch bis um 10% des Geburts-Gewichtes binnen der ersten 5 Tage) infolge ungenügender Nahrungsaufnahme gegenüber den Flüssigkeitsverlusten.

Tabelle 2. Länge, Gewicht und Brustumfang des Kindes

Alter (Knaben)	Brust-umfang cm	Gewicht kg	Länge cm	Gewicht kg	Brust-umfang cm	Alter (Mädchen)
			50	3,3	33	Geburt
Geburt	33	3,4	51	3,5		
		3,6	52	3,6	34	$^1/_2$ Monat
$^1/_2$ Monat	34	3,8	53	3,9	35	1 „
1 „	35	4,1	54	4,2	36	
	36	4,4	55	4,5	37	$1^1/_2$ Monate
$1^1/_2$ Monate	37	4,6	56	4,8	38	2 „
	38	4,8	57	5,1		
2 „	39	5,0	58	5,4	39	
	40	5,3	59	5,6	40	3 „
		5,6	60	5,8		
3 „	41	5,8	61	6,1		
		6,1	62	6,4	41	4 „
		6,4	63	6,7		
4 „	42	6,7	64	7,0	42	5 „
		7,0	65	7,3		
5 „	43	7,3	66	7,5	43	6 „
		7,6	67	7,8		
6 „	44	7,8	68	8,0	44	7 „
		8,1	69	8,3		
7 „		8,4	70	8,6	45	8 „
8 „	45	8,8	71	8,9		9 „
9 „	46	9,2	72	9,2	46	10 „
10 „	47	9,6	73	9,5		11 „
11 „		9,9	74	9,8	47	1 Jahr
1 Jahr	48	10,2	75	10,1		1 „ 1 Monat
1 „ 1 Monat		10,5	76	10,3	48	1 „ 2 Monate
1 „ 2 Monate		10,7	77	10,5		1 „ 3 „
1 „ 3 „	49	10,9	78	10,7		1 „ 4 „
1 „ 4 „		11,1	79	10,9	49	1 „ 5 „
1 „ 5 „		11,3	80	11,1		1 „ 6 „
1 „ 6 „	50	11,5	81	11,3		1 „ 7 „
1 „ 7 „		11,7	82	11,5		1 „ 8 „
1 „ 8 „		11,9	83	11,7		1 „ 9 „
1 „ 9 „		12,1	84	11,9		1 „ 10 „
1 „ 10 „		12,3	85	12,1		1 „ 11 „
1 „ 11 „		12,5	86	12,3	50	2 Jahre

Tabelle 2 (Fortsetzung)

Knaben				Mädchen		
Alter	Brust-umfang cm	Gewicht kg	Länge cm	Gewicht kg	Brust-umfang cm	Alter
2 Jahre	51	12,7	87	12,5		2 Jahre 2 Monate
2 „ 2 Monate		12,9	88	12,7		2 „ 3 „
2 „ 3 „		13,1	89	12,9		2 „ 4 „
2 „ 4 „		13,3	90	13,1		2 „ 5 „
2 „ 5 „		13,5	91	13,3	51	2 „ 6 „
2 „ 6 „		13,7	92	13,5		2 „ 8 „
2 „ 8 „		13,9	93	13,7		2 „ 10 „
2 „ 10 „	52	14,1	94	13,9		2 „ 11 „
2 „ 11 „		14,3	95	14,1		3 „
3 „		14,5	96	14,3	52	3 „ 2 „
3 „ 2 „		14,7	97	14,5		3 „ 4 „
3 „ 4 „		14,9	98	14,7		3 „ 5 „
3 „ 5 „		15,1	99	14,9		3 „ 6 „
3 „ 6 „		15,4	100	15,2		3 „ 8 „
3 „ 8 „	53	15,7	101	15,4		3 „ 10 „
3 „ 10 „		16,0	102	15,6	53	3 „ 11 „
3 „ 11 „		16,3	103	15,8		4 „
4 „		16,6	104	16,0		4 „ 2 „
4 „ 2 „		16,9	105	16,3		4 „ 4 „
4 „ 4 „	54	17,3	106	16,7		4 „ 6 „
4 „ 6 „		17,6	107	17,0		4 „ 8 „
4 „ 8 „		17,9	108	17,3	54	4 „ 10 „
4 „ 10 „		18,2	109	17,6		5 „
5 „	55	18,5	110	18,0		5 „ 2 „
5 „ 2 „		18,8	111	18,4		5 „ 4 „
5 „ 4 „		19,2	112	18,8		5 „ 6 „
5 „ 6 „		19,5	113	19,2		5 „ 8 „
5 „ 8 „		19,9	114	19,6	55	5 „ 10 „
5 „ 10 „	56	20,3	115	20,0		6 „
6 „		20,7	116	20,5		6 „ 3 „
6 „ 3 „		21,1	117	21,0		6 „ 5 „
6 „ 5 „	57	21,5	118	21,5		6 „ 8 „
6 „ 8 „		22,0	119	22,0	56	6 „ 10 „
6 „ 10 „		22,5	120	22,5		7 „
7 „		23,0	121	23,0		7 „ 3 „
7 „ 3 „	58	23,5	122	23,4	57	7 „ 5 „
7 „ 5 „		23,9	123	23,8		7 „ 8 „

Tabelle 2 (Fortsetzung)

| Knaben | | | | Mädchen | | |
Alter	Brust-umfang cm	Gewicht kg	Länge cm	Gewicht kg	Brust-umfang cm	Alter
7 Jahre 8 Monate	59	24,4	124	24,3		7 Jahre 10 Monate
7 „ 10 „		24,9	125	24,7		8 „
8 „		25,4	126	25,2	58	8 „ 3 „
8 „ 3 „	60	25,9	127	25,7		8 „ 5 „
8 „ 5 „		26,3	128	26,2	59	8 „ 8 „
8 „ 8 „	61	26,8	129	26,7		8 „ 10 „
8 „ 10 „		27,3	130	27,2		9 „
9 „		27,9	131	27,8	60	9 „ 3 „
9 „ 3 „	62	28,4	132	28,3		9 „ 5 „
9 „ 5 „		28,9	133	28,8	61	9 „ 8 „
9 „ 8 „	63	29,5	134	29,4		9 „ 10 „
9 „ 10 „		30,1	135	29,9	62	10 „
10 „		30,7	136	30,5		10 „ 3 „
10 „ 3 „	64	31,3	137	31,1	63	10 „ 5 „
10 „ 6 „		31,9	138	31,8		10 „ 8 „
10 „ 9 „	65	32,6	139	32,5	64	10 „ 10 „
11 „		33,2	140	33,3		11 „
11 „ 3 „	66	33,9	141	34,1		11 „ 3 „
11 „ 6 „		34,6	142	34,9	65	11 „ 5 „
11 „ 9 „	67	35,4	143	35,7		11 „ 8 „
12 „		36,1	144	36,5	66	11 „ 10 „
12 „ 3 „	68	36,8	145	37,3	67	12 „
12 „ 5 „	69	37,5	146	38,0		12 „ 2 „
12 „ 8 „		38,3	147	38,8	68	12 „ 4 „
12 „ 10 „	70	39,1	148	39,6	69	12 „ 6 „
13 „		39,9	149	40,4		12 „ 8 „
13 „ 3 „	71	40,6	150	41,2	70	12 „ 10 „
13 „ 5 „	72	41,4	151	42,0	71	13 „
13 „ 8 „	73	42,2	152	42,9		13 „ 3 „
13 „ 10 „	74	43,0	153	43,8	72	13 „ 5 „
14 „	75	43,8	154	44,8		13 „ 8 „
14 „ 2 „		44,8	155	45,8	73	13 „ 10 „
14 „ 4 „	76	45,7	156	46,8		14 „
14 „ 6 „		46,7	157	47,9	74	14 „ 3 „
14 „ 8 „	77	47,7	158	48,9		14 „ 6 „
14 „ 10 „		48,6	159	50,0	75	14 „ 9 „
15 „	78	49,6	160	51,5	76	15 „

Danach Aufholen des Gewichtes bis zum Ende der Neugeborenen-Zeit. Verdoppelung des Geburtsgewichtes bis zum Ende des 5. Monats, Verdreifachung bis zum Ende des 1. Jahres. Perioden der körperlichen „Fülle" (2.–4. Jahr und 8.–10. Jahr) wechseln mit solchen der „Streckung" (5.–7. und 12.–16. Jahr) ab. (*Faustregel:* Länge mit 1 Jahr: 75 cm, mit 4 Jahren: 1 m, mit 6 Jahren: 1,20 m, mit 13 Jahren: 1,50 m. Gewicht mit 1 Jahr: 10 kg, mit 6 Jahren: 20 kg, mit 10 Jahren: 30 kg, mit 15 Jahren: 50 kg.)

Infolge ungleichen Wachstums der Körperpartien kommt es zur Verschiebung der *Körperproportionen.* Beim Embryo liegt die Körpermitte im Schulterbereich, beim Säugling oberhalb des Nabels, beim Erwachsenen in Höhe der Hüftgelenke (s. Abb. 2). – Die Säug-

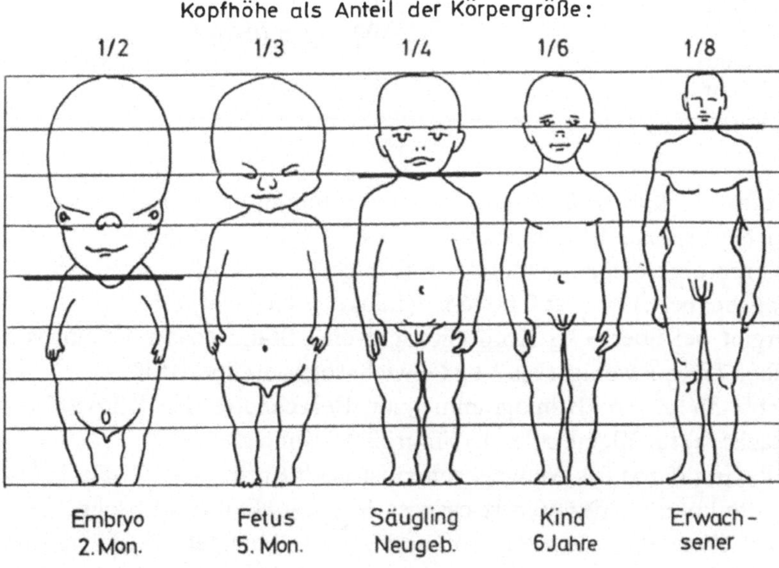

Abb. 2. Wandel der Körperproportionen vom Embryo zum Erwachsenen (nach Stratz)

lings-Fettpolster schwinden nach dem Laufenlernen. Die relativ kurzen Extremitäten des Kleinkindes und sein gedrungener Hals wachsen besonders in der Pubertätszeit. Das ungleichmäßige Wachstum des Kindes s. Tabelle 3.

Tabelle 3. Zunahme des Gewichtes, der Körperlänge und des Kopfumfanges des Kindes

	Gewichtszunahme in g			Längenwachstum monatlich in cm	Größter *horizontaler* Schädelumfang (in Stirnhöhe) am Ende des jeweiligen Zeitabschnittes in cm
	täglich	monatlich	¹/₄jährlich		
Geburt					35
1. Trimenon	25–30	800–900	2500	3	41
2. Trimenon	20	600	1800	2	44
3. Trimenon	15	450	1300		46
4. Trimenon	12	350	1100	1	47
2. Jahr			600		49
4. Jahr			500	(0,6)	50
12. Jahr					53
15. Jahr				1	54

Auch die *Körperoberfläche* der Kinder nimmt mit steigendem Alter nicht linear zu. Ihre Berechnung

Körperoberfläche $= 0{,}0087 \cdot$ (Länge $+$ Gewicht) $- 0{,}26$ m²
(angenähert:) $\cong 0{,}00765 \cdot$ (Länge $+$ Gewicht) m²

ergibt bei über 3 kg Körpergewicht eine Standardabweichung von über 7%, bei weniger als 3 kg Gewicht sogar bis über 18%.
Abb. 3a u. 3b: Nomogramme zur Berechnung der Körperoberfläche, a) für Kleinkinder, b) für größere Kinder.
Die *Hautfarbe* des Neugeborenen ist nach Entfernung – mittels Ölwattetupfern – der Vernix caseosa (die die Haut des Frischgeborenen überzieht) oft dunkelrot und geht in wenigen Tagen in rosa über. Hautblässe beim Säugling bedeutet schwere Erkrankung! Der *Hautturgor* des Säuglings ist prall-elastisch, das Unterhautfettgewebe reichlich entwickelt (charakteristische querverlaufende Wulst-Faltenbildung [Flexionsfalten] besonders an den Oberschenkeln; s. Abs. 19.1.2., S. 10).
Die *Muskulatur* des Säuglings ist normalerweise deutlich hyperton (muskuläre Hypotonie = Verdacht auf z. B. Hypothyreose, Mongolismus, Myotonia congenita, Rachitis).

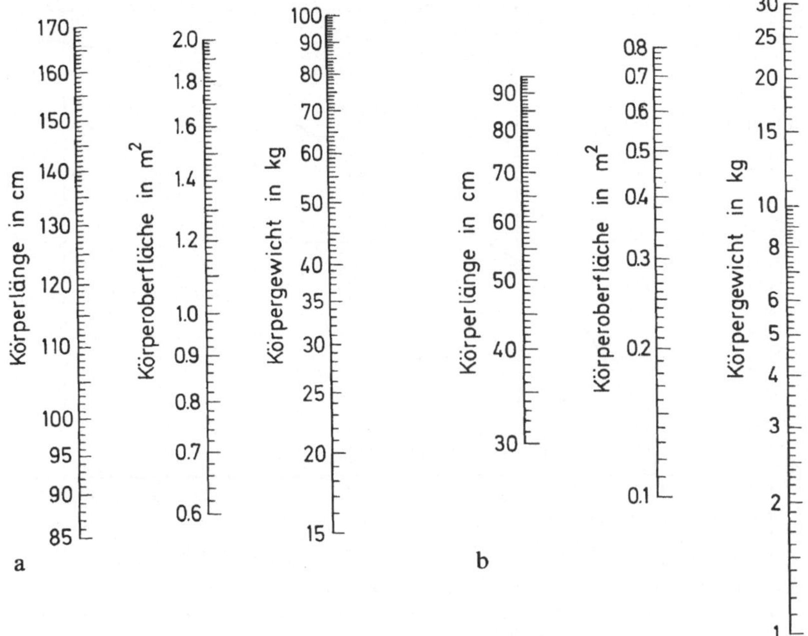

Abb. 3. (a) Nomogramm zur Berechnung der Körperoberfläche des Kleinkindes. Verbindet man die Körperlänge mit dem Körpergewicht, so schnei-
det diese Gerade die mittlere Skala an der dazugehörigen Körperoberfläche. (b) Nomogramm zur Berechnung der Körperoberfläche des größeren Kindes (Berechnung wie bei a)

Die durchschnittliche Zunahme des Schädelumfanges (s. Abb. 4)
wird für Diagnose und Verlaufskontrolle eines Mikro-, Makro- oder
Hydrozephalus wichtig.

Das *Knochensystem* des jungen Kindes ist gegen statische Belastun-
gen weniger widerstandsfähig (s. Abs. 9.4., S. 123). Die wachsenden, sehr gefäßreichen Knochen sind besonders empfindlich gegen
Infektionen (z. B. Lues, Tuberkulose, Osteomyelitis) und Vitamin
C-Mangel (s. Abs. 9.3., S. 121). Die große Fontanelle (rhombus-
förmig zwischen Stirn- und Scheitelbeinen) ist im Säuglingsalter
weit offen und schließt sich im 12.–15. Monat, die kleine Fontanelle
(dreieckig zwischen Hinterhaupt- und Scheitelbeinen) bereits wenige
Wochen nach der Geburt. – Der zunächst kurze, stark gewölbte
Thorax des Neugeborenen streckt sich allmählich und wird flacher,

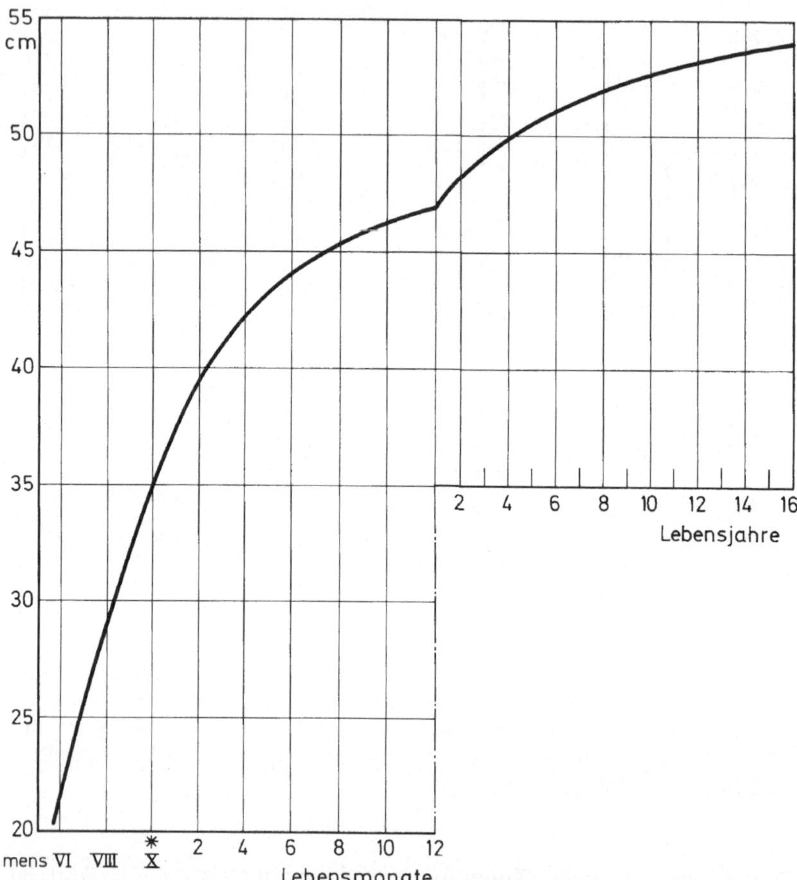

Abb. 4. Normaler größter horizontaler Kopfumfang im Kindesalter (nach Mittelwertsangaben von POTTER für die Fetalzeit und von KLEIN für die folgende Zeit)

die anfangs senkrecht zur Wirbelsäule stehenden Rippen senken sich und verlaufen dann schräg nach ventral. – Die Verknöcherung des bei der Geburt noch überwiegend knorpeligen Beckens sowie die typische Doppel-S-Formung der Wirbelsäule finden erst allmählich statt.

Die Verknöcherung der Handwurzelknochen ist ein wichtiges Kriterium zur Bestimmung des *Knochenalters* des Kindes in Relation zum Lebensalter (s. Tabelle 4).

Tabelle 4. Auftreten von Knochenkernen im Bereich des distalen Abschnittes der oberen Extremitäten, nach der zeitlichen Reihenfolge geordnet

Kerne	Alter	
	Mädchen	Knaben
Capitatum und Hamatum	2– 4 Monate	2– 4 Monate
(distale) Radius-Epiphyse	8–16 Monate	12–20 Monate
Grundphalangen 2–5	$1^8/_{12}$– $2^3/_{12}$ Jahre	2– $3^3/_{12}$ Jahre
Epiphysen (proximal) 1	$1^6/_{12}$– $2^9/_{12}$ Jahre	$2^4/_{12}$– 3 Jahre
Metacarpen (Epiphysen dist.) 2–5	2– $2^4/_{12}$ Jahre	$2^1/_{12}$– $2^8/_{12}$ Jahre
Mittel- und Endphalangen (Epiphysen proximal)	$2^3/_{12}$– $2^9/_{12}$ Jahre	$2^9/_{12}$– 3 Jahre
Triquetrum	$2^3/_{12}$– $3^7/_{12}$ Jahre	$2^4/_{12}$– $2^9/_{12}$ Jahre
Lunatum	3– 5 Jahre	3– 5 Jahre
Multangulum maj. et min.	4– $5^6/_{12}$ Jahre	$5^3/_{12}$– $6^5/_{12}$ Jahre
Naviculare	4– $5^6/_{12}$ Jahre	$5^8/_{12}$– 7 Jahre
(distale) Ulna-Epiphyse	$6^3/_{12}$– $9^9/_{12}$ Jahre	$6^3/_{12}$– $9^3/_{12}$ Jahre
Pisiforme	$8^3/_{12}$–$10^3/_{12}$ Jahre	$10^6/_{12}$–$11^6/_{12}$ Jahre

Faustregel: Normal: Anzahl der Handwurzelknochenkerne einschließlich der distalen Radius- und Ulna-Epiphysenkerne gleich Lebensjahre + 1, bis alle 10 Kerne röntgenographisch nachweisbar sind; s. Abb. 5.

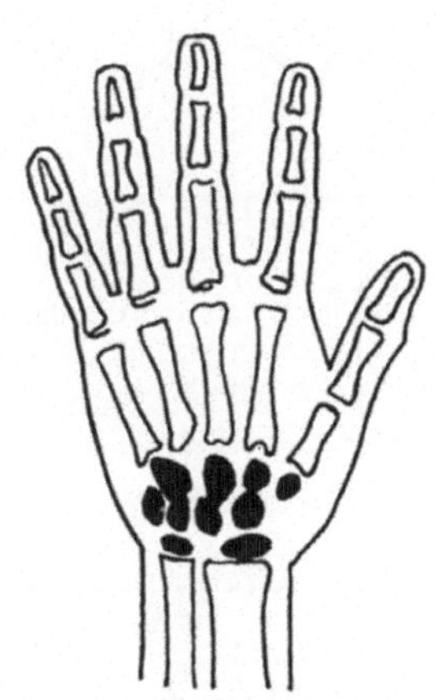

Abb. 5. Knochenkerne des Handgelenks, die zur Bestimmung des Knochenalters wichtig sind (s. Tabelle 4)

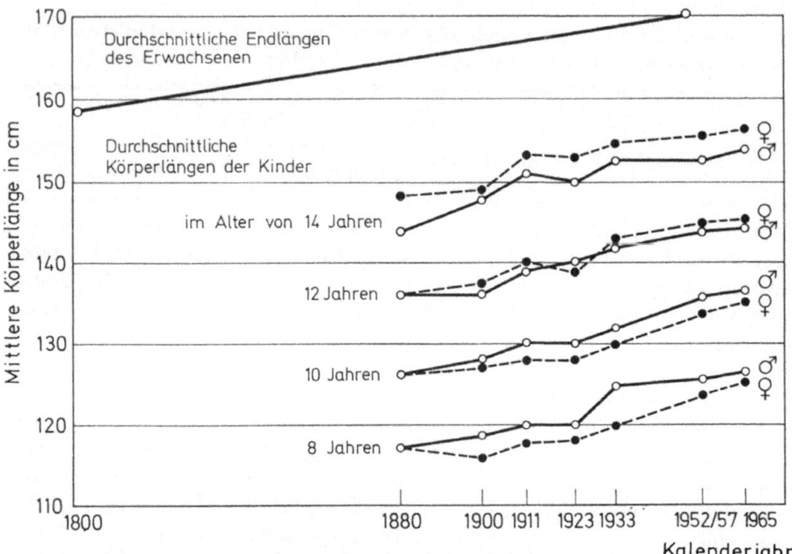

Abb. 6. Mittlere Körper-Endlängen des Erwachsenen als Durchschnittsgerade von 1800 bis 1950 sowie Durchschnittskörperlängen von Kindern mit 8, 10, 12 und 14 Jahren von 1880 bis 1965. (Die Erwachsenen werden heute im Durchschnitt um 12 cm länger als vor 150 Jahren. Die Kinder haben heute die gleiche Körperlänge, die vor rund 80 Jahren erst die um 2 Jahre älteren Kinder erreicht hatten)

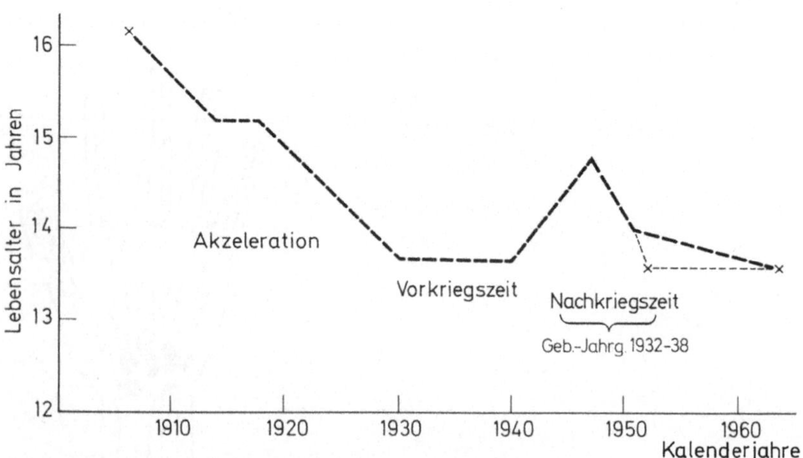

Abb. 7. Halbschematische Darstellung des mittleren Lebensalters zur Zeit der Menarche von 1906 bis 1964. (Die Menarche setzt heute im Durchschnitt um etwa $2^{1}/_{2}$ Jahre früher ein als vor rund 60 Jahren)

1.2.2. Akzeleration. Bedeutet die in den letzten Jahrzehnten auf-
gefallene Beschleunigung in Wachstum (s. Abb. 6) und Entwicklung
(s. Abb. 7) der Kinder in hochzivilisierten Ländern (besonders Mit-
teleuropa, USA, Australien, neuerdings auch Japan); sie tritt bei
sozial besser gestellter (vorwiegend städtischer) Bevölkerung deutlicher in Erscheinung als bei weniger begüterter und körperlich
schwer arbeitender (Einfluß vermehrten Eiweiß- und Vitamin-Kon-
sums).

1.3. Resistenz und Reparation

Gegen viele Umweltschäden ist das junge Kind wesentlich gefährdeter als der Erwachsene (z. B. Durst, Tuberkulose, Alkohol), aber
manche kann es leichter überstehen (z.B. Sauerstoffmangel unter
der Geburt, CO-Vergiftung) bzw. durch die noch *große regenerative
Fähigkeit* seiner Zellen besser „reparieren" (z.B. vollständige Resorption einer dicken Pleuraschwarte nach schwerem Empyem; fast
komplette Restitution von Gelenken und Knochen nach Osteomyelitis).
Im 1. Trimenon ist der Säugling ein schlechter Antikörperbildner,
obgleich immun-elektrophoretisch schwache Banden im β- und γ-
Globulin-Bereich sowie eine kompensatorisch zelluläre (lymphozytäre) Abwehr nachweisbar sind. Er bildet dann z.B. nach Diphtherie-
Impfung noch keine erkennbaren Antikörper, was andererseits
jedoch eine Immunität nicht ausschließt (z. B. nach durchgemachter
Pertussis als Säugling). – Allergische Reaktionen junger Säuglinge
fehlen fast völlig (Zusammenhang zwischen Immunisierung und
Allergie), weshalb sehr selten Serumkrankheit, Bronchialasthma,
Heufieber, Lobärpneumonie, Rheuma, (Stippchen-)Angina und
Glomerulonephritis beim jungen Kinde auftreten. Auch aus der
andersartigen, unreifen Funktion des RES im frühen Säuglingsalter
resultieren uneinheitliche bzw. unterschiedliche Reaktionen auf
Infektionen: Besondere Gefahr der Tuberkulose für den Säugling
gegenüber z. B. relativ gutartigem Verlauf typhöser Erkrankungen
(ohne Continua oder Leukopenie [s. Abs. 16.2.1., S. 207]). Andererseits bekommen Säuglinge gehäuft Otitis media, Meningitis, Zysto-
pyelitis, sowie (infolge auch fehlender lokaler Abwehrkräfte) Pyoder-
mien (Pemphigoid beim Neugeborenen [s. Abs. 6.7., S. 80]).

Deshalb ist die *passive Immunisierung* durch diaplazentaren Übergang von Antikörpern von der Mutter zum Fetus so wichtig (erwiesen gegen: Diphtherie, Masern, Scharlach, Poliomyelitis, Tetanus, Toxoplasmose, dagegen kaum gegen Pertussis). Diese fast vollkommene Anpassung der mütterlichen Schutzstoffe an die besonderen Belange des Kindes verleiht ihm Immunität bis ins 2. Trimenon (Halbwertszeit dieser γ-Globuline etwa 3 Wochen [s. Abb. 8]), gegenüber postnataler passiver Immunisierung (Schutzdauer etwa 1 Monat). Der Säugling selbst kann erst ab etwa dem 3. Lebensmonat ausreichend gleichartige (körpereigene) Antikörper (hauptsächlich in den Plas-

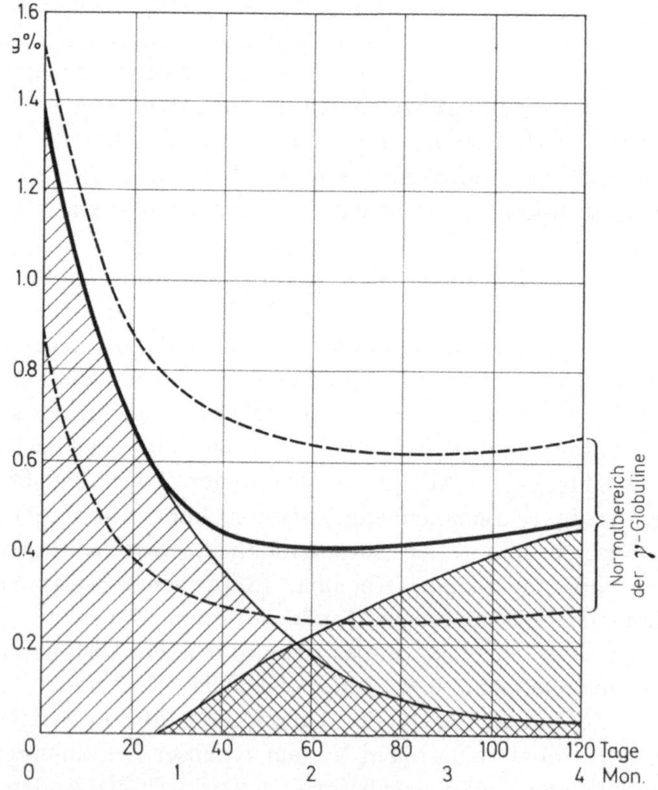

Abb. 8. Konzentration der γ-Globuline im Serum während der ersten 4 Lebensmonate (////////: Pränatal von der Mutter und aus der Plazenta auf das Kind überkommener Anteil. \\\\\\\\\: Postnatal vom Kinde selbst gebildeter Anteil)

16

mazellen) bilden, die dann eine wesentlich längere Immunität bieten. Weiter werden die „T-Lymphozyten" durch den Thymus zur zellulären Immunisierung befähigt. Bei Thymushypoplasie: Lymphopenie und Antikörper-Mangel. Auch Makroglobuline dienen der frühkindlichen Abwehrfunktion (z. B. bei angeborener Lues, Toxoplasmose [s. Abs. 8.3.1., 16.4., 16.2.1., S. 98, 217, 209]).

1.4. Körpertemperatur

Die rektale Körpertemperatur des Neugeborenen liegt mit 37–38° um 0,5° über der der Mutter. Infolge noch unreifer Wärmeregulation (Verzögerung der Hautgefäß-Erweiterung zur Wärmeabstrahlung) kann es in den ersten 5 Tagen zu Fieber bis über 39° kommen (transitorische Neugeborenen-Hyperthermie), verstärkt durch die „physiologische" Exsikkose (s. Abs. 1.2.1., S. 5) in dieser Zeit; dann meist während der ersten 4 Lebensmonate eine Monothermie (36,9–37,3°, geschwächte Säuglinge bis zu 36°), die durch Änderung der Umgebungswärme leicht beeinflußbar ist (Sonneneinstrahlung, Raumüberheizung). Bei Abkühlung dagegen kann sich der Säugling durch Hautgefäßkontraktion gut „schützen" (bläuliches, eventuell auch marmoriertes Aussehen); eine „Gänsehaut" (Cutis anserina) ist beim kleinen Kind selten (noch keine Mm. arrectores pilorum).

1.5. Atmung

Durch den postpartalen CO_2-Anstieg im Atemzentrum erfolgt die erste Inspiration (samt ihren Folgen für den Kreislauf [s. Abs. 1.1., S. 4]). Die Atmung des Säuglings ist hauptsächlich diaphragmal, ohne wesentliche Beteiligung des Thorax („Inspirationsstellung"); erst durch die Aufrichtung der Körperhaltung und Abflachung des Brustkorbs (s. Abs. 1.2.1., S. 11) wird dessen Atemmuskulatur zunehmend mitbenutzt. Die *Atemfrequenz* (s. Tabelle 5) und der *-rhythmus* sind anfangs individuell, unregelmäßig und wechselhaft, manchmal vom Cheyne-Stokes-Typ, bisweilen schnell und oberflächlich, was normalerweise bis zum 3. Lebensjahr vorkommt. (*Wichtig:* Bei Atemspenden bzw. Beatmung eines Säuglings nicht unter 30 Zügen/min!)

Tabelle 5. Ungefähre Mittelwerte für Atemfrequenz, Pulszahl und Blutdruck

	Neugeborenes	Ende des 1. Jahres	Kleinkind	Schulkind
Atemfrequenz pro min	60–40	40–30	24–20	18–16
Pulszahl pro min	140–120	120–110	100	90–80
Blutdruck mm Hg	60/35– 80/50	80/50– 90/60	100/70– 110/75	120/80

1.6. Kreislauf und Blut

1.6.1. Kreislaufsystem. Das relativ große *Herz* des Neugeborenen (0,7% seines Körpergewichtes; Erwachsener: 0,4–0,5%) zeigt fast gleichstarke Kammerwände. Während des Säuglingsalters verdoppelt sich die Stärke der linken Ventrikelwand durch Wachstum der einzelnen Muskelzellen nach jeweils nur einer Teilung der Herzzellkerne (postnatal keine Herzzell-Neubildung!). Der *Spitzenstoß* ist beim jungen Säugling im 4. Interkostalraum fingerbreit außerhalb der Mamillarlinie fühlbar und rückt beim Kleinkind nach medial, in den 5. ICR. Starke (palpatorische) epigastrische Pulsation läßt Rechtsüberlastung, solche (sub-) medioklavikulär links Linksüberlastung vermuten. Die *Herztöne* sind anfangs hart und kurz abgesetzt. Die *Pulsfrequenz* (s. Tabelle 5) zeigt die (infolge des starken Stoffwechsels) physiologische Tachykardie des jungen Kindes (wichtig bei äußerer Herzmassage für sinnvolle Wiederbelebungsversuche!). Wegen der „respiratorischen Arrhythmie" und des raschen Frequenzanstieges bei Unruhe und Schreien des Kindes sind Beurteilung von Pulsqualität und -frequenz nur beim schlafenden Kinde aussagekräftig. – *Blutdruck* s. Tabelle 5. Der Strömungswiderstand im Kreislauf ist beim jungen Kind groß, weil die Gefäßwände sehr elastisch und der Gesamt-Gefäßquerschnitt relativ gering sind. Das Herzminutenvolumen (pro kg K.-Gew. doppelt so groß wie

beim Erwachsenen) steigt (absolut) bis zur Pubertät auf das 10fache.
– Durch Lageänderung der anatomischen und elektrischen Herzachse im Brustkorb während der Kindheit wandelt sich auch der EKG-Typ: Die mehr vertikale elektrische Achse beim eher kugelförmigen Säuglingsherzen bedingt den „Rechtstyp", der sich bis zur Pubertät dem Typ des Erwachsenen nähert. Die PQ-Strecke (Überleitungszeit) ist frequenzabhängig und somit beim Kinde kleiner als beim Erwachsenen (0,08–0,18"), ebenfalls die QRS-Zeit (Kammerhauptschwankung: 0,04–0,09"), während die QT-Dauer beim Kind und Erwachsenen etwa gleichlang ist.

1.6.2. Blutbildung und Blutbestandteile. Infolge der fetal auch extramedullären *Blutbildung* (Milz, Leber, Lymphknoten, Mesenterium, Interstitium, Nieren) werden beim Neugeborenen noch oft unreife Zellen ins Blut geschwemmt (physiologische Erythroblastämie). Wegen des relativ geringen intrauterinen O_2-Gefälles vom mütterlichen zum fetalen Blut treten bei der Mutter eine kompensatorische

Tabelle 6. Normales Blutbild im Kindesalter

	Geburt	Neugeborenes	Säugling	Kleinkind	Schulkind	Erwachsener
Hämoglobin g%	17–18	22–19	16–11	13–14	13–15	14–16
Hb_E γγ	35	37–38	33–34	32–33	30–32	30–32
Erythrozyten Mill./cmm[a]	5	6–5	5–3,5	4–4,5	4–5	4,5–5
Hämatokrit Vol.%	53–55	60–50	35–40	40–45	40–45	40–45
Retikulozyten ‰	30–60	60–30	8–15	5–15	5–15	5–15
Leukozyten 1000/cmm[a]	12–15	30–15	12– 8	8–10	6–8	5–8
Segmentkernige %	50	70–50	20–40	40–50	50–60	60–70
Eosinophile %	1–3	2–4	2–5	2–5	2–5	2–5
Monozyten %	4–8	3–12	5–15	4–8	4–8	4–8
Lymphozyten %	40	35–25	50–70	40–50	30–40	25–35

(Des leichteren Verständnisses wegen ist die Bezeichnung cmm für Kubikmillimeter noch beibehalten worden, obgleich sich zunehmend der Begriff Mikroliter = μl dafür durchsetzt. Eine entsprechende Namensänderung für Kubikcentimeter = ccm in das modernere Milliliter = ml hat sich bereits weitgehend eingebürgert.)

---

[a] cmm = μl

Abnahme der Alkalireserve und eine pH-Verschiebung auf, wodurch der Sauerstoff leichter abdissoziiert, allerdings auch schwerer an das Hämoglobin gebunden wird. Das fetale Hb besitzt eine steilere Sauerstoffbindungskurve, was jedoch durch den niedrigeren Blut-pH-Wert fast aufgehoben wird. Zur ausreichenden Nutzung der geringen Sauerstoffspannung im Blut haben die fetalen Organe relativ lange Kapillaren; es besteht eine geringe Hyperchromie des Blutes. Der Anteil des fetalen Hb (Hb_F) beträgt bei der Geburt 60–80% des Gesamt-Hb, bereits einen Monat später nur noch etwa 10%, während das Erwachsenen-Hb (Hb_A) proportional ansteigt.

Nach der Geburt wird wegen der jetzt besseren Sauerstoffversorgung das fetale Hb rasch abgebaut, was infolge der noch unreifen Leberfunktion (s. Abs. 1.7.3., S. 25) den (physiologischen) Neugeborenen-Ikterus (s. Abs. 6.5.2., S. 76) verursacht. – Änderungen des peripheren Blutbildes s. Tabelle 6. – Die Thrombozyten-Werte des Kindes gleichen denen des Erwachsenen (250000–400000/µl), beim Säugling gelten jedoch Werte bis 100000/µl noch als ausreichend.

Das rote (aktive) *Knochenmark* wird ab etwa 5. Lebensjahr allmählich in gelbes (inaktives) umgewandelt, bis zur Pubertätszeit sind hier die Erwachsenenwerte erreicht. – Auch das *Myelogramm* ändert sich mit steigendem Alter und zeigt beim Kinde etwa:

Myeloblasten	0,3– 5%
Myelozyten	10–25%
Metamyelozyten	15–30%
segmentkernige Granulozyten	5–30%
Lymphozyten	2–25%
Erythroblasten	15–30%

Die *Blutmenge* des jungen Kindes beträgt etwa 10% seines Körpergewichtes, beim Klein- und Schulkind rund 8–7% (wie beim Erwachsenen).

Die *Blutkörperchen-Senkungs-Geschwindigkeit* (BSG) nach Westergren soll nicht über 10/20 mm liegen.

Die *Eiweißkonzentration* im Serum (s. Abb. 9) fällt im 1. Lebensmonat um etwa $^1/_5$–$^1/_6$ des Geburtswertes ab (bevorzugt auf Kosten der Albumine und γ-Globuline) und steigt dann – erst schneller, dann langsamer – wieder an; im Schulkindalter werden die Erwachsenen-Werte erreicht. Bei Frühgeborenen liegt die Serum-Eiweiß-Konzentration (entsprechend dem Gestationsalter) niedriger. Der

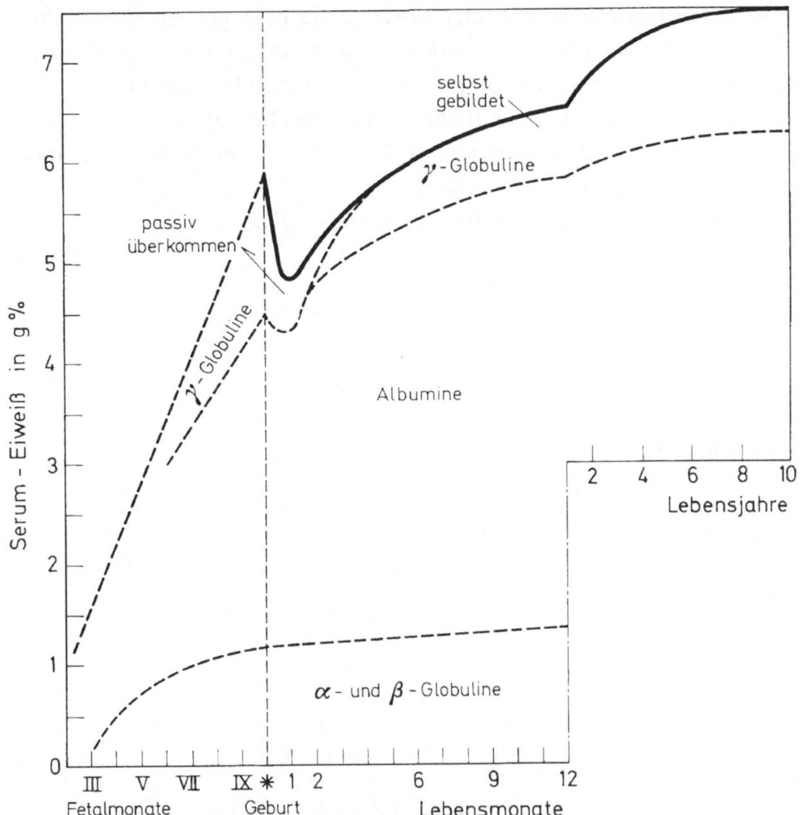

Abb. 9. Gesamt-Serum-Eiweiß-Konzentration im Verlaufe der ersten 10 Lebensjahre: ———— (± 0,5 g% ist individuelle Streubreite). Anteilmäßige Zuordnung seiner Hauptfraktionen: ------

Albumin-Anteil an den Gesamteiweißen liegt beim Säugling höher als später:

Albumine	α-Globuline	β-Globuline	γ-Globuline	
60–75	10–15	5–15	5–15	rel%

Die γ-Globuline (Immun-Globuline) bestehen aus mindestens 3 Untergruppen: Die Ig G werden passiv von der Mutter auf den Fetus übertragen und später vom Kinde selbst gebildet; die Ig M können in kleinen Mengen schon vom ganz jungen Säugling (möglicher-

weise bereits pränatal) gebildet werden; die Ig A gelten als Schleimhautschutz-Globuline und werden auch durch diese ausgeschieden
(können bereits in den ersten Lebenswochen gebildet werden).
Der *Blutzucker* des Kindes bewegt sich zwischen 70 und 120 mg%,
kann beim Frühgeborenen jedoch bis unter 30 mg% sinken, ohne
klinische Symptome zu verursachen.
Die wichtigsten *chemischen Bestandteile des Blutes* s. Tabelle 7.

Tabelle 7. Wichtigste chemische Bestandteile im Blut

	mg%	mÄq/l	g%	
Gesamte fixe Basen		150–160		
Na	315–336	137–146		
K	15– 21	3,9– 5,4		
Ca (gesamt)	10– 12	5– 6		
Ca·· (ionisiert)	5– 5,5	2,5– 2,8		
Mg	2– 3	1,6– 2,5		
Cl	340–385	95–108		
NaCl	555–630	95–108		
P (anorganisch)	4,5– 5,5	2,6– 3,2		
Sulfat (SO_4'')	2,5– 5,0	0,5– 1,0		
Bikarbonat (HCO_3')	116–183	19– 30		
Milchsäure	10– 20	1,1– 2,2		
Fe	0,07– 0,16			
Cu	0,09– 0,18	0,00008–0,00015		im Serum
Zn	0,07– 0,19	0,00005–0,00015		
Wasser			91–92	
Gesamt-Rest-N	20– 35			
Harnstoff-N	10– 20			
Ammoniak-N	0,1– 0,2			
Aminosäuren-N	5– 8			
Harnsäure-N	0,6– 2			
Kreatin-N	0,4– 1,6			
Kreatinin-N	0,5– 1,5			
Gesamt-Fette	100–600			
Cholesterin	150–200			
Bilirubin	0,2– 1			
Wasser	im Blut		79–81	
pH	7,3–7,45 im Blut, Plasma und Serum bei 38 °C			

Es bedeuten:

mg% = mg pro 100 ml Untersuchungsflüssigkeit.
mÄq/l = Milliäquivalent pro 1 Liter Untersuchungsflüssigkeit = mVal/l.

Umrechnung von mg% in mÄq/l:

$$1\ \text{mg\% eines Stoffes} = \left[\frac{1\ (\text{mg des Stoffes}) \times \text{Wertigkeit}}{\text{Atom- bzw. Mol.-Gewicht}} \times 10\right] \text{mÄq/l},$$

z. B.

$$1\ \text{mg\% Calcium} = \left[\frac{1 \times 2}{40,08} \times 10\right] \text{mÄq/l} = 0,5\ \text{mÄq/l}.$$

1000 mÄq = 1 Äq = 1 Äquivalent eines Stoffes

$$\text{Äq} = \frac{\text{Atom- bzw. Mol.-Gewicht in g}}{\text{Wertigkeit}}$$

z. B.

$$3\ \text{mÄq Natrium} = \frac{3 \times 23}{1}\ \text{mg Na} = 69\ \text{mg Na}$$

dementsprechend

$$3\ \text{mÄq Natrium/l} = \frac{3 \times 23}{1 \times 10}\ \text{mg\% Na} = 6,9\ \text{mg\% Na}.$$

1.7. Verdauungsorgane

1.7.1. Zahnung. Die ersten *Zähne* brechen mit $^1/_2$ Jahr durch (im Mittel), dann 1 Zahn pro Monat.

Tabelle 8. Gewöhnliche Reihenfolge des Durchbruches der Milchzähne (Die Zahlen bedeuten aber *nicht* die übliche zahnärztliche Nummern-Bezeichnung!)

8	5	7	3	2	2	3	7	5	8
8	6	7	4	1	1	4	7	6	8

im 2. Lebenshalbjahr.

Der Durchbruch der Eckzähne nach den ersten Prämolaren ist durch ihre längere Wurzel bedingt. Das Milchgebiß hat 20 Zähne. (Seltene „angeborene" Zähne müssen als Platzhalter erhalten werden!) *Wichtig:* Auch kariöse Milchzähne müssen saniert werden!

Das „Zahnfieber" (vom Laien wegen der Kausal-Plausibilität gern akzeptiert) darf nur als Diagnose gelten, wenn trotz sorgfältiger Suche nach anderer Fieberursache (infolge der beim Zahnen herabgesetzten Abwehrkraft des Organismus haften Infekte in dieser Zeit leichter!) keine akute Entzündung sonst aufdeckbar ist.

(*Cave*: Zahnungssalben oder -tropfen zum Einreiben! Großes Risiko der Einmassierung von Mundbakterien usw.! Alte Zahnungssalben-Rezepte enthalten evtl. sogar Hg. Risiko der Feerschen Krankheit!) Als Zahnungs-Hilfe für den Säugling: Beißringe (aus Kunststoff), Brotrinde. Zur Nacht: Sedativa (z. B. Allional-, Cibalen-, Dolviran-, Gelonida-, Luminal-, Treupel-Kinder- bzw. -Säuglings-Zäpfchen). – Die 2. Zahnung beginnt im 6.–7. Lebensjahr mit dem Durchbruch der ersten Molaren; dann schichten die Milchzähne etwa in der Reihenfolge ihres Erstdurchbruches; die zweiten Molaren kommen kurz vor der Pubertät, die dritten („Weisheitszähne") meist erst im Erwachsenenalter (späteste Frist: 4. Jahrzehnt!). Extraktion („zum Platzschaffen") von Bleibezähnen, die wegen ihrer breiteren Dimension gegenüber den Milchzähnen beim Durchbruch nicht selten schräg stehen, ist dringend zu vermeiden! Die Weitung der Kieferbögen (in der Pubertät) schafft reichlich Platz zur Spontanregulation anfänglicher Schrägsteher und deren Einrücken in die Zahnreihe. (Nach fälschlicher Extraktion: später häßliche Spalten zwischen den Zähnen.)

Jahrelange risikolose Fluor-Prophylaxe (1 mg/Tag) kann den Kariesbefall weitgehend vermeiden.

1.7.2. Darm und Stuhl. Der *Darm* des Säuglings ist 6mal so lang wie dessen Körper (beim Erwachsenen nur $4^1/_2$ mal), bei der Geburt luftleer und steril und wird dann hauptsächlich von distal bakteriell besiedelt und von oral luftgefüllt. Die Darmpassage beträgt 4–20, im Durchschnitt 15 Stunden.

Das *Kindspech (Mekonium)* des Frischgeborenen besteht aus eingedickten Darmsekreten, mit dem Fruchtwasser verschluckten Epithelien sowie Lanugohaaren und ist geruchlos, zäh, sowie durch fetal ausgeschiedene Galle schwarzgrün. Am 4.–5. Lebenstag geht es in die *Milchstühle* über (anfangs auch „Übergangsstühle" genannt). Sie sind bei Ernährung mit Frauenmilch („FM-Stühle") hellgelb (bisweilen grünlich), pastenartig, (aromatisch) säuerlich riechend (Wir-

kung der anaeroben, gärungsfördernden, grampositiven Bifidus-
flora), in den ersten Wochen oft schleimig und zerfahren (wie Rührei). Bei Kuhmilch-Ernährung („KM-Stühle") werden sie alkalisch,
dunkler, geformt, faulig riechend (Wirkung der fäulnisfördernden,
gramnegativen Coli- und Enterokokkenflora; etwa 1 Billion Keime
pro 1 g „Stuhl"). Fettzusätze lassen die Stuhlkonsistenz pastenartig,
größere Kohlenhydrat-(Mehl- und Malz-)Zusätze dunkler und
weicher werden. Tägliche Stuhlmenge: bei Brustnahrung 20–40 g,
bei Kuhmilchernährung 40–70 g; Entleerung meistens 2- bis 3mal
täglich. Hungerstühle (bei Unterernährung) sind eingedickt/trocken
(manchmal etwas schleimig!), dunkel.

1.7.3. Verdauung. Die *Verdauungsdrüsen* haben bei Muttermilch-
Ernährung wenig Sekretionsleistung (kaum Ptyalin, wenig Pepsin
und Salzsäure), insbesondere werden dann Labferment und Kathe-
psin (Wirkungsoptimum bei pH 3,8) benötigt; bei Kuhmilch-Ernährung und Beikost steigt die Salzsäure-Pepsin-(Wirkungsoptimum bei
pH 1,8) Sekretion.
Die Verweildauer der Nahrung im Säuglings-Magen beträgt
bei Ernährung mit Frauenmilch: $2–2^1/_2$, mit Kuhmilch 3–4, mit Gemüsebrei bis zu 5 Std. (Deshalb Mahlzeitabstände je 4–5 Std.)
Relation der Fermentbildung (in Einheiten) mit zunehmendem
Alter: Säugling – Kleinkind – Schulkind – Erwachsener für Kathe-
psin und Pepsin wie 1:5:20:40, ähnlich wohl auch für Trypsin,
Erepsin, Diastase u.a.m. Da auch nur wenig Lipase vom Säugling
gebildet wird, ist seine Toleranz für artfremde Fette geringer.
Ähnliche „werdende Funktion" (SALGE) bietet die *Leber* nicht nur
in ihrer Gallensäure-Produktion, sondern auch in ihrer Entgiftungs-
leistung, z.B. mittels Glukuronisierung (z.B. beim Umbau des freien,
wasserunlöslichen [„indirekten"] in das nierengängige [„direkte"]
Bilirubin [s. Abs. 6.5.2., S. 77]); dadurch in den ersten 2–3 Lebens-
monaten ein erhöhtes Risiko einer Met- oder Sulfhämoglobinämie
nach Phenacetin- bzw. Sulfonamid-Gaben.

1.8. Urogenitalsystem

1.8.1. Nieren. Die Nieren des jungen Säuglings sind noch gelappt; sie
arbeiten bereits intrauterin: 1. Miktion oft unter der Geburt oder dicht
danach. An den folgenden 1–2 Tagen wird nur selten und wenig

Harn entleert: Physiologische Anurie des Frischgeborenen infolge relativer Dehydrierung (s. Abs. 1.2.1., S. 5). *Cave:* Deshalb nicht indizierte Katheterisierung! Im *Harn* des Neugeborenen oft etwas Eiweiß und viel Harnsäure, häufig einzelne Zylinder und Harnsäure-inkrustierte Epithelien. (In den Nieren zu dieser Zeit die ziegelroten Harnsäureinfarkte.) Bei Brustmilch-Ernährung ist der Harn kaum gefärbt, nur schwach sauer, fast geruchlos, spezifisches Gewicht: 1002–1008, das bei Flaschennahrung auf 1010–1012 steigt, Urin wird dann dunkler und riecht oft intensiv. (Täglich rund 20–30 Miktionen mit insgesamt 50–60% des Nahrungswassers.) – Besonders in der Neugeborenenzeit werden mehr Aminosäuren ausgeschieden als später. Der Harn des jungen Säuglings ist hypoton (trotz Konzentrationsfähigkeit beim Neugeborenen nach Dursten über 24 Std bis auf über 500 mosmol/l; ältere Kinder bis 1200 mosmol/l Harn), da Säuglingsnahrung relativ wenig Elektrolyte enthält (z. B. Frauenmilch 57 mosmol/l). – Zellanteile im frischen Harn bis zu 10–15 Leukozyten/µl sowie 3–5 Erythrozyten/µl (Zählung in Fuchs-Rosenthal-Kammer mit 3 µl Vol.) sind noch normal (beim älteren Kinde wie beim Erwachsenen 2 Mio Erythrozyten/24-Std-Harn). Harnmenge/24 Std: Neugeborenes: 20–300 ml, 2. Halbjahr: 400–500 ml, Kleinkind: 500–700 ml, Schulkind: 600–1500 ml.

1.8.2. Genitale. Das Genitale des Frischgeborenen erscheint manchmal ödematös (Folge mütterlicher, diaplazentar auf den Feten übergegangener Hormone); desgleichen können Brustdrüsen neugeborener Mädchen wie Knaben „Hexenmilch" sezernieren; diese Schwellung (*Mastopathia neonatorum*) kann einige Wochen anhalten (*Cave:* Verwechslung mit Mastitis! [s. Abb. 6.7., S. 80]). Gelegentlich tritt bei neugeborenen Mädchen auch ein schleimig, blutigseröser Vaginalausfluß auf (rudimentäre „Abbruchsblutung" nach Unterbrechung der diaplazentaren Zufuhr mütterlicher Hormone). – Die Vorhaut des *Penis* ist beim jungen Kind noch rüsselförmig, überragt weit die Glans. Die physiologische Verklebung der beiden Präputiumblätter löst sich spontan im Kleinkindalter. Die neuerdings wieder in Europa „modern" gewordene Beschneidung sollte nur rituellen Indikationen oder zur späteren Krebsprophylaxe dienen. (*Cave:* Vorschützen einer „Phimose", um die Zirkumzisions-Einwilligung zu erschleichen!) Der beim Reifgeborenen meist bereits deszendierte *Hoden* ist noch klein (rund 0,5 g), im relativ fleischigen Skrotum oft schwierig palpabel. Das Auswachsen der Hoden beginnt etwa im 11. Lebensjahr (bis dahin ca. je 1,7 g schwer und $0,8 \times 1,6$ cm groß; mit 18 Jahren etwa 18 g schwer), die Zahl der Leydig-Zellen steigt unmittelbar vor der Pubertätsentwicklung an.

1.8.3. Pubertät. Die Pubertät zieht sich insgesamt über fast 10 Jahre hin. Äußerlich auffällig ist sie durch starken Wachsimpuls (besonders der Extremitäten), aber auch durch Wandel der Psyche mit Neigung zu extremen Reaktionen inäquater Gefühlsausbrüche (Geltungsbedürfnis, Minderwertigkeitsgefühle; „himmelhoch jauchzend – zu Tode betrübt"). Einzelheiten des Pubertäts-Ablaufs s. Tabelle 9 (vgl. Akzeleration: Abs. 1.2.2., S. 15).

Tabelle 9. Ungefährer Normalablauf der einzelnen Entwicklungszeichen in der Pubertät. Entwicklungsstadien und Reifezeichen.

bei Mädchen	Ungefähres Alter in Jahren	bei Knaben
Wachstum der Ovarien und des Beckens mit Rundung der Hüften	8–10	
Knospenbrust; Schambehaarung; starkes Wachstum des Genitales	10–12	Wachstum von Hoden und Penis
Maximales Längenwachstum; Achselbehaarung; Menarche; Reifung der Mamma	12–14	Schambehaarung; Auswachsen des Penis (evtl. Gynäkomastie)
Menses mit Ovulation; Akne juvenilis	14–16	Stimmbruch; maximales Längenwachstum; Achselbehaarung; Bartwuchs, erste Ejakulation (noch ohne Spermien)
Ende des Knochenwachstums (Verknöcherung der Wachstumszonen)	16–18	Spermaejakulation; Akne juvenilis
	18–21	Ende des Knochenwachstums (Verknöcherung der Wachstumszonen)

1.9. Sinnesorgane und geistig-statische Entwicklung

1.9.1. Sinnesorgane. Die Pupillenreaktion auf Lichteinfall ist bereits beim Neugeborenen vorhanden. Ende des 1. Trimenons fixiert das Kind mit den Augen. Ein zeitweiser Strabismus (besonders bei Ermüdung) beim Säugling ist noch nicht pathologisch. Infolge einer relativ kurzen Längsachse des kindlichen Augapfels besteht eine gewisse Weitsichtigkeit. Die noch unvollkommen beherrschte Koordination der Augenfunktion und Motorik läßt Ende des ersten Lebensvierteljahres eine Sehschärfe von etwa 1/150 erwarten, mit 2 Jahren 6/12, mit 4 Jahren 6/8 und mit 5 Jahren 6/6.

Das häutige Labyrinth wird Ende der 4. Graviditätswoche als erstes Teilorgan des Ohres angelegt, äußerer Gehörgang (aus den ersten beiden Kiemengängen) und Ohrmuscheln erst zu Beginn des 3. Fetalmonats ausgebildet. Das Mittelohr des jungen Säuglings ist noch mit schleimigem Sekret gefüllt; das Hörvermögen des Säuglings beginnt erst einige Wochen nach Geburt. Der anfangs knorplige äußere Gehörgang verknöchert im 2. Lebensjahr. Geruchs- und Geschmackwahrnehmungen sind schon beim Neugeborenen gering vorhanden. Qualität „süß" wird vom jungen Säugling entschieden bevorzugt, während er „bitter" oft ablehnt und „salzig" und „sauer" toleriert.

1.9.2. Schlafbedürfnis. Der Schlaf-Bedarf ist beim jungen Kinde sehr groß: Im 1. Trimenon erwacht das Kind nur zu den Mahlzeiten, ab 2. Trimenon auch häufiger zwischenzeitlich. Das Kleinkind braucht noch 12–11 Std Nachtruhe und untertags 4–2 Std Schlaf. Der Mittagsschlaf sollte bis Schulbeginn gehalten werden, die Nachtruhe dann noch 11–10 Std betragen. Es kommt nicht darauf an, ob das Kind es mit weniger Schlaf „schon aushält", sondern daß es ohne solch falschen Belastungstest das Optimum an Schlaf bekommt (auch manchmal gegen seinen Widerstand).

1.9.3. Zentralnervensystem. Infolge sehr günstiger Blutversorgung in der Fetalzeit beträgt das *Gehirn*gewicht bei Geburt 350–400 g = 12–14% seines Körpergewichtes (Erwachsener: 2,1%) und wächst in 1 Jahr auf rund 900 g (Erwachsener: 1350–1400 g). – Seine postnatal noch große Mark-Unreife (Pyramidenbahnen noch markfrei, wenngleich dabei zentripetales Reizleitungsvermögen) äußert sich in

„Hemmungslosigkeit" (z. B. beim Erbrechen). Phylogenetisch älteste Zentren reifen zuerst (vom Pallidum- zum Striatum-Wesen).

1.9.4. Geistig-statomotorische Entwicklung. Die geistige und statomotorische Entwicklung des Kindes unterliegt großen, individuellen Variationsbreiten und den Umweltbedingungen (z.B. „Heimkinder"), so daß voreilige Eingruppierungen nicht selten revidiert werden müssen und problematisch werden können.
Zeitplan der geistig-statischen Entwicklung s. Tabelle 10.

Tabelle 10. Ungefähre zeitliche Einordnung einiger Leitsymptome des jeweils zu erwartenden Entwicklungsstandes

Geburt:	Such-, Saug-, Schluckreflex.
1. Monat:	Reflexe: Gähnen, Husten, Niesen, Umklammerung (*Moro*), Handschluß bei Berühren der Handflächen; Pupillenverengung auf Lichteinfall. Empfindung von Berührungs- und Temperaturreizen. Hände als Fäustchen gehalten.
2. Monat:	Koordinierte Augenbewegung (Schielen noch physiologisch); erste Reaktionen auf akustische Reize. Beginnendes Mienenspiel. Kopfheben in Bauchlage. Reflektorische Schreitbewegung (bei am Thorax hochgehaltenem Körper).
3. Monat:	Fixieren und Folgen mit den Augen. Willkürliche Kopfwendung (z.B. in Schallrichtung). Beginnt zu lächeln. Lallende Laute – Festhalten von Spielsachen. Erlöschen der frühkindlichen Such-, Moro-, Glabella-Reflexe.
4. Monat:	Aufgehobenes Kind kann Kopf balancieren, hält Hände geöffnet; zielstrebige Greifbewegungen. Stützt sich in Bauchlage auf die Arme. Erlöschen des Schreitreflexes. Reaktionen auf Sinneswahrnehmungen.
5. Monat:	Dreht sich selbst um. Beginn aufrechten Sitzens mit leichter Unterstützung. Ergreift Spielzeug.
6. Monat:	Freies Sitzen; Versuch, sich selbst aufzusetzen. Aufstemmen der Beine bei passiver Aufrichtung.
3. Trimenon:	Selbständiges Aufsetzen. Silbenbildung. Spielen mit Gegenständen. Wiedererkennen der Umgebung. Nachahmen von Lauten, Abstütz-Reaktion positiv.
4. Trimenon:	Kriechen und rutschen; aufstellen, stehen und erste Schritte (mit Möglichkeit, sich festzuhalten). Scheut vor Fremden. Wortschatz von 7 Worten; Verständnis für zahlreiche Ausdrücke.

3. Halbjahr:	Sinnvoller Gebrauch etlicher Worte. Sicherheit im Gehen und Laufen; bückt sich und richtet sich auf. Trinkt aus Becher.
4. Halbjahr:	Bildet kurze Sätze. Erkenntnis der eigenen Person, des eigenen Namens. Beginnt, „sauber" zu werden. Erlernt Treppenklettern, rückwärts zu gehen; Versuch, den Brei selbst zu löffeln, sich selbst auszuziehen.
3. Jahr:	Meldet spontan seine Notdurft. Baut aus Klötzchen Türme. Kann auf Zehenspitzen gehen, hüpfen, lernt Ballspielen. Erwerb örtlicher Orientierung. Fragen: „Was ist das?", „Wo?".
4. Jahr:	Beginn zeitlicher Orientierung und kausalen Denkens. Trotzreaktionen. Zieht sich selbst an.
5. und 6. Jahr:	Formendes, aufbauendes Spielen; Einordnen in Spielgemeinschaften. Lernt Farbe richtig zu erkennen. Bewußtsein für Gut und Böse, für Recht und Unrecht, für Pflichten und Aufgaben sowie für die Folgen der eigenen Handlung. Erlernen von Gedichten und Liedern. Erreichen der Schulreife. Fügt sich im Stillsitzenmüssen, zunehmende Konzentrationsfähigkeit. Ehrfurchtsvoller Respekt vor dem Lehrer.

Mittels besonderer Inteligenz-Tests (z. B. *Bühler-Hetzer* für die 1- bis 6jährigen, *Hamburg-Wechsler* für die 6- bis 15jährigen, *Binet-Simon-*, *Kramer-*, *Rorschach-*, *Sceno-Test*) kann der geduldige Geübte den Intelligenz-Quotienten (IQ) aus Intelligenzalter und Lebensalter ermitteln:

IQ = 1 normal; 0,5–0,7 debil;
      0,25–0,5 imbezill; unter 0,25 idiotisch.

2. Besonderheiten des kindlichen Stoffwechsels

2.1. Wasserhaushalt

Der Körper des jungen Kindes ist wesentlich „saftreicher" ($^1/_5$–$^1/_4$ Trockensubstanz) als der des Erwachsenen ($^1/_3$ Trockensubstanz). Die altersbedingt sehr unterschiedliche *Wasserverteilung* s. Tabelle 11.

Der Organismus bezieht sein Wasser aus flüssiger Nahrung (Milch, Säfte usw.), wasserreicher Festkost (z.B. Obst, Gemüse) und Ver-

Tabelle 11. Wasserverteilung im Körper des jungen Kindes und des Erwachsenen (in % des Körpergewichtes)

| | Insgesamt | Extrazelluläre Flüssigkeit | | Intrazelluläre Flüssigkeit |
		Plasma	Interstitielle Flüssigkeit	
Junger Säugling	80	5	45	30
Erwachsener	65	5	15	45

brennungswasser aus intermediärem Stoffwechsel (1 g Fett liefert 1 ml Wasser, je 1 g Kohlenhydrate oder Eiweiß je 0,5 ml). Die *Wasserausscheidung* geschieht mit dem Harn (50–60%) und Stuhl (3–10%), sowie mit dem Schweiß und in der Atemluft (Perspiratio insensibilis [30–40%], beim jungen Säugling bis 80–90 g H_2O/kg K.-Gew./Tag!) und wird durch Luftfeuchtigkeit, Außen- und Körpertemperatur, Arbeitsleistung sowie Durchfall und Erbrechen in ihren Relationen beeinflußt. Je jünger der Mensch, desto relativ größer die aufgenommene und ausgeschiedene Wassermenge (s. Tabelle 12).

Tabelle 12. Überschlagsweise tägliche Gesamt-Wasserausscheidung beim Säugling und Erwachsenen

| | Gesamt-H_2O-Ausscheidung | | zum Beispiel | |
	Anteil seines extrazell. H_2O	% seines K.-Gew.	kg K.-Gew.	l H_2O-Ausscheidung/ Tag
Säugling	$^1/_3$	20–15	8	1
Erwachsener	$^1/_8$	2	80	2

Deshalb ist jede Flüssigkeitsbeschränkung für den Säugling viel bedenklicher als für den Erwachsenen, zumal der erste (ab 2.–3. Lebensmonat) den 24-Std-Harn nicht risikolos unter 300 ml, der letzte nicht unter 500 ml reduzieren kann. Deshalb: *Niemals einen Säugling dursten lassen!* Sein täglicher Flüssigkeitsbedarf im 1. Trimenon $^1/_5$–$^1/_6$ (= 200–180 ml/kg K.-Gew.), später etwa $^1/_7$ (= 100 ml/kg/Tag), beim Kleinkind rund 15%, beim jungen Schulkind etwa 10% (Erwachsene 2–4%) des Körpergewichtes (s. Tabelle 13).

Tabelle 13. Durchschnittlicher Wasserbedarf gesunder Kinder

Alter	H_2O-Bedarf in ml täglich	
	pro kg Körpergewicht	insgesamt
5 Tage	70– 90	250
10 Tage	150–180	500
4 Wochen	180–200	650
3 Monate	140–160	800
6 Monate	135–155	1000
9 Monate	125–145	1050
12 Monate	120–135	1100
2 Jahre	115–125	1400
4 Jahre	100–110	1700
6 Jahre	90–100	1900
10 Jahre	70– 85	2200
14 Jahre	50– 60	2500
(18 Jahre	40– 50	2500)

Nur die *Nieren* entsprechen bei der Harnbildung und -ausscheidung den Bedürfnissen des Gesamt-Organismus. Die Wasserausscheidung der anderen Organe dient jeweils nur ihrer eigenen, besonderen Funktion; dadurch kann es zu pathologischen Wasser- und Salzverlusten kommen (Erbrechen, Durchfall, extremes Schwitzen), die besonders den Säugling stark gefärden!

Die tägliche *Wasser-Retention* beträgt 5–3% der Zufuhr und geht mit der Mit-Retention von Salzen (besonders NaCl) sowie Eiweiß- und Kohlenhydratablagerungen (zusammen etwa 1 g/3 ml H_2O) einher. Klinischer Ausdruck ausgeglichenen Wasserhaushaltes sind prall-elastischer Hautturgor, Festigkeit und schwere Faltbarkeit des (normalerweise) schlecht von der Muskulatur abgrenzbaren Unterhautfettgewebes, relative Härte der Augäpfel sowie (beim Säugling) die sich dem Schädelrund einfügende weiche Fontanellenwölbung (s. Abb. 1.2.1., S. 11).

2.2. Mineralhaushalt

Die vom wachsenden Organismus mit der Nahrung aufgenommenen
Elektrolyte gehen nur zum Teil mit Harn, Stuhl und Schweiß verloren, ein Teil wird in einem für den Körper typischen Verhältnis retiniert. Wenngleich sich im Stoffwechsel des Organismus etliche Ionen
untereinander vertreten können, ist dies nicht im Zuwachs des kindlichen Gewebes möglich. Die physiologische Steuerung dieser Elek-
trolyt- (und Wasser-) Resorption, -Retention, -Verteilung und -Aus-
scheidung unterliegt hauptsächlich dem Einfluß des Zentralnerven-
systems und der inkretorischen Drüsen, ist aber auch vom Nahrungs-
gehalt an den verschiedenen Salzen und deren gegenseitigen Relationen (z. B. Ca:P), vom pH und vom Vitamingehalt (z. B. Vit. D)
abhängig (Täglicher Mineralienbedarf s. Tabelle 14).

Die Puffersysteme des Körpers genügen normalerweise vollkommen,
um das *Säure-Basen-Gleichgewicht* zu erhalten. Nahrungsvariationen
können zu keiner „Übersäuerung" des Organismus führen. Azidose-
Gefahr besteht nur bei Niereninsuffizienz (Ammoniakbildung und
Säureausscheidung vermindert), bei gestörtem Gasaustausch in den
Lungen (respiratorisch), beim Hunger (s. Abs. 2.5., S. 37) und bei
Stoffwechselkrankheiten (metabolisch, z. B. Diabetes mellitus-
Koma). Frühgeborene und junge Säuglinge sind hierin besonders
empfindlich (s. Abs. 8.1.1. und 10.2.1., S. 90 und 130).

2.3. Grundumsatz und Kalorienbedarf

Der Grundumsatz beim Säugling wird bereits 4–6 Std nach der letzten Mahlzeit bestimmt (ggf. sind Sedativa erforderlich), während bei
älteren Kindern wie beim Erwachsenen 12–18 Std p. c. abgewartet
werden müssen (s. Tabelle 15).

Unter *Kalorienbedarf* versteht man die Nahrungsmenge, die unter
natürlichen Bedingungen ein normales Wachstum gewährleistet. Jenseits des Nahrungsaufbaues beim Neugeborenen nimmt der Kalo-
rienbedarf/kg K.-Gew./Tag (Energiequotient = EQ) allmählich bis
zu den Erwachsenen-Werten ab (s. Tabelle 16).

Der große E. Q. des Säuglings (50% davon Grundumsatz) ist durch
seine relativ große Körperoberfläche (s. Abs. 1.2.1., S. 10), seine
Muskelaktivität (25%) und sein Wachstum (15%) bedingt (weitere
je 5% spezifisch dynamische Eiweiß-Wirkung im Stoffwechsel und
Kalorienverluste im Stuhl).

Tabelle 14. Ungefährer Tagesbedarf an einigen wichtigen Mineralien

	g Na	g K	g Ca	g P	mg Fe [a]	mg Cu	mg Mg	g Cl
Säugling	0,5	0,5–0,7	0,5–0,6	0,6–0,8	5– 7	0,5–1,5	150	1
Kleinkind	1	1	0,4–0,5	0,5–0,7	6– 8	1 –2	150	2
Schulkind	1,2	1 –1,5	0,5–0,7	0,7–0,9	10–15	2 –3	200–300	2,5

[a] Fe nur 10% Resorption aus dem Darm!

Tabelle 15. Grundumsatzwerte für die ersten Lebensjahre

	kcal/cm Körper-länge/24 Std	kcal/kg Körper-gewicht/24 Std	kcal/m² Körper-oberfläche/24 Std
Frühgeborenes		30–35	350– 400
Reifgeborenes	3	42	etwa 650
mit ¹/₂ Jahr	7	57	„ 1200
mit 3 Jahren		50	„ 1150
mit 5 Jahren	8	44	„ 1100
mit 16 Jahren		28	„ 950
Erwachsener	9,4	24	„ 900

Zur Berechnung der Körperoberfläche müssen die Körperlänge und das -gewicht als maßgebliche Faktoren berücksichtigt werden (s. Tabelle 2 und Abb. 3); es bestehen jedoch keine exakten Parallelen zwischen der Oberfläche und wichtigen Organgrößen bzw. -funktionen (z.B. Herz-, Blutvolumen, Gesamthämoglobin, Nierenplasmastrom, intra- und extrazelluläre Flüssigkeit u.a.m.); ferner ergibt die Berechnung des Grund=Kaloriengehaltes mit Hilfe der Körperoberfläche keine größere Genauigkeit als andere Methoden. Aus diesen Gründen erscheint es sinnvoller und zweckmäßiger, den Grundumsatz (sowie ggf. auch Arzneimitteldosen, Nahrungszufuhr-Berechnungen usw.) auf die Gewichtseinheit (kg Körpergewicht) zu beziehen.

Tabelle 16. Täglicher Nahrungsbedarf/kg K.-Gew.

	K.-Gew. (Energiequotient) des Kindes in kcal
Frühgeborenes	110–130
Ausgetragener Säugling	
im 1. Trimenon	100–110
im 2. Trimenon	90–100
im 3. Trimenon	80– 90
im 4. Trimenon	70– 80
2.– 9. Jahr	60– 70
10.–15. Jahr	50– 70
16.–18. Jahr	40– 60
Erwachsene	30– 40

2.4. Eiweiß- und Aminosäuren-Stoffwechsel

2.4.1. Eiweiß-Haushalt. Die zur normalen Entwicklung des Kindes erforderliche *Mindest-Eiweißmenge* ist nur geringgradig durch erhöhte Fett- und Kohlenhydratzufuhr kompensierbar. Auch sind Eiweiße einander nicht gleichwertig: Z.B. 1,5 g Frauenmilch-Eiweiß äquivalent 2,0 g Kuhmilcheiweiß („adaptiert" zu gleichen Teilen Laktalbumin und Casein). Nur 40–60% des Muttermilch-Eiweißes werden vom Säugling retiniert (Rest-Äquivalent als „Stickstoffschlacke" ausgeschieden), vom Kuhmilch-Eiweiß nur 30–40%.

Setzt man den Wert des Fleischeiweißes = 100%, so betragen die Proteinwerte von Milch = 99%, Reis = 85%, Kartoffeln 71%, Erbsen = 49% und Mais = 18%. Pflanzeneiweiße sind oft in Zellulose eingebettet und deshalb der Verdauung weniger zugänglich. (Für fleischarme Länder optimale Kompensation: 2/5 [importiertes] tierisches und $^3/_5$ [landeseigenes] pflanzliches Eiweiß.)

Nur in den ersten Lebenstagen können größere Eiweißbruchstücke oder sogar ganze Moleküle (γ-Globuline des Kolostrums) unverdaut die Darmwand passieren (evtl. immunologisch wichtig!), danach nur noch vollständig (zu Aminosäuren) verdaute. Den sich hiervon herleitenden absoluten Eiweißbedarf s. Tabelle 17 (in der Pubertät kann der Bedarf zwischenzeitlich noch einmal ansteigen).

Tabelle 17. Quantitativer Nahrungsbedarf des Kindes

Kalorien- bzw. Nahrungsmittel-gehalt	Menge /kg Körpergewicht/Tag			
	Säugling	Kleinkind	Schulkind	Erwachsener
kcal	100– 80	60–70	50–70	30–40
g Eiweiß	4– 3	3– 2	2– 1	1
g Kohlenhydrate	12– 10	10– 9	8–10	3,5– 6,5
Proportionaler Anteil der Kohlenhydrate an den Gesamtkalorien der Nahrung	50	50	50–60	50–70
g Fett	5	4– 3	3– 2	1
ml Wasser	200–160	160–80	50–70	25–35

2.4.2. Aminosäuren-Haushalt. Die Aminosäuren-Konzentration im Blut des Säuglings (6–7 mg% Aminostickstoff im Serum) ist höher als beim Erwachsenen (4–5 mg% NH_2-N); entsprechend scheidet der Erste mehr Aminosäuren im Harn aus, was auf seinem höheren (wachstumsbedingten) Eiweiß-Umsatz und nicht auf frühkindlicher Unreife beruht. Hier sind auch die Aminosäuren Histidin und Arginin essentiell (beim Erwachsenen nur noch bedingt). Auch die Aminosäurenmuster im Blut und Urin zeigen einige altersbedingte (jedoch unspezifische) physiologische Eigenheiten (z.B. öfters Tyrosinämie Früh- und Neugeborener).

2.5. Kohlenhydrat-Stoffwechsel

Die *Blutzuckerkonzentration* kann in den ersten Lebenstagen ohne Hypoglykämie-Symptome unter 30 mg% sinken und großen Schwankungen unterliegen. Dann steigt sie allmählich (Kleinkind etwa 80–85 mg%, mit 12–15 Jahren rund 90 mg%). Auch orale Zuckerbelastung (s. Abs. 8.1.1., S. 89) ergibt beim Kleinkind flachere Anstiege als später. – Die Toleranzbreite für Fruktose und Galaktose ist beim Säugling deutlich größer (bis 2,5 g/kg ohne Fruktosurie) als beim Erwachsenen (bis 1,5 g/kg). Bei Afrikanern und Asiaten geht im Kleinkindalter die Laktose-Toleranz weitgehend verloren.
Jede Gewebsbildung benötigt *Depot-Glykogen* (rund 10 g Kohlenhydrate/kg Körpergewichts-Wachstum). Da das junge Kind nur sehr kleine Glykogendepots hat, braucht es laufend Kohlenhydratzufuhr („physiologischer Kohlenhydrathunger“). Fehlt diese, muß – bei gleichbleibender Eiweißzufuhr – das Fett den Kalorienausgleich bringen. Dieses wiederum verbrennt in der Zelle nur „im Feuer der Kohlenhydrate“ völlig; ohne deren ausreichende Zufuhr stauen sich nicht oxydierte Ketonkörper (Aceton, Acetessigsäure, β-Oxybuttersäure) zur „metabolischen Azidose“ und Ketonurie.
Dem Säugling dienen vor allem Disaccharide und Dextrine als Kohlenhydratquellen (rund 50% seines Energiequotienten; s. Tabelle 17), ab 2. Trimenon auch Früchte und Kartoffeln (Stärke für junge Säuglinge schwerer verdaulich als Zucker). Die Kohlenhydrate geben dem Kinde eine rasch verfügbare Energiequelle für Muskelarbeit und Wärmeproduktion. Da sie eine „schlackenarme Kost“ sind, eignen sie sich besonders als Diät bei Nieren- und Lebererkrankungen.

Tabelle 18. Übersicht der für die Säuglingsernährung wichtigen Kohlenhydrate

Monosaccharide	Glukose	= Dextrose = Traubenzucker	schon im oberen Darmbereich rasch resorbierbar; kaum süßend
	Galaktose	(= Stereoisomer der Glukose)	
	Fruktose	= Lävulose = Fruchtzucker	wird ohne Insulin in Glykogen umgebaut
Disaccharide	Maltose	= Glukose + Glukose	schwach süßend, gärungsfördernd
	Koch-, Rohr-, Rübenzucker, Saccharose	= Glukose + Fruktose	beim gesunden Kind darmindifferent
	Milchzucker, Laktose	= Glukose + Galaktose	laxierend
	Laktulose	= Fruktose + Galaktose	entsteht b. Erhitzen der Milch
Polysaccharide	Nährzucker (Di- und Polysaccharide)	= Dextrine und Maltose	schwach süßend, nicht gärungsfördernd
	Dextrine (rechtsdrehende Bruchstücke der Stärke)	= viele Moleküle Traubenzucker	nicht süßend, nicht gärungsfördernd
	Stärke (vielhundert miteinander verzweigte Ketten aus je sehr vielen Dextrose-Molekülen)		nicht vergärend, keine Süßkraft; für junge Säuglinge schwer verdaulich
	Kindermehle (Dextrose, Maltose, Saccharose, Laktose und Dextrine)	= dextrinisierte Mehle	schwach süßend, nicht gärungsfördernd

In letzter Zeit haben die Hexite (6wertige Alkohole) Sorbit und Xylit vermehrt Bedeutung besonders für die parenterale Ernährung erlangt; sie werden im Organismus sehr leicht in Glukose bzw. Fruktose und Glykogen umgebaut und ergeben in Aminosäuren-Infusionslösungen nicht die gefürchtete Maillard-Reaktion, eine Bräunungsreaktion, die zu Unverträglichkeitserscheinungen infolge Polymerisation zwischen Kohlenhydraten und Aminosäuren führen kann.

2.6. Fettstoffwechsel

Das Brustkind deckt die Hälfte seines Energiebedarfs durch (feintropfig emulgiertes) *Milchfett*, das infolge hohen Lipasegehaltes der Frauenmilch (6- bis 8mal soviel wie in Kuhmilch) schon im Magen weitgehend gespalten wird. Muttermilch-Fett und hochwertige Pflanzen-Keimöle sind reich an (mittelkettigen) ungesättigten Fettsäuren (z.B. [essentielle] Linolsäure), deshalb ist Butterfett für das Kind weniger wertvoll (s. Abs. 3.1., S. 40). Mit dem Fett bekommt der Säugling auch die fettlöslichen Vitamine und erforderlichen Lipoide; dem Kleinkind dient dazu auch Eidotter. Nur rund 90–95% des täglichen Nahrungsfettes werden resorbiert.

2.7. Vitaminbedarf

Siehe Abschnitt 9, S. 119.

3. Ernährung des jungen Kindes

Für den Säugling ist die *Brust*nahrung als einzige natürliche Ernährung durch Nichts gleichwertig ersetzbar (s. Tabelle 19). Infolge der großen Fortschritte auf dem Gebiet der *künstlichen Ernährung* (mit Tiermilchmischungen) und einer modernen industriellen Aufbereitung zuverlässiger, qualitativ hochwertiger Milchkonserven bedeutet Muttermilchmangel keine (ernste) Gefahr mehr für das junge Kind. Nur selten kommt es noch bei manchen angeborenen Fermentmangel-Erkrankungen zu größeren Schwierigkeiten. Dennoch sollte der Stillwille der Wöchnerinnen gestärkt und einem leichtfertigen, frühzeitigen Abstillen energisch widerraten werden.

3.1. Frauenmilch

Die Vorzüge der *Frauenmilch* sind Keimarmut, leichte Verdaulich-
keit, Gehalt an Enzymen und spezifischen Schutzstoffen sowie ihre
chemische Zusammensetzung, die den physiologischen Bedürfnissen
des Säuglings optimal entspricht. Das *Kolostrum* (Vormilch) wird
in geringen Mengen kurz vor der Niederkunft und in den ersten folgenden Tagen gebildet, ist gelblich (viel Carotinoide), trübserös
(Kolostrumkörperchen: Leukozyten voller kleiner Fettröpfchen, die
bei eventueller Milchstauung das nicht resorbierbare Fett abtrans-
portieren) und viskös (hoher Eiweißgehalt, davon 25% Globulin mit
reichlich Antikörpern und 50% Casein – keine Verlabung –, ge-
rinnt beim Kochen); sein Gehalt an Fett und Milchzucker liegt unter
dem reifer Frauenmilch. Es wandelt sich über „Spätkolostrum" und
„Übergangsmilch" in die *reife Milch*. Diese Dauermilch zeigt kon-
stante Zusammensetzung (s. Tabelle 19), lediglich der Fettanteil
nimmt im 1. Monat sowie zum Ende jeder Brustmahlzeit auf das
2- bis 4fache (individuell sowie von Mahlzeit zu Mahlzeit sehr variabel) zu.

Die relativ hohe (Salz- und) Eiweißkonzentration der Kuhvollmilch
führt beim jungen Säugling zu („Eiweiß-", besser) „Durstfieber":
Die postnatal konzentrationsschwachen Nieren können die bei zu
hoch konzentriertem Eiweiß-Angebot anfallenden Stoffwechsel-
schlacken nicht ausreichend eliminieren, wenn der Organismus nicht
Körperwasser mit dazu verwendet. Das führt zu Anhydrämie und
Fieber. Zur Verdünnung der Vollmilch muß man eine 5%ige Koh-
lenhydratlösung verwenden, um die primär bereits unzureichende
Zuckerkonzentration der Kuhmilch nicht weiter zu vermindern;
Haferschleim ist dazu am geeignetsten. (Reisschleim: stopft; Trau-
benzucker: zu rasche Blutzuckerüberflutung, evtl. alimentäre Glu-
kosurie.) Trotz Verdünnung des Milchfettes bleiben genug essentielle
Fettsäuren auch in der „Halbmilch"; der kalorische Ausgleich er-
folgt durch 5%ige Küchenzuckerzugabe zu der 1:1 verdünnten
Mischung (gleichermaßen wie zu der späteren „$^2/_3$ Milch"). – Als
Kohlenhydrat enthält die Frauenmilch Milchzucker, der auch den
Muttermilchstuhl weich hält und in höherer Konzentration laxierend
wirkt (s. Tabelle 18). – Der *Eisengehalt* der Frauenmilch (130 γ%)
reicht nicht zur laufenden Bedarfsdeckung beim Säugling, dessen

Tabelle 19. Mittelwerte der Zusammensetzung verschiedener Milcharten in g% und und ihr Kaloriengehalt

Milchart	Eiweiß	Casein	Laktalbumin	Fett	Zucker	Salze	kcal/l
Kolostrum	2–6	1–2	0,5–1,5	3	5	0,3	650–750
Frauenmilch	1,4	0,5	1,0	3–4	7	0,2	700
Kuhmilch	3,5	2,9	0,5	3,5	4,8	0,7	650
Ziegenmilch	3,7	2,9	0,8	4	4,7	0,8	700

intrauterin erworbener Eisenvorrat die ersten 4–6 Lebensmonate überbrückt. (Der niedrige Eisengehalt der Kuhmilch [40–70 γ%] wird durch die eisenreichere Haferschleimvermischung verbessert.) – Der *Vitamingehalt* der Milch schwankt sehr. Die Frauenmilch enthält mehr Carotin, Vitamin C, E und K als Kuhmilch, diese wiederum mehr Vitamin B_2, B_6, Biotin, Nikotinsäureamid und D (sowie Zitrat: 0,25%) als die Frauenmilch. Der Vitamin D-Gehalt der Milch reicht aber keinesfalls zur Verhütung der Rachitis!

3.2. Stilltechnik

Vor und nach dem Stillen die Brust mit (abgekochtem) lauwarmem Wasser waschen, davon einmal täglich mit leicht desinfizierender Seife (keine Desinfektionsmittel!). In den ersten Tagen post partum stillt die Mutter liegend, später auf niedrigem Sessel sitzend mit Unterstützen der Füße durch einen kleinen Schemel. Das Kind umfaßt mit dem Kiefer und den Lippen (weißrötlicher Längstwulst als Saugwall abdichtend) luftdicht die Mamille samt Warzenhof. Die Mutter drängt das Brustgewebe dabei mit freier Hand von der Nase des Kindes ab, damit die beim Trinken gleichzeitige Nasenatmung freibleibt. Am 1. Lebenstage wird das Kind einige Mal „probehalber" an die Brust gelegt (oder bekommt nach den ersten 12 Std 2- bis 3mal je 10–15 ml warme, 5%ige Traubenzuckerlösung). Ab 2. Tag wird es regelmäßig angelegt (s. Tabelle 20), pro Mahlzeit jedoch längstens 20 min.

Die Brustseiten werden alternierend gereicht und eine nicht leergetrunkene Seite leergepumpt bzw. -gedrückt, um die Sekretion in Gang zu halten. – Zur Bestimmung der getrunkenen Brustnahrung (bei Verdacht auf Hypogalaktie: Vorzeitiges „hungriges" Schreien; mangelhaftes Gedeihen, Scheinobstipation mit Hungerstühlen [s. Abs. 1.7.2., S. 25]) muß ein „*Probestillen*" mit Wägen des Kindes vor und nach dem Anlegen (in *derselben* Bekleidung) erfolgen. Bei gut gedeihenden, gesunden Säuglingen eine Wägung wöchentlich, ab 2. Trimenon zwei monatlich.

Die Brustmilch der stillenden Frau steigt anfangs täglich um rund 60 ml, in der 2.–10. Woche um die gleiche Menge pro Woche (s. Tabelle 20).

Bei verzögertem „Einschießen" der Milch muß dem Kind die fehlende Menge durch gesüßten Fencheltee (mit 5% Traubenzucker) ersetzt werden. Abstillen erfolgt durch Ersatz der einzelnen Mahlzeiten durch Brei- oder Flaschenfütterung (meist ab 2. Trimenon). Da die Frau zum Aufbau von 1 l Muttermilch (je 700 kcal) etwa 1200 kcal aufbringen muß, braucht sie in der Stillzeit eine um rund 40% kalorienreichere, vitaminreiche, gemischte Ernährung sowie eine ensprechende Flüssigkeitszufuhr (keine besondere Diät)! Vorsicht in dieser Zeit mit Arzneimittelmißbrauch, Nikotinabusus (maximal 6–8 Zigaretten täglich) und konzentriertem Alkohol (z.B. Branntwein); kleine Alkoholmengen (Wein, Bier) *nach* dem (abendlichen) Stillen sind erlaubt. (*Cave:* Rauschgifte!)

3.3. Stillhindernisse

Es gibt keine sicher wirkenden Medikamente gegen Milchmangel. Wichtigstes Stimulans der Milchbildung ist der (stets zu fördernde) *Stillwille* der Mutter. Eine Kompromißlösung bei geringem Milchfluß ist Zwiemilch-Ernährung, d.h.: Zufütterung des Muttermilchdefizits mit altersentsprechender (s. Tabelle 20) Kuhmilchmischung. *Stillhindernisse von seiten der Mutter:* Dekompensiertes Vitium cordis, Tuberkulose, schwere Stoffwechselkrankheiten (Basedow, Diabetes mellitus). (Zum Abstillen bei entsprechender Indikation: Verminderung der täglichen Trinkmenge der Mutter; medikamentös: Cyren-B, Oestradiol, Progynon usw. parenteral.) Hohlwarzen: Stillen mittels eines Saughütchens („Infantibus"; s. Abb. 10). Rhagaden:

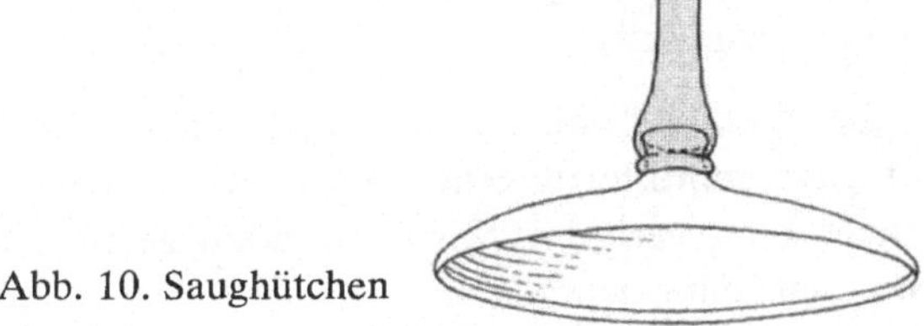

Abb. 10. Saughütchen

Lokaltherapie mit $AgNO_3$ und Anaesthesin-, Noviform-, Mova- oder Cortison-Salbe. Bei primärer Hyperaesthesie der Mamille (infolge spastischer Kontraktion der Warzenmuskulatur) einige Tage 2%ige Anaesthesinsalbe; nach wenigen Tagen klingt diese Störung ab.
Stillhindernisse von mütterlicher und kindlicher Seite: Bei Mastitis sowie vorübergehenden Infektionskrankheiten der Mutter (Typhus,

Pertussis, Diphtherie, Grippe, Sepsis, Scharlach) müssen die abgepumpte Muttermilch verworfen und der Säugling mit Flaschennahrung gefüttert werden; nach sicherer Heilung kann Stillgeschäft fortgeführt werden. Bei mütterlichen Masern ist der Säugling bereits infiziert, bis die Diagnose gestellt ist; er wird dann durch γ-Globulin-Injektion (s. Abs. 5.1.3., S. 55) geschützt. Bei manifester Lues des Säuglings kann weitergestillt werden, wenn Mutter *und* Kind behandelt werden.

Stillhindernisse von seiten des Kindes: Trinkschwäche bei Frühgeborenen, infolge angeborener Herzfehler, Geburtstrauma oder schwerer Pneumonie ([vorübergehend] abgepumpte Muttermilch durch Nasen-Magensonde oder Flasche füttern). Wolfsrachen und/oder Hasenscharte (Sondenfütterung; später erlernen Kinder meist das „Auskauen" des Flaschensaugers). Brustscheu, Trinkfaulheit, Ungeschicklichkeit (mit großer Geduld und Ausdauer überwindbar). Luftschlucker (öfters zwischendurch aufstoßen lassen). Schnupfen (10 min vor dem Anlegen je 1 Tropfen Adrenalinlösung 1:1000, Endrine-mild oder Otriven 0,05%ig je Nasenloch). – Schwerer Morbus haemolyticus neonatorum (s. Abs. 6.5.2., S. 77) kann in der 1. Lebenswoche eine Kontraindikation der Muttermilchernährung darstellen; nach zwischenzeitlichem Verwerfen der abgepumpten Frauenmilch und Halbmilchfütterung später an der Brust stillen. (Zum Abpumpen der Frauenmilch starksaugende und auskochbare Glas-Pumpen geeignet: „Modell nach Dr. Schäfer"; keine Gummiballon-Pumpen!)

3.3.1. Ammenwahl. *Ammenmilch* hat bei der sehr guten heutigen Qualität fabrikfertig gelieferter Milch für den Säugling viel von ihrer Bedeutung verloren; wird nur noch gelegentlich an Frauenmilchsammelstellen geliefert.

Eine Amme muß neben dem vollen Stillen ihres Kindes noch mindestens $^{1}/_{4}$ l Milchüberschuß täglich haben und frei von Infektionskrankheiten (insbesondere Tuberkulose, Typhus, Paratyphus und Lues) sein. Auch bei dem an die Brust zu legenden Ziehkind und dessen Mutter muß die Wa. R. negativ sein!

Ammenmilch muß makro- und mikroskopisch sowie bakteriologisch sauber und einwandfrei sein. Ihr spezifisches Gewicht soll zwischen 1030 und 1038 (bei 15 °C) liegen (unter 1030 Verwässerung möglich). Weitere Reinheitsproben: 2 Tropfen Neutralrot (1% in physiologischer Kochsalzlösung) in 5 ml Frauenmilch ergeben eine gelbe (pH = 8), bei Kuh- oder

Ziegenmilch-Panschung (pH = 6,8) eine rotviolette Färbung. Konzentrierte Schwefelsäure in Milch (je 1 ml): Frauenmilch wird braun, Kuhmilch rotviolett. – In Zweifelsfällen oder für Serien-Testungen: 1 Tropfen Tiermilch-Antiserum zur Milchprobe ergibt Ausflockung bei schon geringem Tiermilchgehalt der Probe.
(Für Frauenmilch-Transport: Sterilisierte Flasche [mit 4 mg Streptomycin pro 200 ml Frauenmilch] mit sterilem Stopfen.)

3.4. Künstliche Säuglingsernährung

Unter diesen Begriff fallen alle Tiermilchen.

3.4.1. Tiermilchen. Für den Säugling davon nur die (*Kuh-*)„Vorzugsmilch" akzeptabel: Aus tuberkulosefreiem, gesundem Viehbestand, mit 4% Fett, nicht über 500–700 Keime/ml, darunter keine Coli!, nur in „Kühlketten" transportiert und gelagert, in maschinell verschlossenen Packungen abgegeben, bis zum Verkauf nicht älter als 22 Std. Übrige Qualitätsmerkmale der „Markenmilch" (Geschmack, Geruch, Aussehen usw.) auch Voraussetzung.
Pasteurisieren: Kurzzeiterhitzung (wenige sec) auf 85 °C in dünner Schicht (Film) oder feinster Verteilung (Sprüh) oder 30 min auf 63 bis 65 °C in dazu staatlich lizenzierten Apparaten; anschließend rasch auf mindestens 4 °C gekühlt.
Homogenisieren: Milch mit hohem Druck durch Kapillaren oder Kapillarspalten gepreßt; Fett-Tropfen zerschlagen zu winzigen Tröpfchen; Eiweißmoleküle umhüllen diese schutzkolloid-artig, so daß keine Aufrahmung möglich. Vorteil: Fett und Eiweiß in stabiler, feinstverteilter Form bieten wesentlich vergrößerte Oberfläche für den Angriff der Verdauungssäfte (s. Abb. 11).
Zur Vermeidung einseitiger Fehlernährung beachte *Budinsche Zahl:* In der Gesamtnahrung für den Säugling nicht mehr an Vollmilchan-

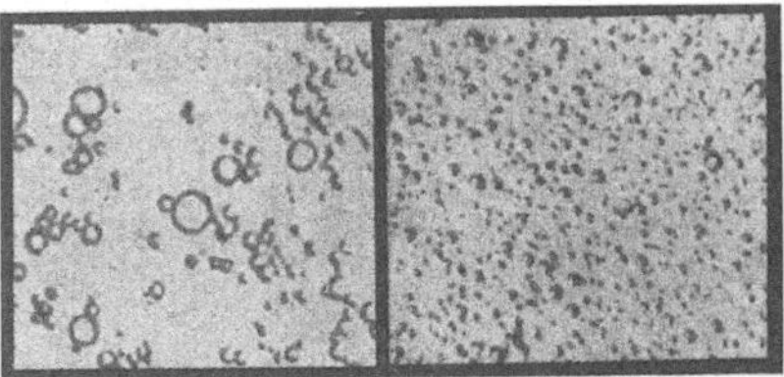

Abb. 11. Fettkügelchen in frischer und homogenisierter Milch

Tabelle 20. Normale Säuglingsernährung

Lebensalter		Tägliche Anzahl der Mahlzeiten	Absolute Trinkmengen täglich in ml		Beikost in g				Rachitis-Prophylaxe	
Monate	Wochen		Frauenmilch	(Verdünnte) Kuhmilch	Saft aus Zitronen, Apfelsinen, Obst, Tomaten, Mohrrüben, 20–50 g täglich; zerdrückte Bananen, geriebene Äpfel	Milchbrei aus Vollmilch	Gemüsebrei Karotten, Spinat, Mangold; + Kartoffeln ($^1/_2$ der Gemüsemenge)	Zwischen-Mahlzeit (Keks, Zwieback, Butterbrot)		oder
	1		$^1/_2$ Milch (Lebenstage – 1) × 60 bis 70						5 mg Vit. D	5 mg Vit. D
1	2		500	500						
	3									
	4	5	600	600						
	5	Brust- bzw. Flaschen-mahlzeiten							10 mg Vit. D	
2	6		700	700						
	7			$^2/_3$ Milch	Obstsaft					
	8		800	800						
	9									
3	10		900	900						
	11									
	12									

protrahiert

1000 I.E./Tag

4	5 2 Brei- +	900	900	als Obst-Zwie-backbrei			10 mg Vit. D
5	3 Brust- bzw. }	600	600	150–200	200	200	
6	Flaschen- mahlzeiten	bis 800	600				
7	4		Vollmilch				
8	3 Brei- + 1 Brust- bzw. }	400	250	250	250	250–300 $^{1}/_{2}$-2 Eigelb pro Woche	
9	Flaschen- mahlzeit	bis 500					
10	4					250–300 + 2–3 ×/Wo. Leber,	
11	3 Brei- + 1 Brust- bzw. }	400	250	250	250	Hirn, Kalb- fleisch ca.	
12	Flaschen- mahlzeit	bis 500				50–60 g	

teil täglich verarbeiten als 10% seines Körpergewichtes, maximal 600 ml (beim Kleinkind $^1/_2$ l pro Tag, beim Schulkind $^1/_3$ Liter!).

Flaschen sollen weithalsig, aus kochfestem Glas sein, nach jedem Füttern ausgespült und mindestens einmal täglich ausgebrüht/ausgekocht werden; entsprechend *Sauger* reinigen, deren (mit einer in einen Korken gesteckten glühenden Stopfnadel durchgebrannte) Löcher so klein sein sollen, daß die Nahrung bei umgestülpter Flasche gerade eben abtropft.

3.4.2. Ernährungsplan des Säuglings. *Tägliche Trinkmenge für den Säugling:* 200 bis 180 ml ($\cong$ g), maximal 1000 ml; bei Hitze und Fieber: zusätzlich Süßstoff-gesüßter Fencheltee.

Anzahl der Mahlzeiten: Bei Geburtsgewicht zwischen 2,5 und 3 kg: (8–) 6, bei Reifgeborenen: im 1. Halbjahr 5, im 2. Halbjahr 4 pro Tag. (Bei zu frühem Umsetzen auf 4 Mahlzeiten: Gefahr der Verdauungssaft-Insuffizienz und Dyspepsie.) Nach jeder Mahlzeit gut aufstoßen lassen (3mal). Nach den Mahlzeiten den Säugling zuerst auf die *rechte Seite* lagern, nach der Halbzeit bis zur nächsten Mahlzeit auf die *linke* (zur Erhaltung der Körpersymmetrie). Nie plötzliche *Nahrungsumstellungen* (maximal 1 Mahlzeit pro Tag qualitativ ändern). Ab Beginn des 2. Lebensjahres wird das Kind allmählich auf „leichte" Erwachsenenkost umgestellt, die anfangs nur mit der Gabel zerdrückt bzw. feinzerschnitten wird. Als Brot wird über Misch- auf Schwarzbrot übergegangen. Als Getränke: (keine Flasche!) Malzkaffee oder Wasserkakao mit Milch (1:1), milde Tees mit Zucker, Säfte aus dem Becher geben (EQ und Nahrungsbedarf s. Tabelle 17). Alkohol, Kaffee, Schwarztee und Nikotin in jeder Form beim Kinde kontraindiziert! Näschereien (auch Milch und Obst) ab $1^1/_2$–2 Stunden vor der nächsten Mahlzeit unterlassen (beeinträchtigen den Appetit!).

3.4.3. Einige wichtige Milch-, Brei- und Diätrezepte

Halbmilch: $^1/_2$ Vol. (aufgekochte) Vorzugsmilch + $^1/_2$ Vol. 5%igen Haferschleim („Haferschnee" o. ä.) + 5% (der Gesamt-Mischungsmenge) Küchenzucker.

$^2/_3$-Milch: $^2/_3$ Vol. Vorzugsmilch + $^1/_3$ Vol. 5%igen Haferschleim (oder 3- bis 5%ige Mehlabkochung) + 5% Küchenzucker.

Vollmilch: mit 1–2% Mondamin, Weizenin, Gustin oder „Haferschnee" + 5% Küchenzucker.

Gemüse: Karotten, Blumenkohl, Kohlrabi, Mangold, Salat, Spinat: $^2/_3$ Gemüse und $^1/_3$ Kartoffelbrei (mit wenig Milch) + 5–7% Maizolaöl oder Markenmargarine (oder Butter) und 0,2% (= 1 Prise/100 g Brei) Kochsalz. Ab 3. Trimenon das Gemüse mit Knochen- oder Fleischbrühe kochen/ansetzen.

Spinat-Gemüse für den Säugling *nur frisch* zubereitet geben (Frischgemüse, frisch geöffnete Konserve oder erstmals aufgetauter Tiefkühlspinat); im aufgewärmten Spinat können Nitrite in toxischer Menge sein! Spinat ist wegen Oxalsäure-Gehaltes ein „Calciumräuber", deshalb nicht öfter als zweimal pro Woche geben.

Fleischzusätze (wie z. B. in den fabrikfertig propagierten Konserven) erst ab 3. Trimenon sinnvoll! 2–3 mal pro Woche je ca. 50–60 g (3 Kaffeelöffel voll): (gemahlen und gedünstet) Leber, Hirn, Kalbfleisch, Geflügel. Ab Mitte des 3. Trimenon: 1–2mal pro Woche $(^1/_2)$–1 Eigelb roh in den Brei geben.

Grießbrei: 200 ml Vollmilch + 5% (= 2 Teelöffel) Küchenzucker + etwa 16 g Grieß (je nach Qualität: etwa $1^1/_2$ Eßlöffel voll) 10 min kochen (oder entsprechende „kochfreie" Präparate).

Obstzwiebackbrei (milcharm/milchfrei): 10–15 g Zwieback in 100–150 ml abgekochtem Wasser oder Fencheltee einweichen + 5% Küchenzucker und die gleiche Menge zerdrückte Banane, geriebene rohe Äpfel oder anderes (breiiges) Rohobst der Jahreszeit.

Fertigpräparate (für Schleime, Mehle, Grieße und Milchen): s. „Grüne Liste" des Verbandes der diätetischen Lebensmittelindustrie e. V., Frankfurt/Main; Verlag: Editio Cantor, Aulendorf/Württ.

Unphysiologische Zusätze zur *Säuglings*nahrung (z. B. Honig zur Milch, Schokolade zum Brei) sind abzulehnen, weil sie zu Störungen führen können.

Einige *wichtige Diät-Rezepte:*

Ringer-Tee: $^1/_3$ Vol. Ringerlösung + $^2/_3$ Vol. Fenchel- (oder Kamillen-)Tee + 5% Traubenzucker und Süßstoff (1 Tablette/100 ml), oder Tee und $^1/_4$% (1 Prise/100 ml) Kochsalz + 5% Traubenzucker und Süßstoff.

Ringer-Schleim: $^1/_3$ Vol. Ringerlösung + $^2/_3$ Vol. 8–10%iger Reisschleim oder Reisschleim 5%ig mit $^1/_4$% Kochsalz + 5% Traubenzucker und Süßstoff.

Karottensuppe, -schleim: 500 g zerkleinerte Karotten mit 1 l Wasser weichkochen (ca. 2 Std), durch feines Sieb passieren, auf 1 l mit abgekochtem Wasser auffüllen + 3 g Kochsalz. Besser: Diese Karottensuppe zu gleichen Teilen mit Ringer-Reisschleim mischen. (*Fertigpräparate:* Karottenschleim „instant"; Daucaron: Karottenpulver; Aplona: Apfelpulver.)

3.4.4. Adaptierte Säuglingsmilch. „Humanisierung" von Tiermilch ist unmöglich. Lediglich eine gewisse Annäherung der relativ groben (*nicht* molekularen) Zusammensetzung an die der Frauenmilch erreichbar: 1. Teil-Ersatz der gesättigten, langkettigen Tier-*Fettsäuren* durch kürzerkettige, ungesättigte (Frauenmilch-ähnlichere) Pflanzenfette. 2. Angleichung der Milch-Eiweißfraktionen Laktalbumin: Casein von rund 15 : 85 auf 60 : 40 (s. Tabelle 19).

3. Eine Angleichung der *Gesamt-Eiweiß*-Konzentration an die Werte der Frauenmilch scheitert teilweise daran, daß die Aminosäuren-Relationen der Kuhmilcheiweiße (selbst bei dem bereits verbesserten Albumin-Casein-Verhältnis) quantitativ nicht denen der Frauenmilch entsprechen. Manche der für die Verwertung zum körpereigenen Eiweiß-Aufbau notwendigen essentiellen Aminosäuren sind im Tiereiweiß anteilsmäßig geringer enthalten; erst rund 1,8 g Kuhmilch-Eiweiß („Halbmilch") ist äquivalent 1,4 g Frauenmilch-Protein. *Cave:* Längere Verwendung fabrikfertiger Säuglingsmilch mit weniger als 1,8 g% Eiweiß: Eiweiß-insuffizient, kann zu Hypoproteinosen führen! (S. Abs. 2.4.1., S. 36)

4. Untersuchungen des Kindes

4.1. Ein gesundes Kind

Die vorstehenden Durchschnitts-Werte sind Meilensteine zur Beurteilung des Kindes; sie genügen noch nicht für den Befund: „Gesundes Kind". Außer normalen Körpermaßen, Regelmäßigkeit der Gewichtszunahme, Körpertemperatur, Atmung, Infektresistenz, Stimmung, geistiger und statomotorischer Entwicklung u.s.w. müssen das Muskelfleisch „fest", die Haut von frischer Farbe (beim jungen Säugling rosig), straff und prall (nur schwer abhebbare Falte schnellt beim Loslassen elastisch zurück), das Unterhautfettgewebe gut entwickelt und besonders an den Innenseiten der Oberschenkel symmetrische Ringfalten bildend sein. Jenseits der ersten Lebensmonate soll das Kind lebhaften Anteil an seiner Umgebung nehmen und neugierig bzw. ängstlich ablehnend auf ihm Fremdes reagieren. Man berücksichtige aber die charakteristische große individuelle Variabilität aller biologischen Vorgänge.

4.2. Anamnese

Kinder wollen meist nicht krank sein, aggravieren selten, lokalisieren aber ihre Beschwerden oft falsch und verwechseln die zeitliche Reihenfolge der Symptome. Deshalb Eltern bzw. Begleitperson fragen, wobei tunlichst das kranke Kind nicht stets zugegen sein sollte (z. B. bei nervös bedingten Erkrankungen, Appetitlosigkeit, Enuresis, Erbrechen, Angst-, Trotzreaktionen). Auch elterliche Bestrebungen, dem Arzt ihre vorgefaßte Diagnose plausibel machen zu wollen, können Irrtümer bedingen. Zuerst nach der aktuellen Ursache der Konsultation fragen, um einen gewissen Vertrauenskontakt herzustellen. (Frage nach dem „Kostenträger" sollte psychologischerweise erst am Schluß stehen!) Stichwortartig im Folgenden *die zu erfragenden Einzelheiten:* Personalien von Kind und Familie; aktuelle Symptomatik und deren zeitlicher Ablauf. *Familien-Anamnese:* Krankheiten (einschließlich Stoffwechsel- und Krampfleiden) der Eltern, Geschwister und weiterer Verwandter. Tot- oder Frühgeburten und Aborte samt deren Ursache. Schwangerschaftsverlauf (Erkrankungen, Medikamente, Blutungen), Geburtsdauer, Geburtsgewicht, -länge, postpartum-Zustand des Kindes (Zyanose, Ikterus, Krämpfe, Geburtstraumen). *Bei Säuglingen:* genaue Ernährung qualitativ und quantitativ; Anzahl der Mahlzeiten; Rachitis-Prophylaxe; Impfkalender (s. Abs. 5.1.3., Tabelle 22, S. 56); geistige und statomotorische Entwicklung (s. Abs. 1.9.4., Tabelle 10, S. 29); Infektion in Wohngemeinschaft, Kindergarten, Schule. – *Vorkrankheiten des Kindes:* Fieber, Infekte, Krämpfe, Absencen. Infektionskrankheiten. Neigungen zu bestimmten Krankheitswiederholungen. Soziales Verhalten des Kindes in der Familie und in anderen Gemeinschaften (z. B. Kindergarten), Schulleistungen. Gezielte Fragen nach einzelnen Organsymptomen (Husten, Atmung, Appetit, Verdauung; Nerven u. s. w.).

4.3. Untersuchungsgang

Kinder dazu prinzipiell ganz ausziehen lassen (ggf. Wärmelampe!). Nicht „rasch und routiniert" durchuntersuchen, sondern (freundlich bleibend!) ruhig, aber konsequent – manchmal etwas sprunghaft – *die* Region untersuchen, die man gerade am ehesten widerstandslos erreichen kann. Manchmal glückt Ablenkung des Kindes durch Zeigen von Uhr, Schlüssel, Perkussionshammer o. ä. Nie das

Kind belügen, die Injektion o. ä. täte „garnicht weh"; das Vertrauen (trotz der Angst dabei) wäre verloren! Zuerst das Kind wägen und seine Länge messen. *Durchuntersuchung* beginnt mit eingehender Inspektion: Asymmetrien, Bewegungsanomalien; Hautfarbe und -beschaffenheit, Infiltrate, Ödeme; Ernährungszustand; Nasenflügel-Atmen, Thorax-Überblähungen oder -Einziehungen, Schniefen, Knorksen, Keuchen, Husten; Bauch eingesunken oder gebläht, eventuell Darmsteifungen, pylorospastische Magenperistaltik; Konjunktivitis, Strabismus, Katarakte, Bitotscher Fleck, mongoloide Lidachse, Epikanthus; besondere Geruchseindrücke beachten (Aceton, Foetor ex ore, Ammoniak, „Maggi-Geruch" u. a. m.). – Kleinkinder sind oft leichter auf dem Schoß der Mutter sitzend zu auskultieren und zu perkutieren, dabei rachitische Thoraxzeichen beachten; Trommelfell spiegeln, Rachen-Inspektion (wobei Kinder öfters auf Aufforderung den Mund so weit öffnen, daß ohne Spatelhilfe der Rachenring übersehbar ist). Muß man einen Spatel (oder Löffelstiel) zu Hilfe nehmen, ist es manchmal nötig, ihn so weit vorzuschieben, bis Würgereiz auftritt; diesen Moment nutzen, um rasch den gewünschten Überblick zu erhalten. Da diese Untersuchung dem Kinde am unangenehmsten ist, soll sie möglichst am Schluß der Untersuchung stehen (desgl. eine eventl. notwendige Rachenpalpation), desgleichen auch die feste Abtastung des Säuglingskopfes auf Kraniotabes. Am (auf den Rücken) liegenden Kinde palpatorisch prüfen: Hautturgor, Fontanellenqualität, Augapfeldruck (mit Fingerkuppe simultan im Vergleich zum eigenen Auge); Lymphknoten (am Hinterkopf, Hals, Achselhöhlen, Leistenbeugen); Abdomen (Milz und Leber, pathologische Resistenzen); (passive) Beweglichkeit der großen Gelenke (bei Säuglingen auf Abspreizhemmung u. a. zur Prüfung auf evtl. angeborene Hüftluxation); Muskeltonus, Meningismus; Sehnen- und Hautreflexe.

5. Prophylaxe und Therapie

5.1. Prophylaktische Maßnahmen

5.1.1. Allgemeine Vorsorge. Die Vitalität des soeben geborenen Kindes (s. Tabelle 21) gibt einen Anhalt dafür, ob akute Gefahr besteht: In der Frischgeborenenzeit ist die Sterblichkeit des Kindes

Tabelle 21. Das APGAR-Schema, das 1,5 und 10 min nach der Geburt erhoben werden soll. Es bedeuten: 10–8 Punkte: sehr gut bis gut; 7–5 Punkte: deutliche Schädigung; 4–0 Punkte: schwere bis schwerste Schädigung (auf der gleichen Basis sind auch Schemata nach Saling, Silverman sowie Wulf u. a. ausgearbeitet worden)

Symptome	Erreichte Punktwertung			Minuten post partum:		
	0	1	2	1	5	10
Herzaktion	keine	unter 100/min	über 100/min			
Atmung	keine	langsam, unregel-mäßig, schnappend	gut, kräftig schreiend			
Muskeltonus	schlaff	mäßige Bewegung der Extremitäten	aktive Bewegung			
Reflektorische Reizbarkeit (Nasen-Absaugkatheter)	keine Reaktion	Verziehen des Gesichtes	Husten Niesen			
Hautfarbe	blaß blau	Körper rosig Extremitäten blau	völlig rosig			
						Summe:

ebenso groß wie während des ganzen weiteren 1. Lebensjahres: Angeborene, schwere, mit dem Leben nicht vereinbare Mißbildungen (Herzfehler, Lungen-, Nieren-Agenesie, ausgedehnte Darmatresie u. s. w.), schwere geburtstraumatische Schäden (ausgedehnte Hirnblutungen mit Schädigung lebenswichtiger Zentren), hochgradige Lebensschwäche (sehr unreife Frühgeborene), hyaline Membranen u. a. m.

Da bereits Schnupfen für den Säugling eine ernste Erkrankung und Gefahr bedeutet (Ausweitung in Pneumonie und Dyspepsie), muß er vor jedem Infekt geschützt werden und darf nicht (z. B. bei der Taufe!) von den „lieben Tanten" geküßt oder im Bekanntenkreis herumgereicht werden. (Bei Infekt der Mutter: sicheren Nasen-Mundschutz anwenden, z. B. mehrmals zusammengefaltete Mullwindel.) In den heißen Sommermonaten oder bei Fieber dem jungen Kinde öfter zusätzlich Fencheltee mit Süßstoff (eventuell auch Traubenzucker) anbieten. Keine überhitzende bzw. wärmestauende Kleidung.

5.1.2. Spezielle Vorsorgen. Zu den speziellen Vorsorgen gehört sofort post partum die Credésche Prophylaxe (1884) gegen (intra partum akquirierte gonorrhoische) Blennorrhoe, die unbehandelt zur Erblindung führt (1 Tropfen 1%ige $AgNO_3$-Lösung oder bestimmte Penicillin-Zubereitungen in jeden Augenbindehautsack). Evtl. folgende unspezifische Konjunktivitiden heilen bei symptomatischer Therapie rasch.

Sterile Abnabelung und Versorgung der *Nabelwunde* (MP-, Nebacetin-Puder-Verband). Neugeborenes erst nach völliger Verheilung des Nabelgrundes baden.

Die *Rachitis-Prophylaxe* beginnt in der Neugeborenen-Periode: als mehrmaliger „Stoß" oder „protrahiert" (nur bei absolut zuverlässiger täglicher Applikation während des ganzen Säuglingsalters) (s. Abs. 3.4.2., Tabelle 20, ganz rechts, S. 46).

Wenn überhaupt Schnuller gegeben werden, diese nach *jedem* Herunterfallen unter fließendem Wasser reinigen, 1 mal täglich auskochen oder in Milton-Lösung desinfizieren; sie müssen so fest an einem großen Ring oder einer Scheibe befestigt sein, daß Aspiration oder Verschlucken des Gummis unmöglich ist; nicht mit Bändern anbinden (*Cave:* Strangulation!). Sie lassen sich „später" (im 2. Lebensjahr) dem Kinde besser abgewöhnen als das (kieferverformende) Daumenlutschen.

5.1.3. Impfungen und Impfkalender. Als Prophylaxe gegen Infektionskrankheiten: Isolierung von bzw. vor Erkrankten (eventuell auch Inkubierten). Strenge Desinfektionsmaßnahmen beachten. – Aktive Immunisierungen durch *Impfungen* (s. Tabelle 22). *Masern*-Totimpfstoff-Komponente zum 4fach- (als 5fach-) Impfstoff ist zu unwirksam. Aktiv-Impfung mit Masern-Lebendimpfstoff ist in Einzelfällen (tuberkulöse familiäre Belastung; Kinderheim-Kinder) sinnvoll, auf breiter Ebene erst dann sicher vertretbar, wenn der Staat (wie bislang bei der Polio-Schluckimpfung) für die jährliche Durchführung bzw. die Wiederholungen die Propaganda und die Kosten trägt! (Sonst: Risiko des Nachwachsens einer nicht [ausreichend] maserngeschützten Kinder-Generation und einer dann evtl. „Explosions-Epidemie"!) – Als *passive* Immunisierung gegen Masern schützt γ-Globulin-Injektion für 4–6 Wochen (0,4 ml einer 16%igen Lösung/kg K.-Gew. i. m.). Möglichst frühen Zeitpunkt dafür wahrnehmen: 4.–5. Tag der Inkubation bzw. 1.–2. Tag des Masern-Exanthems des infizierenden Patienten, sonst kommt der Schutz zu spät. Zeitpunkt für die *Pocken-Impfung* (kein Hansaplast auf frische Impfschnitte: desinfiziert und führt zu Impfversagern) wird heute weiter ins 2. Lebensjahr verlagert. „Überalterte Erstimpflinge" (über 2 Jahre) durch Vorspritze von Vakzine-Antigen (inaktiviertes Impfvirus) vor erhöhtem Impffolge-Risiko schützen und in Zustand „wie bei der Wiederimpfung" versetzen; 1–3 Wochen danach routineartig gegen Pocken impfen (rascheres Einsetzen der Impfreaktion!, bei $^1/_3$ der Kinder ausgedehnter Rush bzw. Erytheme). Desgleichen unumgängliche Pocken-Impfungen bei „Risikokindern" (Ekzematiker, Krampfkinder u. a.) nur nach solcher Vorimpfung durchführen. (Risiko fällt dadurch von rund 1:5000 auf etwa 1:100000! Bei auftretendem Fieber: strenge Bettruhe und Antipyretika.) – Gegen *Poliomyelitis* ist eine doppelte Impfart sinnvoll: Mitimpfung (nach Salk) in 4fach-Impfung führt zu humoraler, Schluck-Impfung (nach Sabin) zu zellständiger (in Darmschleimhaut lokalisierter) Immunität (doppelte Sicherheit!). – *Pertussis*-Erst- oder Auffrisch-Impfung nicht bei über 2 Jahre alten Kindern durchführen!

Wenn sich der *Impfplan* (Tabelle 22) zeitlich nicht in angegebener Form durchführen läßt, beachte: *Abstand einer Impfung* nach vorangegangener Erst-Impfung mit *Lebend*-Impfstoff (Pocken, Sabin,

Tabelle 22. Routinemäßige Aktiv-Impfungen im Kindesalter

	Impfalter										
Impfstoff	Lebensmonat								Lebensjahr		
	Neugeb.	4.	5.	6.	7.	8.	10.–15.	18.–20.	5.–6.	12.	14.–15.
Tbk.	BCG	(Tuberkulin- hautproben)							(Evtl. Wieder- holung, falls s. Z. negativ)		(Evtl. Wieder- holung, falls bisher negativ)
Di-Tet-Pert-Polio- myelit. (SALK) (4fach-Impfung)		I. (je 4–5	II. Wochen	III. Abstand)				IV. (7–9 Mon. n. der III.)			
Di-Tet-Poliomyelit. (SALK) (3fach-Impfung)									(2. Wdhlg.) V. (Vor Schul- beginn)		(3. Wdhlg.) VI. (Vor Schul- entlassung)
Poliomyelitis (SABIN) (Schluck, trivalent)					I.	II.		1. Boo- ster- Schluck	2. Boo- ster- Schluck		
Pocken								I. (Spätest. Ende 2. L.-Jahr)		II. (Wieder- impfung)	

BCG) 2 Monate, nach einer solchen Wiederimpfung 3 Wochen (mindestens jedoch bis zum Abklingen aller Impfsymptome). Nach 1. Impfung mit einem *Tot*-Impfstoff (z. B. 4fach-Impfung) ist schon nach ca. 2 Wochen, nach Wieder-Impfung mit einem solchen bereits nach 3–5 Tagen eine andere Impfung zulässig.

Scharlach-Impfungen sind überholt, zu geringer Schutz, und Penicillin heilt Scharlach rasch und sicher. – Aktive *Röteln*-Impfung bei allen Mädchen, die Röteln noch nicht hatten (Prüfung des Hämagglutinations-Testes), im Pubertätsalter durchführen; wird der Termin verpaßt, gleich post partum primum (Prophylaxe der Rötelnembryopathie). – Wert der *Grippe*-Schutzimpfungen (Influenza A und B) ist problematisch: Grippe-Viren wechseln ihr Antigen-Spektrum binnen weniger Jahre (Impf-„Erfolg" etwa bei nur $^1/_2$ bis $^1/_3$ der Geimpften).

Die BCG-Impfung gegen *Tuberkulose* (mit Bact. Calmette Guérin, einem kulturell in der Virulenz geschwächten bovinen Bacterium) wird zu Unrecht heute (nur von Impfgegnern?) für überholt und unnötig gehalten, weil die Tuberkulose in Deutschland sehr stark zurückgegangen ist. Dabei wird verkannt, daß dieser Rückgang gerade maßgeblich auf BCG-Impfung beim Neugeborenen beruht. Entfiele die BCG-Impfung, würden die Tuberkulose-Erkrankungsziffern höchstwahrscheinlich hochschnellen. (*Cave:* Wertminderung der BCG-Impfung!) Außer der intrakutanen Injektions-Technik der BCG-Impfung wird mancherorts die Multipunktur-Methode geübt (bisher nicht nennenswert durchgesetzt): Immunitätsbildung nach BCG-Impfung bereits ab Neugeborenenalter (Tuberkulin-Hautprobe s. Abs. 16.6.1., S. 222) beruht auf ihrer lympozytären (nicht humoralen) Verankerung.

B. Das kranke Kind

5.2. Therapeutische Maßnahmen

5.2.1. Allgemeine Therapie. Intravenöse Injektionen bzw. Infusionen sind schon beim jungen Kinde gut in die peripheren Haut-Venen möglich (z. B. am Vorderkopf, Handrücken, V. cubitalis, Fußvenen); nie Injektionen in Venen, die nicht im Verlaufe der Injektionskanüle übersehbar sind (z. B. Sinus sagittalis unter der großen Fontanelle des Säuglings). Keine Nabelvenen-Katheter für Infusionen (nur notfalls!), weil hier die meisten Komplikationen (Spätfolge: portaler Hochdruck z. B. nach Blutaustauschtransfusion [s. Abs. 6.5.2., S. 77]); hierfür Armvenen oder Subclavia geeigneter. Infusions-Standard-Lösungen s. Tabelle 23, Infusionsvolumina Tabelle 24. Als Serum- oder Bluttransfusionen (bzw. Plasmaexpander): je 20 (–10) ml/kg K.-Gew. an 2 aufeinanderfolgenden Tagen (zuzüglich evtl. aktueller

Tabelle 23. Standard-Infusionslösungen für die i. v.-Flüssigkeitstherapie beim Säugling und Kleinkind

Hauptindikationsgebiet	Zusammensetzung der Lösung
1. Kochsalz-Mangelzeichen Exsikkose	Ringerlösung + 5 %ige Traubenzuckerlösung āā
2. Fortsetzung der i. v.-Exsikkose-Therapie, besonders bei bereits nebenher beginnendem oralen Nahrungsaufbau; etwas kalorienreicher	Ringerlösung + 10 %ige Traubenzuckerlösung āā (ggf. + 50 mg% KCl)
3. Wenn trotz Ödemneigung (weitere) i. v.-Infusionstherapie erforderlich ist	$^1/_3$ Vol. Ringerlösung + $^2/_3$ Vol. 5 %ige Traubenzuckerlösung

Tabelle 24. Flüssigkeitsvolumen für intravenöse Dauer-Tropfinfusion beim Säugling und Kleinkind. (Bei oraler Zufütterung müssen die nachstehend angegebenen Mengen entsprechend reduziert werden.)

| Indikations-beurteilung | Menge der Infusionslösung in ml | | Bemerkungen |
	Säugling	Kleinkind	
Aus-geglichener Wasser-haushalt	180–200 pro kg/Tag (max./Tag 1000 bei Kindern über 5 kg Gew.)	1200–1500 insges./Tag	gleichmäßig über den Tag verteilt
Exsikkose	einleitend		Initial-Infusion mit Eintropf-geschwindigkeit von 1–2 ml/min
	30–50 kg	20–25/kg	
	Danach wie oben, ohne die Initialdosis auf die weitere Tagesinfusionsmenge anzurechnen		
Verdacht oder Gefahr eines Hirnödems	160–180 pro kg/Tag (max./Tag 800 bei Kindern über 5 kg)	600–800 insges./Tag	
Ausgedehnte Ödeme	Reduzierung vorstehender Mengen bis um maximal		
	25%	30–40%	

Blutverluste, z.B. bei Unfällen), am besten in Form einer intravenö-sen Dauer-Tropfinfusion. Für eine subkutane Injektion beim jungen Kinde ist die Mitte der ventralen Oberschenkel-Seite günstig; Injek-tionen in oberen äußeren Quadranten einer Gesäßhälfte (Einstich-richtung auf vorderen oberen Darmbeinkamm!), ventrolateral in Mitte des Oberschenkels (M. quadriceps) oder gemäß Abb. 12, bei kleinen Injektions-Volumina auch in M. deltoideus.

5.2.2. Diätetische Therapie. Große Bedeutung hat die *Diät*-Behand-lung im Kindesalter (z.B. bei akuten Ernährungsstörungen, Säug-lings-Dyspepsie), oft (auch als einzige Therapie) bei chronischen, durch angeborenen Fermentmangel bedingten Leiden (z.B. Amino-

säurenstoffwechselstörungen). Parenterale (i.v.) Ernährung heute
bereits beim jungen Säugling eukalorisch gut möglich (mit Kohlenhydraten, Aminosäuren-Gemischen [anstatt Eiweißen] und Fetten),
wird jedoch pädiatrischen Fachabteilungen im Krankenhaus vorbehalten bleiben.

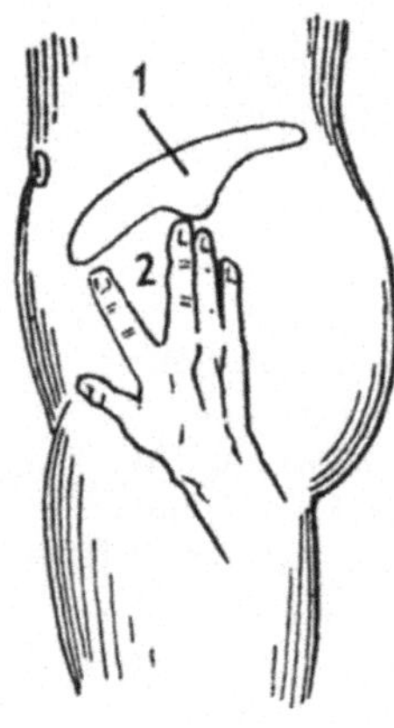

Abb. 12. Injektionsstelle für die i.m. Anwendung beim älteren Kinde (nach
HOCHSTETTER)

Bei *Obstipation* des Kindes nicht bequemerweise einfach Milchzuk-
ker verordnen, sondern nach Ausschluß anatomischer Ursache im
Magen-Darmkanal versuchen, ätiologisch zu behandeln: Bei spastischer Obstipation Spasmen medikamentös lösen und Obst(säfte) sowie vermehrt Nahrungsfett geben; bereits beim Säugling kann „hartnäckige Verstopfung" durch Zugabe kleiner Fettmengen (erbsgroßes
Stück/Flasche) sowie reichlich Gemüse mit 7–8% guten Pflanzenöls
bzw. Qualitätsfettes, allenfalls etwas Malzextrakt meist überwunden
werden. Auch bei relativem Flüssigkeitsdefizit mit der Nahrung leicht
Obstipationen: Besonders starke Austrocknung des Stuhls infolge
extremer Wasserrückresorption im Kolon. – Bei größeren Kindern:
schlackenreiche Diät bei chronischer Hartleibigkeit: Schwarz- statt
Weißbrot, viel Obst (außer Bananen und anderen typisch stopfen-
den Früchten) und Gemüse sowie Vermeidung von Schokolade, Reis
u.ä. (*Cave:* tägliche Klistiere!).
Bei extremer *Anorexie* ist manchmal Ernährung mit (Nasen-) Ma-
gensonde unvermeidbar, wofür es gute Fertigpräparate gibt (s.

„Grüne Liste"). Hierbei evtl. sogar kurzfristig parenterale Ernährung erforderlich. (Appetitmangel s. Abs. 10.3.2., S. 133.)

5.2.3. Physikalische- und Freiluft-Therapie. *Physikalische Therapie* ist beim Kinde nicht auf Klistiere beschränkt (100–300–500 ml körperwarmen Kamillentee, Ringerlösung, physiologische Kochsalzlösung einschließlich der fabrikfertigen „Mikro-Klysmen"). Abkülungs-, Aufwärmungs- bzw. Abgußbäder (zur Anregung tiefer Durchatmung mit stubenwarmem Wasser über Brust und Rücken im Bade von 39 bis 40 °C) oder Kleiebäder (500 g Weizenkleie im Gazebeutel 5–10 min in 2 l Wasser kochen) bei Dermatitiden und Ekzemen (oder Mondamin nach Anrühren zu dünnem Brei diesen ins Badewasser; auch fertige Kinderbadezusätze) sowie Desinfektionsbäder. Wickel, Umschläge und Packungen (zur Abkühlung z. B. Wadenwickel; Schwitz-, seltener Senf-Packungen); Wärmeflaschen oder Eisbeutel (prinzipiell in Flanell- oder Moltontücher einschlagen!) – *Freiluft*-Applikation nicht nur zur Routine-Pflege des Kindes (gesunde Säuglinge bei warmem Wetter ab 2.–3., im Winter 4.–8. Lebenswoche [bis 5 °C Frost!] bei entsprechender Bekleidung, täglich einsteigernd bis einige Stunden); in manchen Situationen als dringliche Therapie notwendig (z. B. spastische Bronchitis, Pneumonie; Pseudocroup). Sauerstoff-Zugabe zur Atemluft, (Kamillendampf-)Inhalationen bzw. Aerosoltherapie (zur Feuchthaltung der Luft oder Medikamenten-Inhalation). Evtl. Luft-Klimakuren an der Ostsee bzw. (mehr Reizklima bietenden) Nordsee oder im milderen Mittel- bzw. rauheren (abhärtenden) Hochgebirge. – Höhensonnenbestrahlungen gegen Rachitis haben heute weniger Bedeutung, sind dagegen evtl. bei dermatologischen o. ä. Erwägungen berechtigt (desinfizierendes UV-Licht. *Wichtig:* sicherer Augenschutz! Kleine Kinder nie dabei allein lassen!) Rotlicht-Bestrahlungen (z. B. bei Sinusitis maxillaris). Unnötige Röntgen-Strahlenbelastung (Routine-Aufnahmen) vermeiden („Bildwandler" mindern die erforderliche Dosis); Gonadenschutz! (*Cave:* Thymus-Röntgen des Neugeborenen!) Genaue Registrierung aller Strahlendosen des Patienten (neue Strahlenschutz-Bestimmungen ab 1.7.1973!). (Wiederbelebungsmaßnahmen: s. Notfalltherapie dieser Taschenbuch-Reihe.)

5.2.4. Medikamentöse Therapie. Von der medikamentösen Therapie hier nur einige grundsätzliche pädiatrische Gesichtspunkte (s. Spezialband dieser Schriftenreihe!). – Polypragmasien unterlassen, andererseits bei entsprechender Indikation gezielt und in ausreichender (nicht verzettelter) Dosis behandeln. Die meisten Medikamente werden in praxi dem Körpergewicht nach dosiert. Während junge Kinder manche Arzneimittel in relativ höherer Dosis (pro kg K.-Gew.) tolerieren als Erwachsene (z. B. Barbitursäure), ist der Säugling im 1. Trimenon überempfindlich (auch bei „niedriger" Dosierung) gegen Phenacetin (Methämoglobinämie!), manche Sulfonamide und Chloramphenicole (beim Neugeborenen lebertoxisch). Da letzte auch zu Knochenmark-Spätschäden führen können, gelten für ihre Anwendung ganz besonders strenge Kriterien! Tetracycline führen zu erheblichen Zahnkeimverfärbungen, die erst nach Zahndurchbruch sichtbar werden; deshalb nicht vor Zahnwechsel im Schulkindalter ohne dringlichste Indikation (Aufklärungspflicht gegen Kindeseltern!) verordnen! – *Cave:* Borsäure (auch äußerliche Anwendung!), beim Kinde evtl. lebensbedrohliche Vergiftungen! Überempfindlichkeit der Kinder gegen Schlafmittel und Narkotika, die das Atemzentrum beeinträchtigen (z. B. 5 mg Morphium für den Säugling bereits tödlich!).

Fluphenazine können starke Schling-Torsions-Krämpfe auslösen und sind in der Pädiatrie entbehrlich. Als sehr zuverlässige Antibiotika mit geringster Risikobelastung bei Kindern gelten Penicilline (oral) samt Breitband-Penicillinen sowie Erythromycin. Lokal darmwirksame Sulfonamide sowie orales Streptomycin, Colistin, Nebacetin und Nystatin werden auch vom jungen Säugling gut toleriert.

6. Erkrankungen des Neugeborenen und jungen Säuglings

Seine Adaptation an das extrauterine Leben vollzieht sich in den ersten 2–3 Wochen.

6.1. Frühgeborenes und Lebensschwäche

Frühgeborene sind Kinder, deren intrauterine Tragzeit nachweisbar verkürzt ist (lt. Gesetz „lebensfähig": Geburt ab 181. Tag = 26 Wochen). Pädiatrisch gesehen werden alle Kinder mit Geburtsgewicht unter 2500 g ihrer *Lebensschwäche* wegen wie Frühgeborene behandelt.

Ursachen einer Frühgeburt: Erkrankungen der Mutter; Embryo- oder Fetopathien (s. Abs. 6.4., S. 73); Mehrlingsschwangerschaft; Plazentainsuffizienz; Umwelteinflüsse.

Unreifezeichen: Mangelndes Fettpolster, Klaffen der Labia maiora (und Hervorragen der Labia minora), unvollständiger Descensus testiculorum, ausgedehnte Lanugobehaarung bei anfangs krebsroter Hautfarbe; häutiglappige Ohrmuscheln, knorpelig-weiches Becken; kein freier Nagelrand an Fingern und Zehen.

Differential-Diagnose: „Ausgetragene" Mehrlinge; fetale Dystrophie, Mangelgeborene („small for date", z.B. bei Plazentainsuffizienz).

Prognose: Mindestmaße für mögliche erfolgreiche Aufzucht: Fetalalter 28 Wochen, Geburtsgewicht 1000 g, -länge 34 cm; Kopfumfang 26,5–27 cm. Prozentuale Überlebensrate 1 Monat nach der Geburt bei einem Geburtsgewicht unter 1000 g: fast 5% (Knaben weniger als Mädchen), von 1000 bis 1500 g: rund 50%, von 1500 bis 2000 g: etwa 85%, von 2000 bis 2500 g: über 95%.

Getrübte Lebensaussichten bei Fehlen aktiver Bewegung, kraftlosem Saugen, mangelndem Schluckreflex, oberflächlicher und aussetzender Atmung (Dyspnoe, Apnoe, sekundäre Asphyxie) mit Zyanose.

6.1.1. Frühgeborenen-Pflege. Wegen großer Wärmeverluste (Frühgeborenen-Thermometer zeigen bis unter 28 °C) infolge relativ großer Körperoberfläche und mangelhaften Fettpolsters benötigen Frühgeborne besonderen Wärmeschutz: Warme (flauschige) Bekleidung, Wärmeflasche, bevorzugt bei Transport in die Klinik, Klimatisierung des Zimmers (Temperatur 22 bis 25 °C, ausreichende Luftfeuchtigkeit). Wärmelampen. Größtmöglicher Infekt-Schutz (Kittelpflege, Mundschutz, sorgfältige Händedesinfektion). – Im klinischen *Frühgeborenen-Zentrum* isotherme Wärmebettchen bzw. für Kinder unter 1500–1800 g Gewicht: Brutkästen, sog. *Inkubatoren* mit Plexiglas-Kasten (s. Abb. 13a), in dem das Kind nackt liegt; darin automatische Temperaturregulation, zusätzliche Sauerstoffgabe (*Cave:* Gesamt-O_2-Konzentrationen über 30–40% der Atemluft! [s. Abs. 6.1.2., S.67]), Luftbefeuchtung. Bereits für Transport in die Klinik entsprechenden Transport-Inkubator verwenden (s. Abb. 13b).

Ernährung: Am 1. Tag wenige ml 5%ige Dextroselösung, dann Nahrungsaufbau (durch Nasen-Magensonde) mit Spezialnahrung (eiweiß- und kohlenhydratreich) um 20 ml/kg Körpergewicht/Tag steigernd, verteilt auf 10 bis 12 Mahlzeiten/Tag (EQ 120–140!). Zu frühe Flaschenfütterung birgt Gefahr der Aspiration (mit Pneumo-

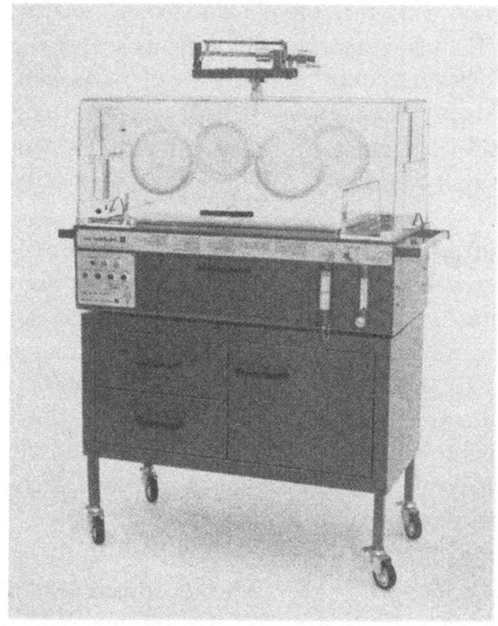

a

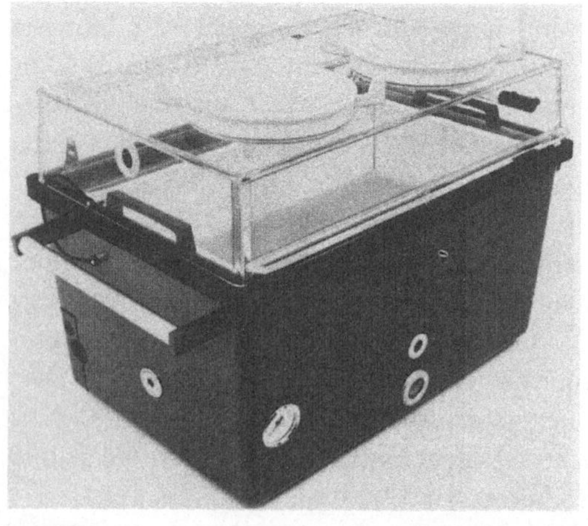

b

Abb. 13 a und b. Inkubator (DRÄGER). (a) Inkubator mit Schrank und aufgesetzter Waage, (b) Transport-Inkubator

nie). Sehr unreife, lebensschwache Kinder in den ersten Tagen nur intravenös ernähren (Dextrose-Aminosäuren-Elektrolyt-Lösungsgemische, eventuell zusätzlich Fettemulsion); desgleichen Serum-Infusionen (Albumine und γ-Globuline) zur Substitution der Frühgeborenen-Hypoproteinämie (s. Abb. 9, Abs. 1.6.2., S. 20), zugleich als Therapie der Frühgeborenen-Ödeme sowie -Lungenatelektasen (durch Auffüllung des Kreislaufs). Wegen (infolge zu früher Geburt) besonders geringer Vitamin D-Reserven ist frühzeitige Rachitisprophylaxe wichtig: 5×1 mg Vitamin D im ersten Monat, Umsetzen auf „altersnormale" Nahrung nach Erreichen von 2 bis $2^{1}/_{2}$ kg K.-Gew., Belassen von 6 Mahlzeiten/Tag, bis Kind 3 kg wiegt. – Frühgeborene haben auffallend weite, große Fontanelle und klaffende Schädelnähte, leichten Exophthalmus sowie stärker gefüllte Schädelvenen (Pseudo-Hydrozephalus). Wegen besonderer Neigung der unreifen Kinder zu postnataler Blutungsbereitschaft evtl. prophylaktisch Vitamin K_1 geben (einmal 1 mg/kg K.-Gew.: Konakion 0,1 ml i.v. oder 2 Tropfen oral). Therapeutisch ggf. diese Dosis 1–2 mal wiederholen (Wirkungseintritt klinisch erst rund 8 Std nach Applikation). (*Cave:* Überdosierung; kann zu hämolytischer Anämie mit Immunkörperbildung und Hyperbilirubinämie führen.)
Gut gedeihende Frühgeborene haben ihr Geburtsgewicht in rund 3 Monaten verdoppelt, in $^{1}/_{2}$ Jahr verdreifacht, mit 1 Jahr vervierfacht.
Die Normalmaße Reifgeborener werden im 2.–5. Lebensjahr erreicht.
Spät-Prognose: Etwa 3–5% der überlebenden Frühgeborenen werden Spastiker (Little-Syndrom), 5–7% debil bis idiotisch (etwa proportional der Unreife bei der Geburt), etwa die Hälfte verspätet schulreif bzw. Intelligenz-gemindert. Jedoch entwickelt sich die große Mehrzahl der überlebenden Kinder – wenngleich verzögert – zu geistig und körperlich vollwertigen, „gesunden" Menschen.
Therapie: Außer bereits erwähnten Maßnahmen großzügige antibiotische Behandlung bei jeder Infektion.

6.1.2. Eigenheiten und Erkrankungen des Frühgeborenen. *Dyspnoe* infolge Unreife des Atemzentrums oder intrakranieller (geburtstraumatischer) Schäden. Mangelhafte, aussetzende bzw. schnappende Atmung mit eventuell hochgradiger Zyanose; bei längerem Be-

stehen der Hypoxie tritt Asphyxie (Pulslosigkeit) infolge Kreislauf-
versagens ein: Die zuerst *„blaue Asphyxie"* geht bei Aussetzen der
Herzaktion in die *„weiße Asphyxie"* über.

Diff.-Diagnose: Verlegung der Atemwege mit Schleim. Hyaline
Membranen.

Therapie: Intratracheal Absaugen; Sauerstoffzugabe; Masken- oder
(intratracheale) Tubusbeatmung (mindestens 30 Atemzüge/min!);
ggf. äußere Herzmassage (hohe Frequenz berücksichtigen! s. Abs.
1.6., S. 18, Tabelle 5). Medikamentös evtl. Lobelin, Micoren, Alupent, Effortil, Coffein, ggf. Adrenalin (1 : 1000 intrakardial).

Prophylaxe: Bei sehr „verschlafenen" Frühgeborenen: Coramin oral
mehrmals täglich.

Sklerödeme sind Frühgeborenen-Ödeme tieferer Hautschichten:
Brettharte Konsistenz, besonders an den Beinen mit blasser oder
livider Farbe; kein Fieber dabei! *Sklerem* ist eine (gerinnungsartige)
Verhärtung im Unterhautfettgewebe (oft Sekundärinfektion).

Prognose: Schlecht.

Therapie: Exakte Wärmepflege. γ-Globuline i. v. und i. m.! Hochdosiert Breitbandantibiotika, bevorzugt Penicilline. Kortikoide.
Herz-Kreislauf-Medikamente (auch Strophantin).

Frühgeborenen-Anämie. Nach früh einsetzendem verlängertem Ikterus neonatorum (s. Abs. 6.5.2., S. 76) tritt sie zweiphasig verlaufend
ein. Erste Phase: Unreife des Knochenmarks bei dem verfrühten
Fortfall der (fetalen) Blutbildungsstätten in Leber und Milz (infolge
Frühgeborenheit) und dem dann noch übermäßig großen Anteil von
Hb_F (fetales Hb, s. Abs. 1.6.2., S. 20). Zweite Phase im 2. Trimenon:
Durch intrauterin insuffizient aufgefüllten Eisenvorrat: Eisenmangel.

Therapie: 1. Phase: Bis Absinken unter 10 g% Hb keine Behandlung.
Bei weiterem Absinken des Hb auf 8 g% oder darunter (entsprechend 2,5–2 Mio. Erythrozyten/μl): Bluttransfusion (je 15–20 ml/
kg K.-Gew. an 2 aufeinanderfolgenden Tagen). 2. Phase: Eisen-
Injektionen intramuskulär (Kobalt-Ferrlecit, Ferrosanol oder Myo-
fer) 3 mal je 25 mg mit 2–3 Tagen Abstand.

Prophylaxe des Eisenmangels: 3 i. m. Eiseninjektionen im 3. Monat.
(Orale Eisengaben werden dann noch nicht ausreichend resorbiert!).
Eine Prophylaxe der 1. Phase gibt es noch nicht.

Retrolentale Fibroplasie tritt bevorzugt bei Frühgeborenen mit Geburtsgewicht unter 2000 g auf. Membranartige Trübung infolge Bin-

degewebssprossung hinter der Augenlinse mit Gefäßeinwachsen und Blutungen auch in den Glaskörper. Initial auch am Augenhintergrund Gefäßveränderungen wahrnehmbar.

Ätiologisch: Langfristige O_2-Konzentrationen über 40% in der Atemluft (s. Abs. 6.1.1., S. 63).

Prognose: Meistens Erblindung.

Therapie: Bisher erfolglos.

Prophylaxe: Sauerstoffbegrenzung auf rund 30 (–35)% für nur wenige (maximal: die ersten 10–14) Tage.

Hyaline Membranen sind homogen-glasige Sekrete in den Alveolen und Bronchiolen, die (bei trockener Atemluft) membranartig ausfallend sich tapetenartig den Wandungen anlagern und den Gasaustausch unterbinden (Atemnot-Syndrom). Befällt bevorzugt Frühgeborene, Kaiserschnitt-entbundene Kinder sowie Neugeborene diabetischer Mütter in den ersten (4–5) Lebenstagen: Nach einigen Stunden unauffälligen postnatalen Intervalls Auftreten von Zyanose, Dyspnoe (Atem-Frequenz über 60/min), tiefe inspiratorische Einziehungen, Atelektasen; schließlich Erstickungstod.

Prognose: Dubiös.

Therapie: Wechseldruckbeatmung mit Sauerstoffzugabe. Blut-pH-Pufferung durch Infusionen. Aerosole.

Prophylaxe: Hohe Feuchtigkeit der Atemluft in den ersten Lebenstagen. Infusionstherapie und Astrup-Überwachung des Blut-pH.

Interstitielle (plasmazelluläre) Pneumonie tritt bevorzugt bei Frühgeborenen, bei sehr desolaten, abwehrschwachen Säuglingen im 1. Trimenon sowie bei Patienten unter intensiver Immunsupressiv-Therapie auf. Erreger ist das höchstinfektiöse Protozoon Pneumocystis Carinii. Inkubationszeit 30–40 Tage. Es kommt ohne Fieber zu einer anfangs perioralen Zyanose bei leichten Anstrengungen (z.B. Trinken). Anstieg der Atemfrequenz auf über 60–80/min. In den ersten Tagen noch normale Trinklust und Gewichtsanstiege. Lungen auskultatorisch und perkussorisch o.B. Binnen weiterer 2–3 Tage Auftreten höchster Atemnot, Apathie; Schaum vor dem Mund. Röntgenographisch: Milchglasartige Trübung der Lungen mit retikulärer Schummerung; kompensatorische Überblähung der ventral-lateralen Felder. Hyperkalzämie (bis histologisch nachweisbarer Nephrokalzinose).

Diff.-Diagnose: Andere Pneumonien, Emphysem-Lunge: Wilson-Mikity-Syndrom.

Prognose: Zweifelhaft. Letalität 20–50%.

Therapie: Vermeiden jeglicher Anstrengung des Kindes (kein Fiebermessen, kein Baden, kein Wägen). Nahrung (10–20 kleine Portionen täglich) durch Nasendauersonde, Frischluft mit Sauerstoffzugabe. Medikamentös: γ-Globulin i.v. und i.m. Hohe Dosen Breitbandpenicillin (Abschirmung!), Pantamidin (englisches Antiparasitikum) 10–12 Tage lang je 4 mg/kg K.-Gew. Moronal-Tacholiquin-Spray.

Prophylaxe: Dauerbestrahlung der Frühgeborenen-Zimmer mit UV-Licht. Strengste Quarantäne ($^1/_4$ Jahr lang!) der Erkrankten auch nach Heilung sowie jeglichen Arzt- und Pflegepersonals, das Kontakt mit dem Erkrankten hatte, gegenüber Säuglingen, immunsupressiv Behandelten sowie anderem Säuglingspflege-Personal (Übertragung von Erwachsenen zu Erwachsenen ohne Krankheitserscheinungen!).

6.2. Geburtsfolgen und -schäden

6.2.1. Kopf- und Knochenschädigungen. Die *Geburtsgeschwulst* (Caput succedaneum) bildet sich unter der Geburt am vorangehenden Körperteil infolge des pressenden Wehendrucks gegenüber dem äußeren relativen Unterdruck: Livide, teigige Weichteilschwellung, evtl. Stasepetechien. Am Kopf überzieht sie die Schädelnähte (s. Abb. 14 a); klingt in wenigen Tagen spontan ab.

Diff.-Diagnose: Kephalhämatom.

Prognose: Gut.

Therapie: Keine.

Kephalhämatom ist eine geburtstraumatische Blutung unter das äußere, seltener innere Periost (K. externum bzw. internum) eines oder mehrerer platter Schädelknochen, meist deutlich fluktuierend, beim Frischgeborenen evtl. noch zunehmend (Hypoprothrombinämie), aber nie die Nahtgrenze befallener Knochen überschreitend (s. Abb. 14b). Kaum Resorptionstendenz; Verkalkung des abgehobenen Periosts vom Rande her.

Diff.-Diagnose: Geburtsgeschwulst.

Prognose: Gut.

Therapie: Sterile Abpunktion größerer Hämatome (sonst evtl. verstärkter Neugeborenen-Ikterus), Druckverband. Medikamentös: Vitamin K_1, Prothrombin-Komplex. Einige Tage antibiotische Abschirmung.

Nach Vakuum-Extraktionen ist ein *ringförmiges Hämatom* im Ansatzbereich der Saugglocke möglich, evtl. mit Hautnekrose, seltener (infolge Sogauswirkung durch offene Fontanelle) mit intrakranieller Blutung.

Prognose: Bei nur äußerlicher Läsion: gut; bei Blutungen in den Schädel: dubiös, evtl. Spätschäden.

Therapie: Allenfalls lokal Antibiotika.

Geburtstraumatische *Frakturen* (z.B. Clavicula; Extremitäten) müssen durch Gipsschienen ruhiggestellt werden. (Zirkuläre Gipsverbände müssen beim jungen Säugling des raschen Wachstums wegen alle 3–4 Wochen erneuert werden!)

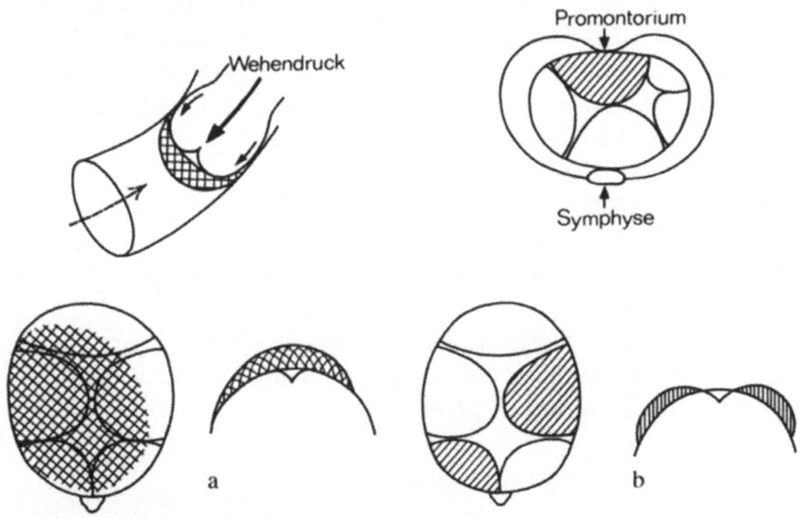

Abb. 14. (a) Geburtsgeschwulst, Caput succedaneum. Ödematös teigige Imbibition der Weichteilschichten über dem Knochen des vorangehenden Kindsteiles infolge Hineinpressens von Gewebswasser durch den Wehendruck. Keine Begrenzung der Geschwulst durch Knochenränder. (b) Kephalhämatom. Bluterguß zwischen Knochen und abgehobenem Periost infolge Abscherung an einem Vorsprung des mütterlichen inneren Beckenringes beim Hindurchgepreßtwerden. Strenge Begrenzung an den Knochenrändern (Verwachsung von Periost mit Knochenrand)

6.2.2. Aspiration. Störungen des Plazenta-Kreislaufs unter der Geburt bringen für das Kind Gefahr des *Sauerstoffmangels* mit verfrühter erster Inspiration und (Fruchtwasser-)*Aspiration* evtl. mit folgender *Pneumonie*, Dyspepsie, Apnoe, Zyanose, Hypoxie, Asphyxie: Anfangs Bradykardie, später Puls sehr frequent, schlecht gefüllt („blauer Scheintod": Muskeltonus und Reflexerregbarkeit noch erhalten), zuletzt Herzversagen („weißer Scheintod": Muskeltonus schlaff, Reflexe erloschen).
Diff.-Diagnose: Angeborene Herzfehler.
Prognose: Nicht unbedingt schlecht.
Therapie: Wie Abs. 6.1.2. (s. S. 66); evtl. Antibiotika.

6.2.3. Posthämorrhagischer Schock u.a. Blutungen. Ein posthämorrhagischer Schock des Neugeborenen ist die Folge einer Blutung des Kindes aus der Plazenta in das Cavum uteri (fälschlich als mütterliche Blutung imponierend), in den mütterlichen Kreislauf (fetomaternale Transfusion) oder evtl. in einen Zwilling (fetofetale Transfusion): Absinken des Hb weit unter 16 g%, der Erythrozyten unter 5 Mio/µl, des Hämatokrit unter 50%. Mittels Objektträger-Ausstrich-Methode: Nachweis fetalen Hb im mütterlichen Blut. Klinisch: Blässe, Dyspnoe, Turgorverlust, „Lebensschwäche".
Diff.-Diagnose: Sepsis; fetale Erythroblastose.
Prognose bei rechtzeitiger Therapie: Gut.
Therapie: Sauerstoff-Zugabe zur Atemluft; sofort Auffüllen des Kreislaufs mit Serum, Plasma-Konserven, Plasmaexpander; dann Bluttransfusion.
Blutungen in den Musculus sternocleidomastoideus infolge Extraktion bei Beckenendlage können infolge narbiger Verkürzung zum *Schiefhals, Caput obstipum, Torticollis* führen.
Prognose: Gut.
Therapie: Gymnastisch-orthopädisch.

6.2.4. Hirn- und Nervenschädigungen. Eine geburtstraumatische *Hirnblutung* nach Tentoriumriß, subduralem Venenabriß infolge „Schädelkonfiguration" unter der Geburt, Schädelfraktur führt (evtl. nach mehrstündigem Intervall) zu erhöhtem Hirndruck, Bradykardie bis Asphyxie sowie Dyspnoe; Vorwölbung der Fontanelle, Erbrechen, „Knorksen", Bewußtlosigkeit, Lähmungen, Krämpfe, blutiger Liquor (Stechapfelform der Erythrozyten; keine Gerinnung dieses

Blutes im Liquor). Bei subarachnoidaler Blutung: oft Zucker im Harn.

Prognose: Zweifelhaft. Bei Überleben: oft Spätschäden (Little-Syndrom, Spastiker; Hemiplegie, Krampfleiden; Hydrozephalus; Intelligenzminderung).

Therapie: Vitamin K_1; Prothrombin-Komplex, ACC 76 (1000 E = 25 mg) in Dextroselösung i. v.; sonst symptomatisch/antikonvulsiv.

Andere Schäden durch Zerrungen bzw. Blutergüsse führen zu peripheren Lähmungen: *Erbsche Lähmung* (Oberarmtyp) bei Verletzung der 5. u. 6. Zervikalwurzel: Schlaff herabhängender, pronierter Arm (betroffen: Mm. deltoideus und biceps, supinator und infraspinatus);

Klumpkesche Lähmung (Unterarmtyp) bei Schädigung der 7. u. 8. Zervikalwurzel (Lähmung der Unterarm- und Handmuskeln: „Fallhand"); bei Mitbefall der 1. Thorakalwurzel: *Horner-Syndrom:* Enophthalmus, Miosis, Ptosis.

Diff.-Diagnose: Armfraktur, Parrotsche Pseudoparalyse.

Prognose: Zweifelhaft (bei Erb günstiger als bei Klumpke).

Therapie: Ruhigstellung (Unterarm am Bettgitter mit Jackenärmel hochbinden); nach etwa 2 Wochen: Vorsichtige Massage- und Elektrobehandlung.

Fazialisparese (besonders nach Zangenentbindung) *prognostisch* günstig.

6.2.5. Übertragenes Neugeborenes. Durch Überlänge und -kopfumfang vermehrt geburtstraumatisch gefährdet; intrauterin führt Plazentaüberalterung zur -insuffizienz, -hypoxie, intrauterinem Mekoniumabgang (Fruchtwasser grün); postnatal: „Waschfrauenhände", Dyspnoe, Geburtsgewicht infolge Dehydrierung of vermindert!

Prognose: Aktuell und durch Spätschäden getrübt.

Therapie: Sauerstoff-Zugabe; i. v. Dauer-Tropfinfusion. Medikamentös: Cortison, Complamin (evtl. Analeptika), antibiotische Abschirmung.

6.3. Nabelversorgung und Nabelerkrankungen

Nabelversorgung des Neugeborenen mit antiseptischem Puder und sterilem Schutzverband.

6.3.1. Angeborene Anomalien. *Hautnabel* (zylindrischer Hautstumpf greift auf Nabelschnur über); *Amnionnabel* (entsprechendes Übergreifen der Amnionscheide, nach Nabelschnurrest-Abfall: Spontan heilender Hautdefekt).

Therapie: Steriler Schutzverband.

Nabelschnurbruch: Amnion- und Peritoneum-umscheidete Hernie (darin Bauchorgane).

Diff.-Diagnose: Bauchwandbruch (Gastroschisis).

Prognose: Zweifelhaft bis ungünstig.

Therapie: Sofort postpartale Operation. Anderenfalls tägliche Pinselung mit Mercurochromlösung; steriler, elastischer Verband. Antibiotischer Schutz.

Persistierender *Ductus omphalomesentericus* (als Meckelsches Divertikel durchgängig: Stuhlaustritt) oder *Urachusfistel* (Harnträufeln).

Therapie: Fistelätzung oder chirurgische Versorgung.

6.3.2. Nabelinfektionen. *Nabelschnurgangrän, Nabelblennorrhoe.*

Prognose: Gut. Bei phlegmonöser *Omphalitis, Nabelulcus* (auch -diphtherie mit weißer Pseudomembran) eventuell zu liveden Infiltraten mit fortschreitenden Nekrosen führend.

Prognose: Dubiös.

Therapie: Entfernung demarkierter Nekrosen. Hohe Dosen Antibiotika, lokal auch Sulfonamide; γ-Globulin, ggf. Di.-Serum.

Nabelsepsis: Einwuchern von Eitererregern in intraabdominelle Nabelgefäße: Thrombophlebitis, -arteriitis, Phlegmone. Schwerstkrankes Allgemeinbild. Blutbild: Fakultative Leukozytose, deutliche „Linksverschiebung".

Prognose: Sehr ernst.

Therapie: Intravenös hochdosierte Antibiotika-Dauer-Tropfinfusion und γ-Globulin i. v. und i. m.

6.3.3. Nicht-infektiöse Nabelerkrankungen. *Nabelgranulom* (Fungus umbilici): Haselnußgroß, gestielt oder breitbasig.

Prognose: Gut.

Therapie: Wiederholte Ätzung oder Abbinden; steriler Verband.

Nabelblutung infolge Wundblutung oder Sepsis (Lues), selten Hämophilie.

Prognose: Relativ günstig.

Therapie: Ligatur oder Kauterisation; Vitamin K_1, lokale Hämostyptika; evtl. Antibiotika, ggf. Bluttransfusion.

6.4. Embryo-, Fetopathien: Fehlbildungen

Man unterscheidet: *Genopathien* (Störung im Gen-Gefüge der Chromosomen vor der Befruchtung; Mutationen, Erbkrankheiten), *Gametopathien* (Störung der Reifeteilung der Keimzellen mit folgender Mono- oder Trisomie), *Embryopathien* (Schädigung während der Organbildungszeit durch mütterliche Stoffwechselkrankheiten, ionisierende Strahlen, Sauerstoffmangel, Virusinfektionen, Arzneimittel: meistens Atresien bzw. Hemmungsmißbildungen) und *Fetopathien* (Schäden in der Fetalzeit aus Ursachen, wie zuvor, dazu auch bakterielle Infektionen [auch Lues, Toxoplasmose, Listeriose], Blutgruppenunverträglichkeiten zwischen Mutter und Frucht, schwerer Vitaminmangel, Dystrophie und Nikotin- sowie Alkoholabusus der Mutter [Fetale Dystrophie]). Bei den resultierenden angeborenen Krankheiten lassen sich (vererbliche) *Systembildungsfehler* (z.B. Dysostosen, Mongolismus, Mukoviszidose) von *Organbildungsfehlern* (solitäre Herz-, Haut-, Darm-, Nierenmißbildungen u.a.) abgrenzen.

6.4.1. Hemmungs- oder Spaltmißbildungen. Klinisch wichtige *Hemmungsmißbildungen* sind z.B. *Hasenscharte* und/oder *Wolfsrachen (Lippen-Kiefer-Gaumen-Spalte, Cheilo-Gnatho-Palato-Schisis)* infolge ausbleibender Aus- und Verwachsung der Zwischenkiefer- (GOETHE) und Seitensprosse (s. Abb. 15).

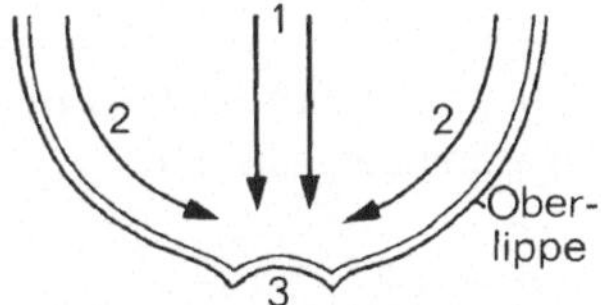

Abb. 15. Verwachsen der Mittel- (1) mit den Seitenkiefersprossen (2). Das Philtrum (3) ist die embryonale Zusammenwachs-„Narbe" dieser Sprosse an der Oberlippe

Therapie: 1. Operation (Lippen) 2. Trimenon, 2. Operation (Kiefer) 4.–5. Lebensjahr.
Spaltbildungen der *Wirbelsäule* (meist Lumbalbereich) s. Abb. 16: *Spina bifida* (1), *Meningozele* (2) *Meningomyelozele* (3). Bei letzter wegen Myelon-Prolapses meist periphere Paresen (kein Analreflex, Harninkontinenz; Beinlähmungen), Fußmißbildungen sowie Hautdefekt über der Zele.

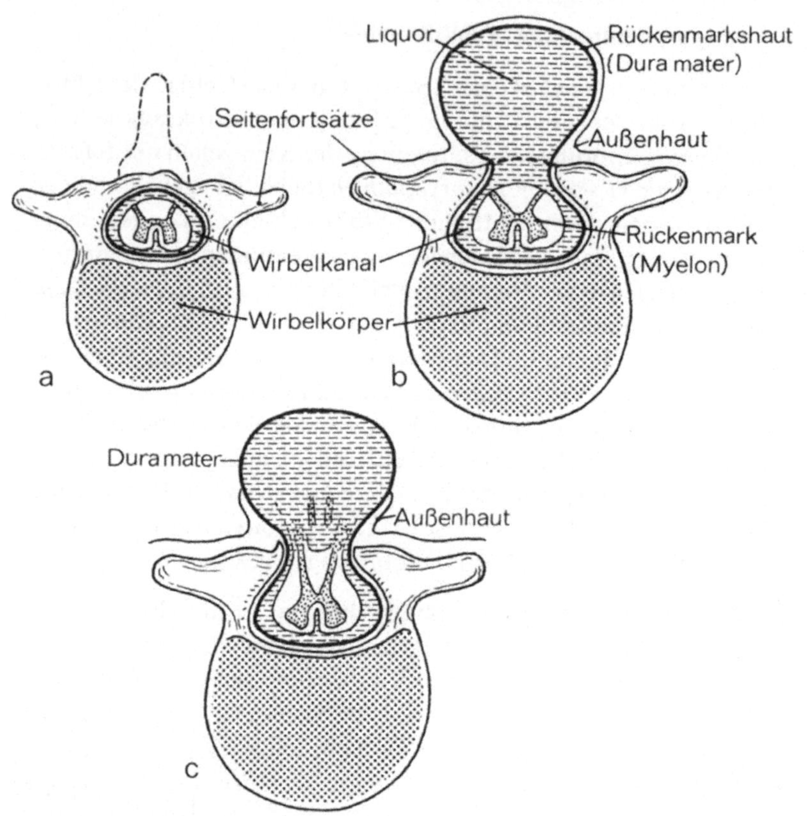

Abb. 16 a–c. Stilisierte Darstellung von: (a) Spina bifida, (b) Meningozele, (c) Meningomyelozele

Diff.-Diagnose: Teratom. Lipom.

Prognose: Dem Ausmaß entsprechend gut bis dubiös. Meistens mit Hydrozephalus kombiniert.

Therapie: Bei (2) und (3) Operationen möglichst bald post partum (vermindertes Infektrisiko). Hydrozephalus-Operation (Drainage; s. Abs. 21.2., S. 249) nach Manifestation des erhöhten Schädelumfanges (s. Abs. 1.2.1., Abb. 4, S. 12).

Nur selten ist eine feine *Liquorfistel* vom Rückenmarkskanal, ein *Hautsinus* mit porengroßem Ostium in der Haut; vereinzeltes Vorquellen eines Liquortropfens.

Diff.-Diagnose: Gang einer Dermoidzyste.

Prognose: Gut, sobald Infektionsgefahr der Liquorräume beseitigt.
*Therapie:*Fistel-Exzision.
Atresien im Oesophagus und Magen-Darm-Kanal: s. Abs. 10.5.,
S. 138.

6.4.2. Infektionen der Frucht. Prototyp einer *Virus-Embryopathie:*
Gregg-Syndrom (Embryopathia rubeolosa) infolge Röteln-Erkran-
kung der Mutter im 1. Schwangerschaftstrimenon: Katarakte, Pseu-
doretinitis pigmentosa, Innenohr-Taubheit, Herz-, Skelett-, Hirn-
u. a. Mißbildungen.
Diff.-Diagnose: Masern-, Varizellen-, Mumps- u. a. Virus-Embryo-
pathien (einschließlich evtl. Lebend-Virus-Impfungen!).
Prognose: Quoad vitam: meist nicht schlecht.
Therapie: Den Organschäden entsprechend.
Röteln-Fetopathie: Evtl. beim Frischgeborenen noch sichtbares
Exanthem; erhebliche Thrombozytopenie. (Infektiosität solcher Kin-
der kann Wochen bis Monate post partum dauern!)
Listeriose und Toxoplasmose s. Abs. 16.2.1., S. 208, 209.

6.5. Funktionsstörungen des Neugeborenen

6.5.1. Adaptations-Störungen. Allgemeine Anpassungsschwierigkei-
ten (z. B. Atmung; Ernährung) an das extrauterine Leben (*Adapta-
tions-Syndrom*) sind *prognostisch* günstig (symptomatische Behandlung). *Mastopathia neonatorum, hämorrhagischer Fluor:* s. Abs.
1.8.2., S. 26; kleine *Talgretentionszysten (Komedonen, Milien)* bedürfen keiner *Therapie;* transitorisches *Neugeborenenfieber* s. Abs.
1.4., S. 17, oft gleichzeitig mäßige Albuminurie in der Frischgebore-
nenphase.
Prognose: Gut.
Therapie der beiden letzten: Zusätzlich zur Nahrung 1–3 mal je
50–100 ml Fencheltee (+ 5% Traubenzucker).
Neugeborenen-Tetanie beruht auf Epithelkörperchen-Insuffizienz
(geburtstraumatisch oder sekundär bei mütterlicher Hyperfunktion
dieser Drüse in der Gravidität). Serum-Calcium erniedrigt (bis 6–5
mg%); Kind schreckhaft und krampfbereit bis zu manifesten Krämpfen. Fazialis-Zeichen (Chvostek), Peronaeus-Phänomen (Heben des
lateralen Fußrandes und Abduktion des Fußes bei Beklopfen des
N. peronaeus am Fibula-Köpfchen) und Trousseausches Zeichen

(„Pfötchenstellung" der Hand bei zirkulärer Oberarmkompression
nach vorheriger Blutausstreifung aus dem Arm) positiv; im EKG die
ST- und QT-Strecken verlängert (s. Abs. 1.6.1., S. 19).
Diff.-Diagnose: Schädigung des ZNS; eventuell Frühspasmophilie.
Prognose: Gut.
Therapie: Calcium parenteral.
Struma neonatorum s. Abs. 8.6.2., S. 114.
Erythema toxicum (Erythema „allergicum neonatorum") ätiologisch
unbekannt; bei rund $^1/_3$ aller Frischgeborenen: polymorph, fleckig
bis papulös. 2–10 Tage sichtbar, danach zarte Schuppung.
Prognose: Gut.
Therapie: Keine.

**6.5.2. Neugeborenen-Ikterus (Icterus neonatorum) und Morbus
haemolyticus neonatorum.** Der physiologische *Icterus neonatorum* ist
eine Folge des starken Hb_F-Abbaus (Blutmauserung) und Fortfalls
der diaplazentaren Bilirubin-Ausscheidung in das mütterliche Blut
bei noch unzulänglicher Leberfunktion (s. Abs. 1.6.2., 1.7.3., S. 20,
25), dauert vom 2.–3. bis zum 8.–14. Lebenstag (Skleren dabei *nicht*
gelb!, Stühle nicht entfärbt; Bilirubin im Harn negativ, im Blut bis zu
5–10 mg%). Kinder in dieser Zeit oft matter, trinken schlechter.
Therapie: Keine.
Eine *Hyperbilirubinämie (Icterus gravis)* kann (besonders bei Frühgeborenen und bei intrauterin Dystrophen; s. Abs. 6.1., S. 63) metabolisch (Leberunreife bzw. konkurrierender Glukuronsäure-Ver-
brauch: medikamentös bedingt) entstehen (s. Abs. 1.7.3., S. 25),
durch größere Hämatome (s. Abs. 6.2., S. 69) oder Schädigung der
Erythrozyten (z. B. Vitamin K-Überdosierung: s. Abs. 6.1.1., S. 65).
Diff.-Diagnose: Infektiöse Fetopathie; Sepsis; Gallengangsatresie;
M.h.n.
Prognose: Gut, nur bei Bilirubin-Konzentration im Serum über 10–
20 mg% ernst, dubiös.
Therapie: Bei metabolischem Ikterus: Versuch mit UV-Licht-Be-
strahlung (Speziallampen); sonst wie bei Morb. haemolyt. neonat.
Morbus haemolyticus neonatorum (M.h.n., *fetale Erythroblastose*)
beruht auf Blutgruppenunverträglichkeit (Inkompatibilität) zwischen
Mutter und Kind, besonders im Rh-Faktor-Bereich: bei Rhesus
positiven („Rh+") Kindern Rhesus-negativer („RhØ") Mütter, die

durch frühere Schwangerschaften mit Rh+ Kindern oder Blutübertragungen (i.m. oder i.v.) gegen Rh+ sensibilisiert wurden und Antikörper dagegen gebildet haben, die ihrerseits diaplazentar den Feten schädigen können. (Analog z.B.: Mutter: Gruppe 0, Fetus A und/oder B; Rhesus-Faktoren außer D auch C, c, E und e.) Positiver *Coombs*-Test (mit Serum von – gegen humanes γ-Globulin – sensibilisierten Kaninchen) mit kindlichen und/oder mütterlichen Erythrozyten und Icterus gravis am 1. oder 2. Lebenstage sprechen (bei gegebener Gruppen-Konstellation) für Rh-Inkompatibilität, negativer Coombs-Test und Ikterus ab 4.–5. Tage für solche im AB0-System (ca. 10% der Fälle).

Dadurch entwickelt sich gegen Ende der Fetalzeit oder kurz nach der Geburt (bei 0,5% der Kinder) rasch eine schwere *hämolytische Anämie* (starke Erythropoese in Knochenmark, Leber und Milz) mit Ausschwemmung zahlreicher Erythro- und Normoblasten ins Blut; Leber-Milz-Tumor, *Icterus gravis* und hypoproteinämische sowie toxisch bedingte Ödeme, evtl. schon intrauterin zum *Hydrops connatus universalis* führend (oft Fruchttod). Das sich durch diese Hämolyse bildende „indirekt reagierende" (fettlösliche) Bilirubin kann von der noch unreifen Leber nicht ausreichend rasch glukuronisiert, d.h. in „direkt reagierendes", konjugiertes, wasserlösliches (dadurch Nieren-gängiges) Bilirubin umgebaut werden (s. Abs. 1.7.3., S. 25); staut sich auf (bis über 40 mg% im Serum), wird von den Serumalbuminen im Fettgewebe und Hirn-Lipoiden abgelagert; bei höheren Konzentrationen (über 20 mg% im Serum) Stammganglien irreversibel (Untergang der Nervenzellen) geschädigt: *Kernikterus*.

Diff.-Diagnose: Fetale Infektionen (Listeriose, Toxoplasmose, Zytomegalie, Lues), septischer, hepatischer Ikterus; Gallengangsatresie.

Prognose: Bei Bilirubin-Konzentrationen über 18–20 mg%: ernst bis zweifelhaft (auch bei Überleben evtl. Hirnschäden); bei rechtzeitiger Therapie: gut.

Therapie: Bei frühzeitig (1. oder 2. Lebenstage) auftretendem, starkem Ikterus: sofort Klinikeinweisung! Bleibt Bilirubin-Konzentration im Blut unter der „kritischen Grenze" (s. Abb. 17), genügt bei bedrohlicher Anämie Transfusion (s. Abs. 5.2.1., S. 58) gruppengleichen RhØ-Blutes. Bei gestillten Kindern: Für 8–10 Tage Muttermilch absetzen, künstliche Nahrung geben (anschließend weiter-

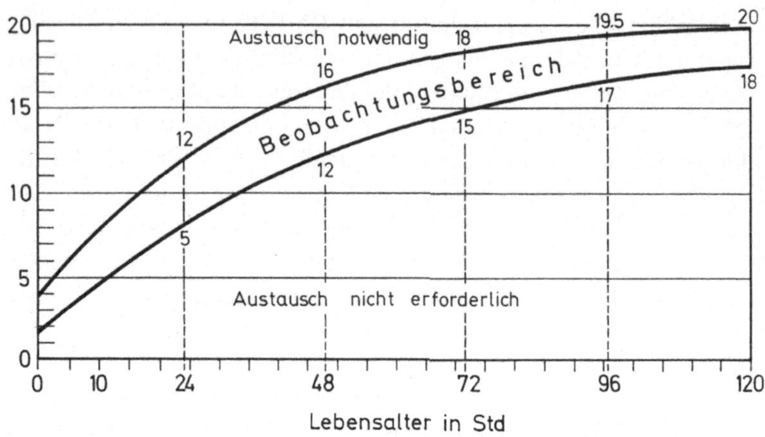

Abb. 17. Konzentration des Gesamt-Bilirubins im Serum in Beziehung zum Lebensalter des Kindes (nach POLÂCEK). Liegen die Werte des Patienten oberhalb der Kurve, muß die Austauschtransfusion eingeleitet werden

stillen). Bei Annäherung an die Toleranzgrenze: Salzfreies Human-albumin i.v. und Dauer-Tropfinfusion (Ringer-Traubenzucker 5%ige Lösung); Predniso(lo)n. Bei Überschreiten der Grenze (klinisch bereits kritisch: Viel Gähnen, Trinkverweigerung, Somnolenz, Krampfbereitschaft): Austausch-Transfusion (in „geschlossenem System") mit gruppengleichem, RhØ-Heparin- oder Citrat-Blut (nicht älter als 4 Tage!) 5–10 (–20) ml-weise, meist durch Nabel-venen-Katheter; Gesamt-Blutmenge: 3mal Blut-Volumen des Kindes (= 3 × 10% seines K.-Gew.). (Zur Vermeidung von Citrat-Schäden: alle ca. 100 ml adäquat Calcium i.v.) Zuletzt Cortison und Breitbandpenicillin (Infektionsprophylaxe).

Prophylaxe: Blutkontrollen der RhØ-Graviden bei Vorsorgeunter-suchungen (Rhesus-Antikörpertiter), besonders mens VII und IX; der RhØ-Mutter kurz nach jeder Entbindung eines Rh+-Kindes: Anti-D-Serum spritzen (vernichtet evtl. eingedrungene Rh+-Ery-throzyten, vermeidet so körpereigene Antikörperbildung; wird in wenigen Monaten als körperfremdes Eiweiß abgebaut).

Sind bei/nach *Icterus prolongatus* konjugiertes Bilirubin im Serum erhöht, Stühle kaum gefärbt, Skleren ikterisch: Verdacht auf ange-borene *Gallengangsatresie* oder *Symptom der eingedickten Galle* (s. Abs. 10.8.2., Tabelle 33, S. 146).

6.6. Blutkrankheiten

6.6.1. Blutungen. *Melaena neonatorum* ist eine infolge physiologischer Neugeborenen-Hypoprothrombinämie oder auch Hypoconvertinämie auftretende (ulzerative oder parenchymatöse) Darmblutung in den ersten 5 Lebenstagen: Teerartige, schwarzrötliche Stühle (auf der Windel meist mit hellrotem Saum), laufend Blutsickern aus dem Darm oder Entleerung von Blutkoagula; öfter dabei Bluterbrechen; keine weiteren Organblutungen.

Diff.-Diagnose: Lues connata; Sepsis (Melaena symptomatica); Melaena spuria/falsa: Verschlucktes (eigenes oder mütterliches) Blut.

Prognose: Meist günstig.

Therapie: Vitamin K_1 (Konakion), Prothrombin-Komplex; ACC 76; bei weiterer Blutung oder stärkerer Anämie: Bluttransfusion.

Nabelblutungen s. Abs. 6.3.3., S. 72.

Hämorrhagie s. Abs. 12.2., S. 166.

6.6.2. Hämoglobin-Schädigungen. *Sulf-, Methämoglobinämie.* Infolge besonderer Empfindlichkeit junger Säuglinge z. B. gegen manche Sulfonamide und Phenacetin (s. Abs. 5.2.4., S. 62), Anilinfarbstoffe (Wäschetinte!) und Nitrite (z. B. aus Nitrat in Spinat; s. Abs. 3.4.3., S. 49) entstehen leicht solche Hämoglobinblockierungen.

Prognose: Meistens gut.

Therapie: Sauerstoff-Zugabe zur Atemluft. Ascorbinsäure, besser Methylenblau (1–2 mg/kg K.-Gew. 0,1– bis 1%ig) i. v.

6.7. Infektionen

Nabelinfektionen s. Abs. 6.3.2., S. 72.

Blennorrhoe, Conjunctivitis gonorrhoica acuta neonatorum: Intra partum erworbene Gonokokken-Inokulation in Augenbindehautsäcke führt 2–3 Tage später zu starker Konjunktivitis mit hämorrhagisch-seröser, später eitriger Sekretion; evtl. Ulcus corneae.

Diff.-Diagnose: Unspezifische Konjunktivitis; Tränensackeiterung.

Prognose: Unbehandelt meist Erblindung. Rechtzeitig behandelt: gut.

Therapie: Penicillin (konzentriert) lokal und (par)enteral.

Prophylaxe: Credé (s. Abs. 5.1.2., S. 54).

Der *Tetanus neonatorum* wird über die Nabelwunde erworben. Inkubation: mehrere Stunden bis über 1 Woche. Trismus (Kind kann Brustwarze, Sauger nicht mehr fassen), „Risus sardonicus", tetanische Spasmen auch im Gesicht und/oder der Atemmuskulatur mit Zyanose, Opisthotonus; Fieber.

Diff.-Diagnose: Meningitis, Hirnblutung.

Prognose: Je frühere Manifestierung, desto schlechter (50–90% Mortalität).

Therapie: Hohe Dosen Tetagam, Tetanus-Hyperimmun-Globulin i.m. und i.v. Narkotika. Muskelrelaxantien, endotracheale Beatmung. Antibiotika. Vermeidung aller nicht unbedingt erforderlichen optischen, akustischen, taktilen Reize.

Prophylaxe: Sterile Versorgung der Nabel(schnur)wunde.

Pemphigoid (Schälblase): Staphylokokken-Infektion der Intradermalspalten: Schlaff gefüllte, schwappende, sehr dünnwandige Eiterblasen bis über Kastaniengröße, reißen leicht (spontan); Blasengrund: Scharf begrenzt, hochrot. Schmierinfektionen. Handteller, Fußsohlen meist frei.

Diff.-Diagnose: Pemphigus syphiliticus (Lues connata); Epidermolysis bullosa.

Prognose: Meist günstig.

Therapie: Blase abpunktieren, dann abtragen. γ-Globulin. Lokal und intern Breitband-Penicilline, Erythromycin; Sulfonamide. Desinfektionsbäder ($KMnO_4$).

Prophylaxe: Isolierung; strenge Asepsis auf Neugeborenen-Station. Bei schwererem Verlauf (selten) dieses Pemphigoids („Pemphigus" bleibt für Lues „reserviert"!): *Dermatitis exfoliativa neonatorum (Ritter von Rittershain).* Bis handflächengroße Blasen (Nikolski-Phänomen positiv).

Prognose: Ernster.

Diff.-Diagnose, Therapie, Prophylaxe: Wie vorstehend.

Eitrige *Mastitis* des jungen Säuglings selten (meistens gelbe Staphylokokken): Lokale Rötung, Hitze, deutlicher (Palpations-)Schmerz.

Diff.-Diagnose: Mastopathia neonatorum.

Therapie: Breitband-Penicilline, Erythromycin. Notfalls (bei Abszedierung): Radiäre Stichinzision.

7. Veranlagungsanomalien

Der *Genotypus* ist die Summe der dem Kinde vererbten Anlagen, der *Phänotypus* sein äußeres Erscheinungsbild einschließlich der durch Umweltprägung (einschließlich in der Intrauterinzeit) entstandenen Merkmale. *Konstitution:* Individuelle, morphologische und funktionelle Besonderheit in Entwicklung, Widerstandskraft und Reaktion auf Umwelteinflüsse.

Morphologische Anomalien: *Organ-* bzw. *Systembildungsfehler;* funktionelle Störungen mit regelwidriger Reaktionstendenz: *Diathesen.*

7.1. Konstitutionsbesonderheiten

Status lymphaticus (Lymphatismus): Hyperplasie des lymphatischen Gewebes (Lymphknoten, Tonsillen, Milz), oft mit Lymphozytose; Kinder blaß, pastös (schlaffes, wäßriges Fett, Muskelhypotonie), verminderte Infektresistenz; reagieren empfindlicher, bisweilen überschießend auf exogene Schäden (z. B. einseitige Ernährung).

Status thymico-lymphaticus: Lymphatismus mit Thymushyperplasie; oft als Ursache für „plötzlichen Tod" junger Kinder angeschuldigt: „Thymustod" (andererseits dabei meist Nebennniereninsuffizienz). Geringe „*Thymushyperplasie*" beim Säugling normal (s. Abs. 1.3., S. 17);

Cave: Röntgen-Bestrahlung eines vergrößerten Thymus (Immunschädigung; Risiko späteren Malignoms).

Therapie: Bei Stenosierungsgefahr benachbarter Organe: Kortikoide.

Habitus asthenicus: Magerkeit langaufgeschossener, flachbrüstiger Kinder mit spitzem epigastrischem Winkel, Scapulae alatae, schlaffen Bauchdecken, verstärkter Lordose, feuchten, blaß-zyanotischen Händen, halonierten Augen, Scheinanämie und Vasolabilität.

7.2. Systembildungsfehler (teilweise mit familiärer Häufung)

7.2.1. Mit Vermehrung der Chromosomenzahlen (s. Abb. 18). Die bekannteste Trisomie ist der *Mongolismus (Langdon Down-Syndrom)* (1 pro 600 Kinder); beruht meist auf Dreizahl des Chromosoms 21 (in 3% der Fälle auf Translokation eines Chromosomen-

armes, meist 21/15) mit degenerativer körperlicher (teilweise bereits
bei Geburt erkennbarer) und geistiger Symptomatik. Kühle, mar-
morierte Haut, fleckig gerötetes Gesicht, enge, lateral höher stehende Lidspalten, Epikanthus (halbmondförmige Hautfalte über media-
lem Augenwinkel), Brushfield-Flecke (perlenkettenartiger Ring am
Irisrand, später Catarakta stellata), Sattelnase, verdickt erscheinende Zunge; Brachyzephalie, steiler Hinterkopf; (röntgenologisch)
fast horizontale Hüftgelenkspfannen und maus- bis elefantenohr-
artige Beckenschaufeln; Bänderschlaffheit (überstreckbare Gelenke), „Muskelschwäche"; 4-Fingerfurche der Hand, Klinodaktylie,
Ohrmuscheldysplasie; Herzfehler, Nabelbruch, unterentwickeltes
Genitale. – Bis zum 2. Lebensjahr auffallend ruhig bis teilnahmslos,
dann recht agil, aber planlos; Sprache kaum verständlich: Versatile
Imbezillität bis Idiotie.

Prognose: Herabgesetzte Infektresistenz bringt häufige Infektionen.
Erwartung eines mongoloiden Kindes bei Müttern über 40 Jahre:
etwa 1:100–50. Wahrscheinlichkeit eines 2. solchen Kindes in einer
Familie: 1%, bei Translokation 21/15:33$^1/_3$%, bei solcher 21/21 sogar 100%!

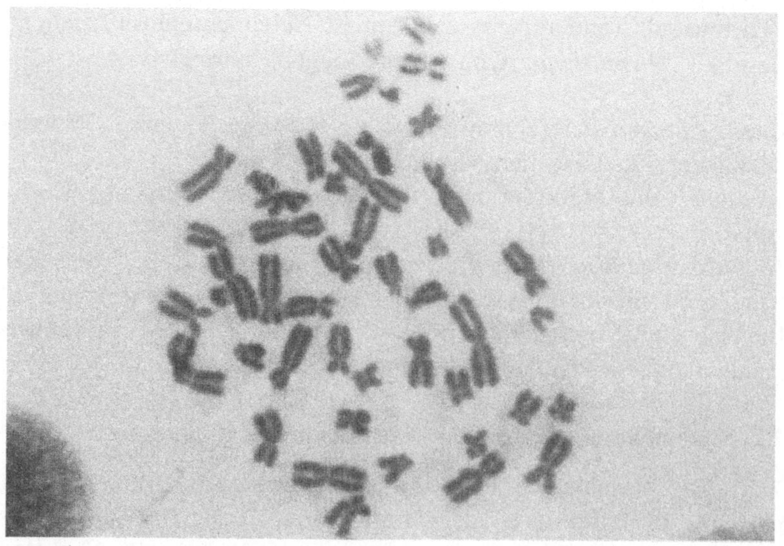

Abb. 18a und b. Normales männliches Chromosomenbild (Karyotypen-
Analyse in Leukozyten)

Therapie: Meist Heimpflege erforderlich. Vitaminzugaben mancherseits empfohlen. Frischzell-Therapie hierbei sicher unwirksam.

Andere *Trisomien* sind deutlich seltener und meistens mit einer Vielzahl von Mißbildungszeichen charakterisiert, z.B. *Trisomie D: Pätau-Syndrom, E: Edwards-Syndrom.*

Prognose: Meist schlecht: oft Frühsterblichkeit.

Therapie: Keine bzw. rein symptomatisch.

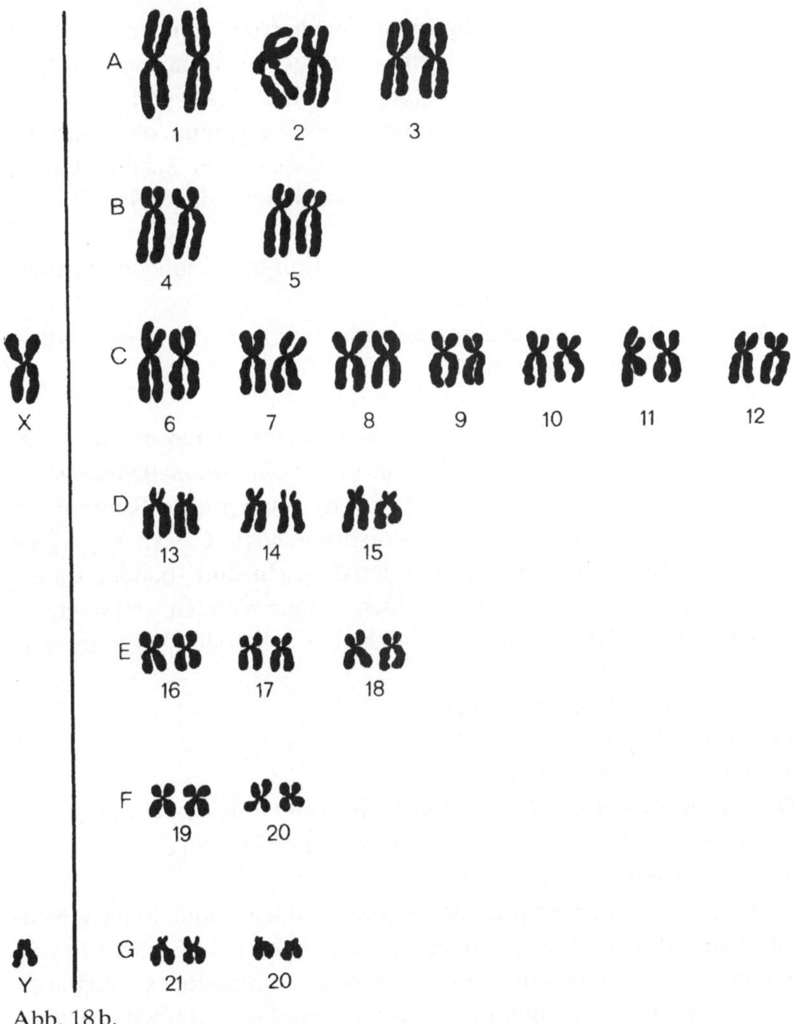

Abb. 18 b.

Auch multiple *Gonosomie* (s. B. XXXXX oder XXYY u. a. m.) ist bereits öfters beobachtet worden; jedoch ohne Chromosomenanalyse nicht sicher einzuordnen.

Dazu gehört auch das *Klinefelter-Syndrom* (XXY) mit Gynäkomastie, Imbezillität, Mikrorchie, eunuchoiden Proportionen, verminderter 17-Ketosteroid- und vermehrter Gonadotropin (FSH)-Ausscheidung; in der Pubertät oft Tubulus-Sklerosierung.

7.2.2. Monosomien u. a. Chromosomenabarten. Umgekehrt fehlt beim *Ullrich-Turner-Syndrom* ein Geschlechtschromosom (XO; s. Abs. 8.6.5., Abb. 23, S. 118): Äußerlich unauffällig weibliches Genitale mit Gonadendysplasie, symmetrisches Pterygium colli, Ohrmuschelfehlbildungen, Herzfehler, oft Kleinwuchs mit Schild-Thorax, weitere multiple Mißbildungen an Augen, Nieren, Haut (Naevi).

Prognose: Nicht heilbar.

Therapie: Ab Pubertätsalter: Dauersubstitution weiblicher Sexualhormone.

Ferner können Chromosomendeformierungen (z. B. *Ringchromosomen*) zu Mißbildungen führen.

7.2.3. Systembildungsfehler ohne erkennbare Chromosomenaberrationen. Die *Arachnodaktylie (Marfan-Syndrom, Spinnengliedrigkeit)* zeigt (aufgrund dominanter Erbfaktoren) lange grazile Röhrenknochen (Dolichostenomelie), weit vorspringenden Calcaneus, hypoplastische Muskulatur, schlaffe Gelenkkapseln und -bänder (überstreckbare Gelenke), oft Herzfehler, Augenschäden (Nystagmus, Irisschlottern, Myopie, Farbenblindheit), Syndaktylie, Fußdeformierungen. Intelligenz meist normal.

Diff.-Diagnose: Homocystinurie.

Prognose: Unheilbar.

Therapie: Symptomatisch.

Das *Pierre-Robin-Syndrom:* Mikro-, Retrognathie des Unterkiefers, Zurücksinken des Zungengrundes gegen den Kehldeckel.

Therapie: Kieferorthopädische Operationen.

Franceschetti-Syndrom (antimongoloide Lidachse und weitere Mißbildungen des Schädels), *Dysostosis craniofacialis (Crouzon)* (vorzeitige Schädelsynostose mit starken Impressiones digitatae, Prognathie, Protrusio bulbi und Opticusatrophie; Taubheit), *Arthro-*

gryposis multiplex (angeborene, oft symmetrische, ankylotische Gelenkdysplasie [*Therapie:* orthopädisch], oft auch Herzfehler, Lippenkiefergaumenspalte; Debilität u.a.m.), *Progerie* (Zwergwuchs, frühe „Vergreisung", Hautatrophie, Hypotrichose, Hydrozephalie), *Rubinstein-Taybi-Syndrom* (auffallend breite, plumpe Daumen und Großzehen, eigenartige typische Facies, schlaffe Haut und Muskulatur, Kleinwuchs, Debilität).

Chondrodysplasien (kongenitale Knorpelwachstumsstörungen) und *enchondrale Dysostosen* (fortschreitende Verknöcherungsstörungen normal angelegten Knorpels) sind die beiden großen Gruppen enchondraler Ossifikationsfehler: Zum ersten zählt *Chondrodystrophia fetalis* mit Hypoplasie der Knorpelanlagen, Hemmung der enchondralen bei normaler perichondraler Verknöcherung (dicke, plumpe Knochen).

Mikromelie und *chondrodystropher Zwergwuchs* durch frühe Synostose: Dicke, schlaffe Hautwülste, lymphangiektatische Ödeme an den Extremitäten, oft mit Polydaktylie; großer Schädel, kurzer plumper, dicker Bauch, Sattelnase, oft auch Organfehler; jedoch normale Muskulatur und intakte Intelligenz. Bei erblicher *Dysostosis enchondralis epiphysaria* ist nur die epiphysennahe Ossifikation gestört, Intelligenz normal (relativ oft mit hypothyreotischen Symptomen einhergehend), dagegen ist bei der *meta-epiphysaria*-Form (*Chondrodystrophia tarda*) der Skelettknorpel der langen Röhrenknochen das eine Mal an der Epiphyse, das andere Mal mehr an der Metaphyse verändert, die Wirbelkörper sind zu niedrig, die Zwischenwirbelscheiben zu dick.

Pfaundler-Hurler-, Hunter-, Morquio- u.s.w. Krankheit s. Abs. 8.4., Tabelle 29, S. 110: Speicherkrankheiten (Mukopolysaccharidosen); *Enzymopathien* im *Aminosäurenstoffwechsel* auf erblicher Basis s. Tabelle 27, Abs. 8.3.2., S. 102.

Erbliche *Osteogenesis imperfecta:* Insuffizienz der Osteoblasten, deshalb schwache Spongiosa mit dünner Kortikalis: Spontanfrakturen. Mikromelie. Große Fontanellen, klaffende Schädelnähte. Dabei oft Organmißbildungen.

Prognose: Schlecht.

Die familiäre *Marmorknochenkrankheit (primäre diffuse Osteosklerose)* zeigt früh röntgenologisch diffuse, bandartige, sklerotische Verdichtungen mit osteoporotischen Zwischenfeldern. Erhöhte

Frakturbereitschaft. Infolge Sklerosierungen: Optikus-, Fazialis-schädigungen; durch Einengung der Markräume: Anämie.

Familiärer *angeborener Kurzhals (Klippel-Feil-Syndrom):* Seitliche Bewegung wegen teilweiser Blockbildung der Halswirbel eingeschränkt, Drehen und Nicken fast normal.

Dysostosis cleido-cranialis: Erbliche, (sub)totale Aplasie der Claviculae; sehr große Fontanellen; Prognathie; Hypertelorismus.

(Rezessiv vererbliches) *Laurence-Moon-Biedl-Syndrom* (selten): Polydaktylie, (später) Retinitis pigmentosa; Adipositas (Vollmondgesicht) bei Groß- oder Zwergwuchs; Genital-Hypoplasie; geistige Retardierung. Fakultativ: Schwerhörigkeit, angeborene Herzfehler, Mikrophthalmie, Akro- und Oxyzephalie.

Status Bonnevie-Ullrich (fakultativ erblich): (Asymmetrische) Pterygien an Hals, Achseln, Ellenbogen und Kniekehlen, Cutis laxa, lymphangiektatische Ödeme. Oft Hypertelorismus, Epikanthus, Spitzgaumen, tiefer Ohrmuschelansatz, Nanismus, Hirnnerven-Kernaplasie, Debilität.

Das *Kinky hair-(Puppenhaar)Syndrom* (X-chromosomal-rezessiv erblich) ist die Folge einer Kupfer-Resorptionsstörung: Junge Knaben mit ungeklärter Hypothermie oder Sepsis, sehr retardiert, spärliches, struppiges, wie zerfressenes Haar; fehlende Mimik, Pausbakken bei körperlicher Dystrophie; Hirndegeneration.

Prognose: Infaust; Exitus bis zum 3. Lebensjahr.

Therapieversuch: (Früh) Kupfer parenteral.

Zahlreiche, oft nach der Symptomatik benannte Mißbildungssyndrome teils als Organmißbildungen, teils als Enzymdefekte u. a. werden laufend neu erkannt und beschrieben.

Wichtig ist die *genetische Beratung* der Eltern, um weiteres Unglück zu vermeiden, wie z. B. bei Osteogenesis imperfecta, Ahornsirupurin-Krankheit (s. Abs. 8.3.2., S. 101), Ichthyosis congenita (s. Abs. 18.1., S. 233), D-Trisomien und Translokations-Mongolismus (s. Abs. 7.2.1., S. 87) u. a. m.

7.3. Diathesen

Bei der *exsudativen* Diathese sind die Kinder (jenseits der ersten Lebenswochen) für katarrhalisch-entzündliche Haut- und Schleimhautprozesse besonders anfällig; sie können bei − für normale Kinder noch − unterschwelligen Reizen unerwartet heftig, rezidivierend und individuell sich immer recht gleichartig manifestierend reagieren (z.B. Pseudocroup, Laryngo-Tracheo-Bronchitis, asthmoide Bronchitis). Sie neigen zu großer Labilität in ihrer Körperwasserverteilung (hydrolabil).

Gneis („Grind"): Harmlose, gelbe, sekundär grau verfärbte, sich fettig anfühlende, schuppenartige Substanzen am behaarten Kopf (seitliche Partien bleiben frei). Nach mechanischer Entfernung dieser seborrhoischen Massen ist der Untergrund hochrot, teilweise nässend oder gar blutend. Sekundärinfektionen führen zu Fieber und Lymphnodulitis; jenseits des 1. Trimenons durch Ekzematisierung Ausdehnung des Prozesses auch auf die Seitenpartien.

Prognose: Gut.

Therapie: Indifferente Öle oder Fette lokal; bei dicken Krusten: 3%-ige Salizylvaseline; bei Nässen: feuchte Umschläge. Bei Sekundärinfektion: Antibiotika, Sulfonamide lokal (und innerlich). Diätetisch: Gemischte, Obst- und Gemüse-reiche Kost ohne Überfütterung.

Der *„Milchschorf"* des Säuglings, ein „endogenes Ekzem", tritt nach dem 2.–3. Lebensmonat auf: Symmetrisch an den Schläfen, Wangen und seitlich am Hals, diskrete, scharf begrenzte Rötung mit rauher, schuppender Oberfläche. Kratzen infolge starken Juckreizes führt zu Nässen und Sekundärinfektionen (Borkenbildung, Impetiginisierung). (Zarthäutige, blauäugige, hell- bis rötlichblonde Kinder meist intensiver befallen.)

Prognose: Gut.

Therapie: Abweichen eventueller Krusten; lokal Kortikoide, ggf. Antibiotika und Sulfonamide lokal und intern. Juckreizstillende, desinfizierende Bade-Zusätze (z.B. Dulgon, Kleie, Tannin, Mondamin, Praecutan, Satinasept).

Intertrigo („Wundsein"). Durch ammoniakalische Harnzersetzung, auch Waschmittelreste in Windeln verursachte Rötung und Nässen sowie Abstoßung feuchter, gequollener Epidermis besonders in der Genital-Gegend (*Ammoniak-, Windeldermatitis*).

Prognose: Gut.

Therapie: Keine Seife! Regelmäßig Waschen mit lauwarmem Wasser, Kamillentee. Nach Trocknen: Indifferente Puder, Zinköl, Bepanthen, Dermilon u.ä., Fortlassen „wasserdichter" Säuglingshosen!

Prophylaxe: Gut haftende Säuglingscreme nach häufigerem Trockenlegen.

Bei der *allergischen Diathese* kommt es auf „Allergen"-Reize zu tpyischen Reaktionen, z. B. Heufieber und -schnupfen, Bronchial-asthma, Urtikaria.

Prognose: Quoad sanationem: häufig Rezidive!

Therapie: Roborierend; bei Allergiekenntnis: Desensibilisierungs-Versuch; Klima-Kuren. Antihistaminika, vorsichtig auch (evtl. lokal) Kortikoide (*Cave:* Kristall-Depot-Kortikoide parenteral).

Der *Strophulus infantum (Juckblattern,* Lichen urticatus vel strophu-lus) tritt bereits ab Säuglingsalter auf: Urtikarielle, blaßrötliche, juk-kende kleine Quaddeln, die – bald abklingend – kleine hornartig an-zufühlende Papeln hinterlassen; durch Kratzen entstehen daraus für einige Tage Bläschen (einzeln, Gruppen-, schubweise) bevorzugt an Rumpf und Oberschenkeln; behaarter Kopf und Schleimhäute (z. B., Rachenring, Konjunktiven) bleiben frei! Rezidivneigung.

Diff.-Diagnose: Varizellen (Lokalisation!).

Therapie: Sedativa, Antihistaminika; Tannin-, Kleiebäder; Euraxil, Pragman (lokal Kortikoide).

Hämorrhagische Diathese s. Abs. 12.2., S. 163: Blutungsübel.

8. Stoffwechselkrankheiten, endokrine Störungen

Besonderheiten des kindlichen Stoffwechsels s. Abs. 2.1.–2.6., S. 30 u. f.

8.1. Erkrankungen des Kohlenhydrat-Stoffwechsels

8.1.1. Diabetes mellitus (Zuckerkrankheit). Ist oft familiär gehäuft mit generationsweiser Vorverlegung des Manifestationsalters (selten bereits im Säuglingsalter). Eine schleichende, nicht beobachtete Glu-kosurie kann (gelegentlich eines Infektes) entdeckt werden oder akut zum Coma diabeticum führen; auch Polydipsie, Polyurie (Nykturie!), Abmagerung trotz guter Nahrungsaufnahme (dabei nicht selten Hy-perlipämie) sind suspekt auf beginnenden Diabetes. Nachweis: Orientierende Reduktionsprobe (Fehling, Nylander, Trommer; so evtl. Miterfassung von Pentos-, Galaktosurie, Medikamenten u. a.), Aceton-Test und fermentativ „wahre Glukose" im Harn und Blut (Schnellprobe: z. B. mit Clinistix, Dextrostix, Glukotest, Hämoglukotest); bzw. Vergär- oder Polarimeter-Probe im Harn; gleichzeitig erhöhter Nüchtern-Blutzucker schließt alimentäre oder renale Glukosurie aus. Zuckerbelastung (nach Staub-Traugott): Oral im Abstand von $1^1/_2$ Std je 1,75 g Dextrose/kg K.-Gew.; beim Gesunden: Blutzuckerkonzentration bleibt unter 180 mg%, zeigt nach 2. Gabe einen niedrigeren Gipfel; beim Diabetiker: beide Gipfel über 200 mg%, 2. mindestens etwa gleichhoch.

Diff.-Diagnose: Alimentäre, renale Glukosurie; Pentos-, Galaktosurie.

Prognose: Je später das Manifestationsalter und je besser die Einstellung, desto günstiger (Arteriolosklerose, Retinopathia diabetica 5–10–20 Jahre, Nephropathia diabetica 10–20–40 Jahre nach Krankheitsbeginn).

Therapie: Stets in Kinderklinik bei normaler Muskelarbeit (+ Gymnastik) „einstellen"! „Freie Kost" und danach ständig neu zu bemessende Insulindosis in praxi nicht praktikabel. „Strenge" Diät hält ein kindlicher Diabetiker kaum durch. „Geregelte Kost" ist das Beste; sie darf keine Adipositas verursachen, muß aber normales Gedeihen (Wachstum, Wohlbefinden) gewährleisten. Insulin-Dosis muß *so* auf die Diät eingestellt werden, daß die Zuckerausscheidung im Harn pro 24 Std („Zuckerspitze") beim Kleinkind nicht über 5 g, beim (jungen) Schulkind nicht über 20 g, nach der Pubertät nicht über 25(–30) g beträgt (*wichtig* für Spätprognose!). Dabei entspricht 1 E. Alt-Insulin ungefähr 3 g Harnzucker.

Diät: Gesamt-Kalorien = EQ (s. Abs. 2.3., S. 33) mal kg K.-Gew., verteilt auf 5–6 Mahlzeiten/Tag. Davon 50 bis 55% Kohlenhydrate (relativ großer Bedarf des Kindes wegen Wachstum und Azidosebereitschaft); etwa 2–3 g Eiweiß/kg K.-Gew. (entspricht etwa 15% der Kalorien); restliche Kalorien als Fett (etwa 30% der Kalorien); dieser relativ geringe Fettanteil wirkt sich prognostisch günstiger aus! Diese Mengen sind an Hand von Kalorientabellen auf den Speiseplan entsprechend den familiären Gewohnheiten (nach Essensqualität und Tagesablauf) aufzuteilen, und danach (bei tagesnormaler Körperarbeit) die Insulin-Dosen einzustellen. (Zuerst mehrmals täglich Alt-, später 1- bis 2mal/Tag Depot-Insulin, früh und abends.) Injektionsort regelmäßig wechseln (Lipom, Fettgewebsatrophie)! Kohlenhydratarmes, fettfreies Gemüse bzw. Obst und Salat können als „Füllsel-Puffer" ad libitum zugegeben werden.

Eine Beurteilung der Zuckermengen in 3 jeweiligen 8-Std-Harn-Sammelmengen/Tag gibt Hinweise für eine bessere Diätplan-Verteilung über den Tag. – Eine Behandlung des kindlichen Diabetes mit oralen Antidiabetika versagt, weil bei ihnen entweder Autoantikörper gegen sein Insulin vorliegen (?), oder sein Insulin-Molekül (teilweise) atypisch aufgebaut ist (?) und die β-Zellen seines Pankreas nicht vermehrt wirksames Insulin bilden können (relative Hypofunktion der β-Zellen). – Eltern und größere Kinder müssen selbst in den Harn-Zucker- und -Aceton-Prüfungen unterwiesen werden, das exakte Injizieren lernen und über das Wesen und die Gefahren der Krankheit samt Diätabweichungen aufgeklärt werden! Besonderes Risiko bei Infekten (eventuell Appetitlosigkeit u.s.w.) gegeben! Einerseits droht Koma, andererseits evtl. Zuckermangelschock.

Erhält ein junger Diabetiker ungenügend Insulin, kommt es zum *Mauriac-Syndrom:* Längendystrophie, Lebervergrößerung und Ausbildung eines venösen Kollateralkreislaufes ohne Milzvergrößerung; evtl. Adipositas; Hypogenitalismus.

Coma diabeticum beginnt fast stets mit starkem Erbrechen, Exsikkose, brettharter Bauchdeckenspannung (konsekutiver „Muskelkater"); Kollaps, langsam auftretende Bewußtlosigkeit, Azidose (infolge Insulinmangels geht der Blutzucker nicht in die Zelle; dadurch dort unvollständige Fettverbrennung und Säure-Reste). Acetongeruch in der Ausatmungsluft, Kußmaulsche Atmung.

Diff.-Diagnose: Appendizitis (mit Perforation), Peritonitis; Urämie, acetonämisches Erbrechen; Hypoglykämie-Schock.

Prognose: Falls Koma trotz lege artis-Therapie über 24 Std anhält: ungünstig.

Therapie: Rasche Klinikeinweisung! Hohe Flüssigkeitsdosen i.v. ($^1/_2$ physiologische Kochsalz-, $^1/_2$ 5%ige Dextroselösung. Menge: ca. $^1/_2$ des Blut-Volumens = etwa 4–5% des K.-Gew. des Patienten binnen rund 1 Std!). Alt-Insulin: 1 E/kg K.-Gew., $^1/_3$ i.v., $^2/_3$ i.m. *plus* (3–)4 g Glukose je 1 E Insulin als Infusionszusatz (oder $^1/_3$ davon hochprozentig i.v. Langsam-Injektion gleich nach dem i.v. Insulin). Nach 1 Std eine neuerliche Dosierung (etwa gleiche oder halbe Menge) Insulin je nach Blutzuckerkonzentration und klinischer Symptomatik. Azidose puffern: (Astrup!) Basendefizit $\times$ $^1/_3$ kg K.-Gew. $\times$ 1molare (8,4%ige) Natriumbikarbonatlösung in das Infusions-Volumen der ersten $^1/_2$ Std geben. Nach Wiedereinsetzen der Nieren-

funktion: Kalium-Substitution (*Cave:* Hypokaliämie!) (EKG-Veränderungen s. Abs. 8.5., S. 113). Sobald Kind wieder trinkt: gezuk-
kerten Tee, besser Fruchtsaft (kaliumreich). Wärmezufuhr! Ggf.
Strophantin. – Nach Überwindung des Komas: Kohlenhydratreiche
(fettfreie) Kost mit anfangs beschränkter Kalorienzufuhr: 400–800 g
Obst/Tag oder Haferbrei. Erst nach 3–4 Tagen (wenn Aceton im
Harn *negativ*!) allmählich Einstellungsdiät.

Tabelle 25. Hauptsymptome und Therapie bei Hypoglykämie, Coma diabeticum und acetonämischem Erbrechen

Erkrankung	Symptome	Befunde	Therapie
Hypoglyk- ämie:	Plötzlich auftretend: Heißhunger, Schwit- zen, Tremor. „Ungezogenheiten"; Kreislauf normal; Atmung unauffällig, kein Acetongeruch; Bewußtlosigkeit, evtl. Krämpfe, Babinski positiv.	Blutzucker unter 80 mg% (evtl. auch nach aku- tem Abfall des Blutzuckers um > 100 mg% bei zu hoher Insulin- gabe beim Dia- betiker).	Zuckerzufuhr i. v., in leichten Fällen oral. (*Cave:* Insulin)
Coma dia- beticum:	Meist langsam auf- tretend: Bewußt- losigkeit; häufiges Erbrechen; Kollaps; Kußmaulsche At- mung; Exsikkose; Azetongeruch in der Ausatmungsluft. Keine pathologischen Reflexe.	Harn: Zucker- und Acetonpro- be positiv. Blut- zucker über 250 mg% (bis zu mehr als 800 mg%).	Insulin: 1 E./kg Kör- pergewicht. Ringer- und Traubenzucker- (5%ig)-Lösung āā i. v. in großen Dosen (4–5% des K.-Gew.). (Klinikeinweisung!)
Acetonämi- sches Erbre- chen:	Prädisponiert im Alter von 3–12 Jah- ren; nach Infekt oder Trauma zahl- reiches Erbrechen; großer Durst, aber jeder Schluck wird wieder erbrochen; Exsikkose, Benom- menheit.	Harn: Aceton- probe positiv; Zuckerprobe negativ. Blutzuk- ker (normal bis) erniedrigt.	Große i. v. Infusio- nen Ringerlösung/ Traubenzuckerlö- sung 5% āā; Sedativa (Luminal); rascher Nahrungsaufbau mit zahlreichen kleinen (kohlenhydratrei- chen) Mahlzeiten.

Hypoglykämischer Schock verläuft schneller; Gefahr irreparabler Schäden (Hirnzellausfälle!). Ursache: Insulin-Überdosierung oder akute Appetitlosigkeit (grippaler Infekt) nach morgendlicher Insulingabe. Symptome: Öfters Heißhunger, „kalter Schweißausbruch"; unmotivierte „Ungezogenheit" (bis Zornausbrüche); rasche Bewußtlosigkeit, Krämpfe.

Diff.-Diagnose: s. Tabelle 25.

Prognose: Cave: fälschlich Insulingabe: eventuell tödlich! Bei rechtzeitiger Behandlung gut.

Therapie: Anfangs Zucker oder Saft oral (stets dem Kinde „eiserne Zuckerreserve" auf den Schulweg mitgeben!). Bei Bewußtseinsstörung: (10-20%) Dextrose i.v., wobei Kind meist bald erwacht! (Könnte bei verkanntem Coma diabeticum *nicht* nennenswert schaden!)

Neugeborene diabetischer Mütter können (kompensatorisch zur mütterlichen Hyperglykämie) eine die Geburt wenige Tage überdauernde Hypoglykämie haben (Hyperinsulinismus). Ihr Geburtsgewicht ist meist deutlich überhöht („Riesenkinder" s. Abs. 1.2.1., S. 5), wodurch ein Geburtstrauma risikoreicher ist; sie neigen vermehrt zu hyalinen Membranen (s. Abs. 6.1.2., S. 67) und bedürfen verstärkter Überwachung in der Frischgeborenenperiode.

Prognose: Erhöhte Frühsterblichkeit (10–20%).

Therapie: Symptomatisch; i.v. Dauer-Tropfinfusionsbehandlung mit Dextrose.

8.1.2. Andere Kohlenhydratstoffwechsel-Krankheiten. Die *idiopathische infantile Hypoglykämie* ist eine seltene funktionelle, postprandiale Fehlregulation (Blutzucker unter 50 mg%). Symptome: Kopfschmerz, Schweißausbruch, Schwindel, Ohnmacht, Nystagmus, eventuell Doppelsehen, Krämpfe (EEG-Befunde!).

Diff.-Diagnose: Ausschluß entsprechender Organinsuffizienz (Zucker-, Adrenalin-, Insulin-Belastung, aber nur in der Klinik!).

Therapie: Diät, evtl. ACTH oder Kortikosteroide.

Die *Leucin-induzierte Hypoglykämie* ist selten. Symptome wie zuvor. Tritt nach eiweißreicher Kost auf. (Provokationstest: 0,15 g Leucin, 1,5 g Caseinhydrolysat oder 2 g Magerquark/kg K.-Gew. oral. Blutzuckerkontrolle vor, 15 und 30 min nach Probenverzehr.)

Prognose: Relativ harmlos.

Therapie: Vermeidung großer Eiweißmahlzeiten; dafür mehr Kohlenhydrate.

Azidotisches, acetonämisches Erbrechen bei neuropathischer Konstitution kann sich bei Kindern vom 3.–10.(–12.) Lebensjahr periodisch wiederholen; auslösend wirken: „Verdorbener Magen", psychisches Trauma (froh bis traurig), grippaler Infekt u.ä. Initial oft Kopfschmerz, Mißmut, Appetitlosigkeit; Acetonfoetor; dann Erbrechen bis zu 30–50 mal/Tag: Exsikkose, Azidose. Trotz großen Durstes werden jeder Schluck oder Bissen gleich wieder erbrochen. Blutzucker fällt ab, Aceton im Harn positiv. Die Acetonämie selbst ist hierbei keine Folge der „Nahrungskarenz", sondern eine metabolische Stoffwechselstörung.

Diff.-Diagnose: Diabetisches Koma (s. Tabelle 25); Appendizitis; Ileus; Meningitis; Niereninsuffizienz.

Prognose: Gut.

Therapie: Bei Beginn mit leichtem Erbrechen: Kalter Ringertee + 10% Dextrose: 1. Std alle 5 min 1 Kaffeelöffel voll (5 ml), 2. Std alle 10 min 2 Kaffeelöffel voll (10 ml), 3. Std alle 15 min 1 Eßlöffel voll (15 ml). Wenn Tee behalten wurde: Nächste 2 Std: Je 1 geschlagene Banane auf 1 Std verteilt; dann Salzbrezeln bzw. -stangen (samt adhärenten Salzkörnchen!) in vielen kleinen Dosen, gut zerkauen! Ab 2. Tag Nahrungsaufbau: Breiig, kohlenhydratreich, fettfrei; Rührei; Tee, Obstsaft; keine Milch! Dann allmählich auf Normalkost; Fett erst zuletzt sparsam einsteigern. Zusätzlich: Antiemetika-Suppos. In schweren (verschleppten) Fällen: I.v. (Dauer-Tropf-)Infusion $^1/_2$ Ringer-, $^1/_2$ 10%ige Dextroselösung; Vitamin B_6, Antiemetika; eventuell Luminal i.m. Nach Sistieren des Erbrechens: Langsamer Nahrungsaufbau.

Prophylaxe: Kohlenhydratreiche Kost. Vermeidung von Fett-Exzessen (Schlagsahne, Buttercreme-Torte, Majonnaise, fettes Fleisch).

Galaktosämie und *-urie* (rezessiv erblicher Fermentmangel; Blutgalaktose über 11 mg%) führen zu Katarakt (fakultativ bereits im frühesten Säuglingsalter), verlängertem Neugeborenen-Ikterus, Hepatosplenomegalie, Dystrophie, Hyperaminoazidurie und Proteinurie (diese beiden = erste Gradmesser zur Beurteilung von Diätfehlern!), Hypoglykämie und Debilität.

Bei *Galaktose-Intoleranz* wird das Monosaccharid nicht resorbiert und führt zu chronischer Dyspepsie mit Verelendung und Appetit-

losigkeit. (Diese 2 Formen der Galaktoseunverträglichkeit sind Hauptursachen der sog. „Milchunverträglichkeit".)
Prognose: Leiden nicht heilbar; mit zunehmendem Alter scheint die Toleranz etwas besser zu werden.
Therapie: Milchzucker-, Galaktose-freie Kost (Säuglingsmilch: Lactopriv, Multival plus; Lambase, MBF, Eier-Mehlpudding nach MOLL-STRANSKY).
Hereditäre Fruktose-Intoleranz kann zu schwerer Hypoglykämie (bis 10 mg%) führen, dazu Erbrechen, Leber-, Intelligenzschäden.
Therapie: Vermeidung von Fruktose (z.B. Küchenzucker, Honig, Obst, Gemüse). Diät wie zuvor.
Weitere, auf analogen angeborenen Enzymdefekten beruhende Melliturien sind die Pentos-, Saccharos-, Maltosurie.
Glykogenspeicherkrankheit s. Abs. 8.4., Tabelle 28, S. 107; *Mukopolysaccharidosen* s. Abs. 8.4., Tabelle 29., S. 110.

8.2. Fettleibigkeit, Magersucht

8.2.1. Adipositas (Fettleibigkeit). Die *Mastfettleibigkeit* infolge habitueller Überfütterung mit Fett und Kohlenhydraten bei insuffizienter körperlicher Bewegung bedarf *therapeutisch* einer starken Reduktion der Kalorienzufuhr auf 1000–1200 kcal/Tag bei kompensatorisch reichlichem Genuß von kalorienarmen Obst, Salaten, Gemüsen; reichliche (sportliche) Muskeltätigkeit. „Appetitzügler" vermeiden!
Bei der (Prä-)Pubertäts-Adipositas sitzt Fett bevorzugt an Brust, Bauch, Hüften und Oberschenkeln (evtl. familiäre Veranlagung). Bei gleichzeitig starkem Wachstumsschub: *Adiposogigantismus,* evtl. mit sekundären statischen Schäden (X-Beine, Knick-Senkfuß).
Prognose: Meist gut.
Therapie: Diät wie zuvor.
Die *Dystrophia adiposogenitalis (Fröhlich)* beruht auf einer hypophysären (meist tumorbedingten) Störung und ist sehr selten: Adipositas, Hypogenitalismus, Minderwuchs (evtl. dabei Diabetes insipidus-Symptome!).
Prognose: Bei Tumor: ungünstig.
Therapie: Manchmal Hypophysen-, Thyreoidea- oder (bei Knaben) männliche Sexualhormone bessernd. Bei nachgewiesenem Tumor: Röntgenbestrahlungen; evtl. Operationsversuch.

Cushing-Syndrom infolge Nebennierenrindenüberfunktion (auch iatrogen verursacht): Fett besonders an Rumpf, Nacken und im Gesicht („Vollmondgesicht") lokalisiert; oft Cutis marmorata, Striae, Hypertrichose, Hypertonie, Polyzythämie, Hyperglykämie (insulinresistent), Osteoporose, Hypogenitalismus.

Prognose: Bei Tumor: ungünstig.

Therapie: Operation. (Bei evtl. primärem Hypophysen-Tumor: wie oben.)

Laurence-Moon-Biedl s. Abs. 7.2.3., S. 86.

8.2.2. Magersucht. Exogene *Magersucht* (chronische Fehlernährung [z.B. Kwashiorkor = Mehlnährschaden], Darmfehlleistungen [z.B. Mukoviszidose, Colitis ulcerosa], zehrende Grundkrankheiten [z.B. Tuberkulose: schwere Darminfekte]).

Prognose und *Therapie:* Der Ätiologie entsprechend.

Pubertätsmagersucht: Folge körperlicher (Hochwuchs) und psychopathischer Konstitution samt funktioneller Dysharmonie des inkretorischen Systems.

Prognose: Gut.

Therapie: Mastkur (mit Vitamin- und Appetitstimulantien-Gaben), Psychotherapie; in schweren Fällen oder bei „Rezidiven": stationär komplette (vollkalorische) parenterale Ernährung (mit Fettemulsionen, Aminosäurengemischen, Kohlenhydraten).

Simmondsche Kachexie (sehr selten): Zerstörung des Hypophysenvorderlappens (bei Ausbleiben vikariierender Rachendachhypophysen-Hyperplasie).

Therapie: Hormonsubstitution; evtl. Hypophysen-Implantations-Versuch.

Addisonsche Krankheit s. Abs. 8.6.4., S. 116.

8.3. Erkrankungen des Eiweiß- und Aminosäurenstoffwechsels

8.3.1. Eiweißstoffwechsel-Erkrankungen. Von den (immuno-)elektrophoretisch über 80 bisher näher identifizierbaren Serum-Eiweißfaktoren kann praktisch jeder isoliert oder in Kombination zu mehreren primär oder sekundär qualitativ oder quantitativ verändert sein und somit eine Vielzahl mehr oder weniger typischer Ausfallserscheinungen verursachen. (s. Tabelle 26; vergl. Abs. 1.6.2., Abb. 9, S. 21.)

Tabelle 26. Wichtige Serumeiweiß-Fraktionen und ihre Zuordnung zum elektrophoretischen Eiweißspektrum

Elektrophoret. Hauptfraktion	Immunkörper Antikörper	Blutgerinnungs-Faktoren	Enzyme	Sonstige Fraktionen
Prä-Albumin Albumine				
Globuline: α_1		Prothrombin Thrombin	Antiplasmin Antitrypsin Antichymotrypsin Thyroxin bindendes Globulin, Inter-α-Trypsin-Inhibitor	α_1-Lipoprotein Saures α_1-Glukoprotein α_1-Seromucoid Glukoprotein
α_2		Faktor IX = Christmas Faktor V = Proaccelerin Faktor X = Stuart-Prower	Cholinesterase, alkalische Phosphatase	α_2-Makroglobulin α_2-Lipoprotein Glukoprotein Haptoglobin Hämopexin Caeruloplasmin
β_1 Komplementfaktor		Faktor VII = Proconvertin	Plasminogen Plasmin Lipase	β_1B; β_1A β_1-Siderophilin Transferrin β_1-Lipoprotein
β_2 β_2M; β_2A				β_2-Glukoprotein
φ		Faktor III = Antihämophiles Globulin Fibrinogen		

Tabelle 26 (Fortsetzung)

Elektropho-ret. Hauptfraktion	Immunkörper Antikörper	Blutgerinnungs-Faktoren	Enzyme	Sonstige Fraktionen
γ_1	Rhesus-Antikörper Isoagglutinine Typhus-Antikörper Paratyphus-A, B-Antikörper Properdin			γ_1M] Frühstkind- γ_1A] liche Immunglobuline
γ_2	Immunantikörper gegen Virus- u. Bakterien-Antigene		Ribonuklease Amylase Lysozym	

Die extreme Hypoproteinämie bei alimentärer *Eiweiß-Mangel-Dystrophie (Mehlnährschaden Czerny* [ca. 1880]) wurde um 1950 von Angloamerikanern bei farbigen Kindern der „Dritten Welt" wiederentdeckt: *Kwashiorkor* (= roter Knabe): Schwere Eiweiß-Mangelernährung bis zur körpereigenen Insuffizienz, Fermente jeder Art zu bilden; Hunger-Ödeme, Hautentpigmentierung (in unregelmäßigen Flecken), Ergrauen der Haare; Serum-Albumin-Abfall auf ca. 15 (normal 60) rel%, Anämie.

Diff.-Diagnose: Eiweiß-Verluste.

Prognose: Meist gut.

Therapie: Parenterale und orale Substitution; eiweißreiche Nahrung ($^2/_5$ tierisches Eiweiß [Magermilchpulver], $^3/_5$ pflanzliches).

Eiweiß-Verlust-Syndrom infolge *Nephrose* (s. Abs. 13.2., S. 175) wie auch infolge enteraler *Enteropathia exsudativa:* Teilweise gleiche, hypo- und dysproteinämische Symptomatik; infolge kapillärer Gefäßundichtigkeit reichlich Protein-Ausscheidung bis über 10 g/Tag, bevorzugt Albumine in den Harn und/oder das Darmlumen. Enterale Verluste (evtl. mit hartnäckigen, rezidivierenden Dyspepsien) mittels Körper-eigener, radio-markierter, re-injizierter Albumine nachweisbar (oder mit Dextran), da Darm-Sekrete und -Bakterien die Proteine sonst soweit abbauen, daß sie nicht mehr nachzuweisen sind. Beide Formen führen zu starker Hypoproteinämie (bis zu 2 g%) bei weitgehendem Verlust der Albumine, der β- und auch γ-Globuline, aber relativ viel verbleibenden α_2-Globuline (eines der wenigen pathognomonischen Serum-Eiweißspektren); Eiweißmangel-Ödeme; Aszites, Anämie; Kachexie.

Prognose: Heute nicht mehr (unbedingt) schlecht.

Therapie: Kortikoid-Langzeit-Behandlung mit antibiotischer Abschirmung; i.v. und oraler Eiweißersatz bzw. eiweißreiche Kost.

Zu den *Dysproteinämien* gehören auch die äußerst seltene *An-Albuminämie,* die (benigne) *An-α-Lipoproteidämie* (gelbe Tonsillen, Hepatosplenomegalie, Schaumzellen im Knochenmark), die seltene *A-β-Lipoproteidämie* (Zöliakie-ähnliche Dyspepsien, Akanthozytose der Erythrozyten, ZNS-Symptome, Debilität) sowie das wichtige (angeborene) *Antikörper-Mangel-Syndrom* (γ-Globulinmangel), teilweise mit Lymphopenie (meist angeboren, sich aber meistens erst jenseits des 1. Trimenons manifestierend): Mäßige Hypoproteinämie; IgA, IgM und IgG fehlen ganz oder weitgehend; Plasmazellmangel; schwere Beeinträchtigung besonders der humoralen Infektabwehr (mangelnder Impfschutz!). Häufig entstehen schwere Erkrankungen, bevorzugt durch eitrige Infektionen (Otitis, Bronchopneumonie, Pharyngitis, Enteritis).

Prognose: Bei lebenslanger, regelmäßiger (monatlicher) γ-Globulininjektion-Substitution nicht schlecht.

Therapie: 0,4 ml/kg K.-Gew. γ-Globulin (ca. 16%ig) monatlich und bei jedem Infekt. „Großzügige" antibiotische und Sulfonamid-Behandlung bei schon geringster Indikation.

Paraproteinämie (z.B. Makroglubline) kommt bei angeborener Lues und Toxoplasmose vor (große, polymorphe, zartblau bis leichtviolett angefärbte Schollen im üblichen Blutausstrich-Präparat): Frühkindliche Form der Infektabwehr, bevor die humorale Antikörperbildung anläuft.

Porphyrie (Störung im Hämoglobin-Stoffwechsel) ist familiär bedingt oder toxisch (z.B. Blei-, Arsen-, Medikamenten-Intoxikation; schwere Infektion); bereits beim jungen Kinde (selten) möglich: Hochgradige Photosensibilität der Haut, (periodische) schlaffe Paresen bis zur symptomatischen Landryschen Paralyse (Harn: oft burgunderrot; dunkelt beim Stehen an der Luft nach).

Prognose: Unterschiedlich.

Therapie: Versuch mit Askorbinsäure, Nikotinsäureamid; Leber-Präparate.

(Hohe γ-Globulin-Konzentrationen bei mehr oder minder erhöhter Serumeiweiß-Konzentration kommen bei chronischen Entzündungen vor, z.B. bei Mukoviszidose [s. Abs. 10.8.1., S. 142], sowie langfristigen Leberschäden.)

8.3.2. Aminosäurenstoffwechsel-Erkrankungen. Zu den Erkrankungen im Aminosäuren-Stoffwechsel gehören alle enzymatischen Abbaustörungen (Konzentrationsanstiege im Blut) und vermehrten Ausscheidungen mit dem Harn als Teilsymptome einer kombinierten Anlagestörung. Prototyp der Hyperaminoacidämien: Die (rezessiv erbliche) *Föllingsche Krankheit, Phenylketonurie (P.K.U.),* Phenylalanin-Schwachsinn, *Oligophrenia phenylpyruvica* (s. Abb. 19; Häufigkeit: etwa 1:12 000 Neugeborene).

Wird der Abbau dieser (einzigen aromatischen) essentiellen Aminosäure zum Tyrosin blockiert, wird statt dessen ein Teil vermehrt im Harn ausgeschieden und ein Teil zu Phenylbrenztraubensäure abgebaut, die in größeren Konzentrationen biotoxisch wirkt (diffuse Hirnzellnekrosen): Sehr frühzeitig Krämpfe; Debilität bis Idiotie; meist hell- bis rötlichblonde Haare, pigmentarme, Sonnenstrahlen-empfindliche Haut; Phenylalanin-Konzentration im Serum bis zum 10- bis 20fachen der Normal-Höchstwerte ($= 2$ mg%); bei Werten über 12 mg% im Blut: Eisenchlorid-Probe im Harn (Föllingsche Probe: einige Tropfen der 10%igen Lösung oder Phenistix-Test) positiv (zeisiggrün); muffiger (mäuseartiger) Harngeruch.

Prognose: Unbehandelt: frühzeitig schwere Debilität. Bei Behandlung ab Neugeborenenzeit: Im Durchschnitt IQ rund 0,8.

Therapie: Phenylalaninarme Kost (Minimum beim Säugling: 25, Kleinkind etwa 15 mg/kg K.-Gew./Tag; sonst Wachstumsschäden, insuffizienter Eiweißanabolismus). Fabrikfertige Präparate: Phenylalanin-frei: Albumaid XP, P.A.M.; mit 80 mg% Phenylalanin: Lofenalac (Cymogran). Lofenalac enthält das erforderliche Minimum, wenn (noch) kein weiteres Eiweiß (Gemüse, Obst u.s.w.) zugefüttert wird; ist das der Fall, ist meist ein Phenylalanin-freies Präparat not-

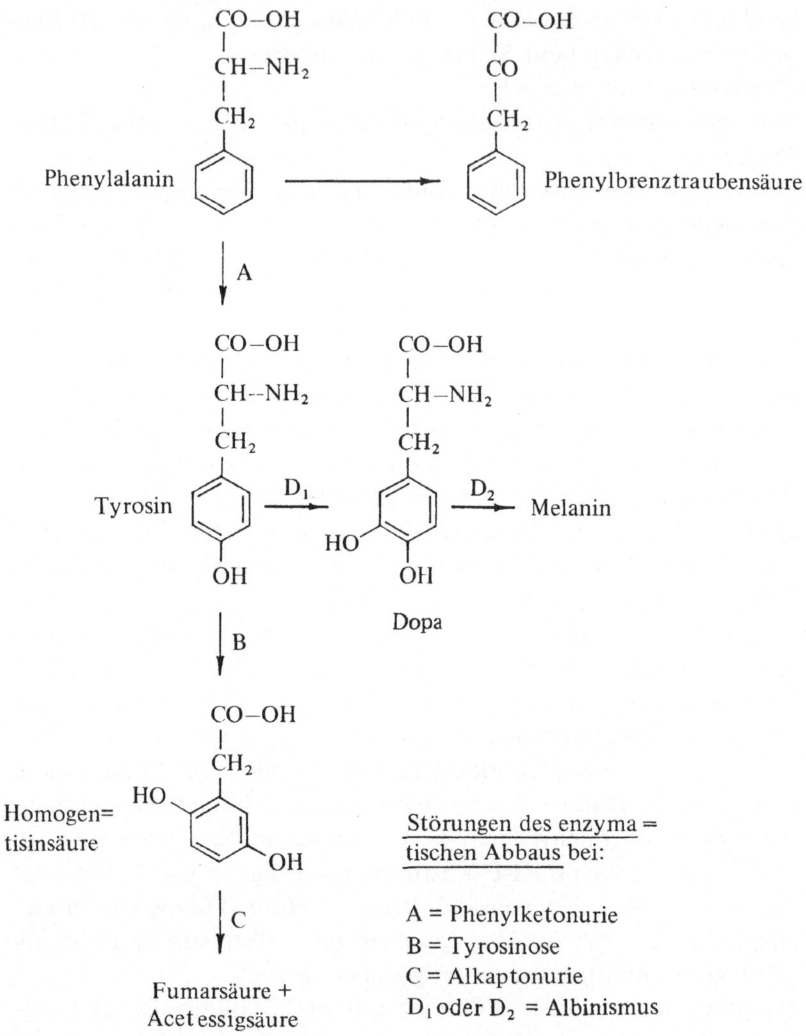

Phenylalanin $\longrightarrow$ Phenylbrenztraubensäure

Tyrosin $\xrightarrow{D_1}$ Dopa $\xrightarrow{D_2}$ Melanin

Homogen=
tisinsäure

Fumarsäure +
Acetessigsäure

Störungen des enzyma =
tischen Abbaus bei:

A = Phenylketonurie
B = Tyrosinose
C = Alkaptonurie
D_1 oder D_2 = Albinismus

Abb. 19. Phenylalanin-Abbau und -Störungen (stilisiert)

wendig. Genaue Einstellung nur stationär! (Zahlreiche Kontrollen im Blut: Säulenchromatographisch [s. Abb. 20] und mikrobiologisch [Guthrie-Test]; tolerable Blut-Konzentration bis 6 mg%). Diät kann ab etwa 6.–8. Lebensjahr gelockert und auf „eiweißarme Diät" umgestellt werden.

Prophylaxe der Hirnschädigung: Guthrie-Test (Bakterien-Hemmtest) bei allen Neugeborenen (Ende der 1. Lebenswoche); frühest mögliche Diät.

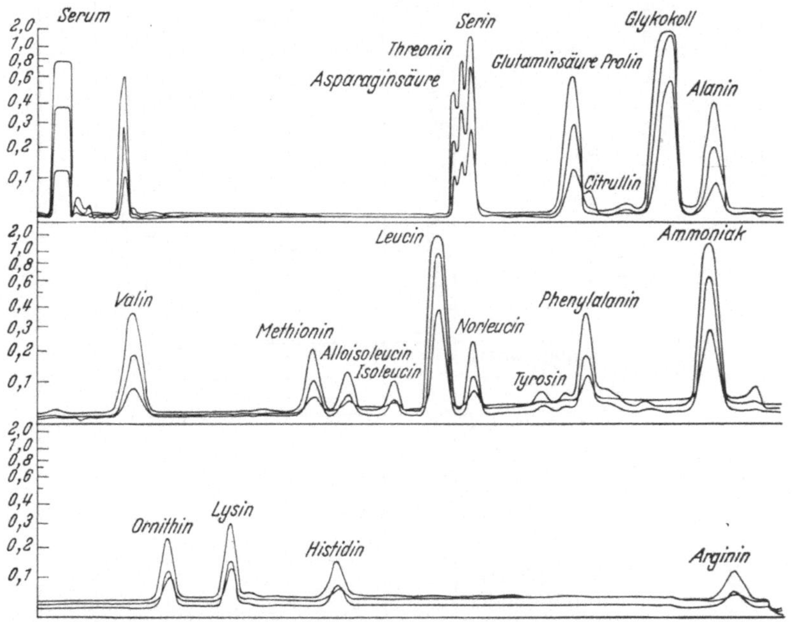

Abb. 20. Säulenchromatogramm der Serum-Aminosäuren eines Säuglings (mit bereits anbehandelter Ahornsirupurin-Krankheit)

Diät-*therapeutische* Versuche sind auch bei der *Hypervalin-Leucinämie (Ahornsirupurin-Krankheit), Cystinose, Tryrosinose* (s. Tabelle 27) indiziert, obgleich dabei die *Prognose* unsicher! Weitere Störungen im Aminosäurenhaushalt s. Tabelle 27.
Die erbliche *Oxalose (Hyperoxalurie)* mit Störungen des Glykokoll-Stoffwechsels und Konkrementbildungen in den ableitenden Harnwegen gehört auch in diese Gruppe.
Prognose: Schlecht.
Therapie: Oxalsäure-arme Diät. Sonst symptomatisch.
Eine vermehrte *generalisierte Aminosäuren-Ausscheidungen* mit dem Harn (*Hype mninoacidurie*) ist ein Begleitsymptom diverser Erkrankungen: z.B. aller Eiweiß-Stoffwechsel-Störungen, Toxikose, Rachi-

Tabelle 27. Störungen im Aminosäurenstoffwechsel

Aminosäure	Vermehrt in		Wichtige Symptome												Sonstige Symptome oder Synonyma	Besonderheiten
	Blut	Harn	Resorption gestört	Lebervergrößerung	Krämpfe	Reflexanomalien	Spastik	Debilität Hirnschaden	Augenschäden	Pigmentstörungen	Muffiger Harngeruch	Nierenschäden	Erbrechen	Azidose		
Alanin	+							+							Hyperoxalurie, Hyperglykämie	
γ-Aminobuttersäure	+							+								
Arginin-Bernsteinsäure	+			+	+	+		+					+		Abdominal-Symptome	Autosomal rezessiv erblich
Carnosin	+				+			+								
Citrullin	+	+		+	+	+		+					+		Beeinträchtigung im Harnstoffzyklus	
Cystathionin		+						+								

Cystin-Lysin-Arginin-(Ornithin-)urie			+										+	+	Debré-De Toni-Fanconi-Syndrom. Zwergwuchs, Glykos-, Proteinurie, Hyperphosphaturie	rezessiv erblich
Cystinose									+			+	+	+	Glykosurie; Cystin-Kristalle in Cornea und Lymphknoten, renale Rachitis	Meist letal im Kleinkindesalter
Cystinurie			+									+			Harnsteine	
Glykokoll		+	+			+	+	+	+				+	+	Nyhan-Krankheit; Thrombo-,Neutropenie; Osteoporose	Autosomal dominant erblich, früh-letal
Glykokoll-Glutamin-Alanin (+ generalis. Aminoacidurie)			+			+		+	+				+	+	Lowe-Syndrom (oculo-cerebro-renales Syndrom), Rachitis, Katarakt	X-chromosomal rezessiv erblich
Histidin		+	+			+	+		+		+				Minderwuchs, Sprachstörungen	rezessiv erblich
Homocystin			+				+		+	+					Methioninstoffwechsel gestört. Knochenschäden	

Tabelle 27. (Fortsetzung)

| Aminosäure | Vermehrt in | | Wichtige Symptome | | | | | | | | | | | | Besonderheiten |
	Blut	Harn	Resorption gestört	Lebervergößerung	Krämpfe	Reflexanomalien	Spastik	Debilität Hirnschaden	Augenschäden	Pigmentstörungen	Muffiger Harngeruch	Nierenschäden	Erbrechen	Azidose	Sonstige Symptome oder Synonyma	Besonderheiten
(Hydroxy)prolin Glykokoll		+			+							+			Alport-Syndrom; Taubheit	Autosomal dominant bis rezessiv erblich
Leucin-Iso-leucin-Valin	+	+			+	+	+	+			+		+	+	Ahornsirupurin-Krankheit; verzweigt kettige Aminosäuren (Abb. 20)	Meist früh-letal, rezessiv erblich
Lysin																
Methionin	+				+						+					(Früh-letal)
Ornithin	+					+		+								

	1	2	3	4	5	6	7	8	9	10	11	12	13	14	15		
Phenylalanin	+	+			+				+			+	+			Föllingsche Krankheit; Phenylketonurie	Rezessiv erblich
Prolin	+	+			+									+		beim Alport-Syndrom; Taubheit	Familiäres Leiden
Tryptophanurie		+			+											Zwergwuchs	
Tryptophan-Resorptions-Störung, diffuse Aminoacidurie		+	+						+		+					Hartnup'sche Krankheit; cerebellare Ataxie; Pellagraartige Symptome	
Tyrosin	+			+					+					+	+	(Rachitis)	

tis, Skorbut, Glykogen-Speicherkrankheit, Vergiftungen, Leberzirrhose, Muskeldystrophie, Galaktosämie, *Wilsonscher Krankheit* (hepatolentikuläre Degeneration; Leberzirrhose infolge Caeruloplasminmangels mit folgender Kupferintoxikation; letaler Ausgang); nach Blut- und Serumtransfusionen, post-operativ.

Bei einigen erblichen Aminosäuren-Stoffwechsel-Störungen kann man mittels Belastungstests heterozygote Merkmalsträger ermitteln. Der Guthrie-Test (s.o.) wird entsprechend heute auch zur Suche nach Tyrosinose, Galaktosämie u.a. erfolgreich (teilweise bereits routinemäßig) bei Neugeborenen eingesetzt. (Andere solche Such-[Screening-]Tests für Einzelfälle dünnschichtchromatographisch oder chemisch.)

8.4. Speicherkrankheiten

Wichtigste *Thesaurismosen* s. Tabelle 28; sie werden in Gruppen nach Lokalisation (z.B. Retikulo-Endotheliose und Übergangsformen) oder nach Substanzen (z.B. Lipoidosen) in zahlreiche Typen unterteilt. Auch die (rezessiv erbliche) *metachromatische Leukodystrophie* (frühkindlicher Entwicklungsknick, infauste *Prognose*) wird dazu gerechnet.

(Enzymdefekt-bedingte) *Mukopolysaccharidosen* führen zur intrazellulären Speicherung saurer Mukopolysaccharide und z.T. auch Sphingolipoide; umfassen charakteristische mesenchymale Zellschädigungen (s. Tabelle 29). Typ II ist X-chromosomal-gekoppelt, die anderen sind meist autosomal rezessiv.

Prognose: Lebenserwartung stark verkürzt bis schlecht.

Selten ferner: *Fabrysche Krankheit:* Diffuse Angiokeratome (besonders der Haut) mit X-chromosomal unvollständig rezessiv erblichen Nieren- und anderen Organschäden; Spät*prognose:* Dubiös.

Refsum-Syndrom: Rezessiv erbliche, polyneuritisartige Ataxie mit Vermehrung der C-16-Fettsäure Phytansäure im Serum. *Familiäre Xanthomatose Wolman:* Hepatosplenomegalie; Dystrophie mit Erbrechen, Dyspepsie; Nebennieren-Verkalkung; Schaumzellen in vielen Organen. *Prognose:* Infaust.

Symptomatische Hyperlipämien (z.B. bei Nephrose, Diabetes mellitus) zählen nicht hierzu.

Hypolipämie: Fehlen einer Lipoproteid-Fraktion, s. Abs. 8.3.1., S. 98.

Tabelle 28. Speicherkrankheiten

Erkrankung	Speicher-substanz	Bevorzugt befallene Organe oder Systeme	Erbgang	Symptome	Prognose	Therapie
Gaucher	Cerebroside, Kerasin (Lipoide)	Milz, Leber, Knochenmark („Gaucherzellen“), ZNS	Dominant	(Hepato-)Splenomegalie; Osteoporose, Knochenauftreibungen; Panmyelopathie Knochenbeschwerden, (Hautpigmentierungen), Minderwuchs	Nicht absolut schlecht (Spätmanifestation günstiger)	Symptomatisch: Splenektomie
Niemann-Pick	Phosphatid, Sphingomyelin (Lipoide)	Knochenmark (Schaumzellen), Gehirn (Gangliosid), Milz, Leber, Nieren, Lungen	Rezessiv	Hepatosplenomegalie, Dystrophie; Wachstumsstillstand; (Gelbbrauner Hautfarbton); Neurologische Symptome	Infaust (Tod im Kleinkindalter)	Symptomatisch
5 Typen je nach Manifestationsalter; Amaurotische Idiotie angeboren: Tay-Sachs; Jansky-	Phosphatide (Gangliosid)	Gehirn	Rezessiv (bevorzugt jüdische Inzuchtgebiete)	Kirschroter Fleck in Gegend der Macula lutea des Auges; Retardierung bis Idiotie; Muskelhypertonie; Krämpfe (Enthirnungsstarre)	Infaust (Kleinkindalter)	Symptomatisch

Tabelle 28. (Fortsetzung)

Erkrankung	Speicher-substanz	Bevorzugt be-fallene Organe oder Systeme	Erbgang	Symptome	Prognose	Therapie
Bielschowsky; Spielmeyer-Vogt; Kufs-Hallervorden; Pseudo-Hurler						
Hand-Schüller-Christian	Cholesterin (Lipoide)	Schädelknochen (Lipoidgranulome), RES		Hypercholesterinämie, Knochendefekte am Schädel (Landkartenschädel); Exophthalmus; (Diabetes insipidus); Hepatospleno-megalie	Schlecht; selten Spontan-remission	Strahlen-therapie-Versuch
Abt-Letterer-Siwe	Cholesterin	RES		Hohes Fieber, flüchtige Exantheme, Hämorrhagien, Hepatosplenomegalie, Lymphknotenvergrößerungen, hellbraune Hautpapeln, Knochenmarkstörungen, Osteoporose	Ungünstig	ACTH oder Cortisone (antibiotische Abschirmung)
Eosinophiles Granulom		Knochentumoren RES		(Lokale) Knochenprozesse	Günstig	Operativ; radiologisch, Cortisone (und antibiotisch)

6 Typen je nach Organbefall und Belastungs-Reaktion: Von Gierke-van Crefeld; Pompe; Forbes; Andersen; Mc. Ardle; Hers	Glykogen	Leber, Nieren, Herz (Unterscheidung diverser Typen)	Diverse Organvergrößerungen durch die Einlagerungen; Hypoglykämie, Ketonurie (Zucker-, Adrenalin-, Insulin-, Glukagon-Teste); Dystrophie bis Hyperlipämie; Kleinwuchs; Osteoporose; körperliche Retardierung	Hepatische Form: gut; kardiale: schlecht	Viele Einzelmahlzeiten; Diät: Kohlenhydrat-, Eiweißreich, Fett-arm
Idiopathische Hyperlipämie	Cholesterine, Phosphatide, Triglyceride	Blutplasma, Leber; generalisiert	Lebervergrößerung; milchiges Plasma; Hautxanthome. Nach Fettmahlzeit: Oberbauchbeschwerden	Gut	Diät: fettarm

Tabelle 29. Mukopolysaccharidosen

Typ	Synonyma	Diff. diagnostische Ausscheidung mit dem Harn	Symptome
I	Pfaundler-Hurlersche Krankheit; Lipochondrodystrophie; Gargoylismus	Dermatan-, Heparitinsulfat	Wasserspeier-Gesicht. Dolichozephaler, kurzer Hals. Hornhauttrübung; Tatzenhände; disproportionierter Zwergwuchs, Stufenbildung im 1. oder 2. Lendenwirbel. Hüftgelenksdysplasie; Milz-Leber-Vergrößerung; Imbezillität. Toxische (Aldersche) Granulation der Leukozyten
II	Huntersche Krankheit	Dermatan-, Heparitinsulfat	Ähnlich wie Typ I, aber leichter; Hornhäute klar. Schwerhörigkeit
III	Sanfilipposche Krankheit; Polydystrophische Oligophrenie	Heparitinsulfat	Fortschreitender Geistesverfall. Grobes Gesicht. Hepatomegalie; vermehrte Behaarung. Schwerhörigkeit. Hornhäute klar. Dicke Schädelkalotte
IV	Morquiosche Krankheit; Osteochondrodystrophie	Kerato-, Chondroitinsulfat	Kleinwuchs, Zahnschmelzschäden, Kyphoskoliose, Genua valga, Gelenk-Kontrakturen; Hernien, Hepatomegalie, Schwerhörigkeit. Feinste Hornhauttrübungen
V	Ulbrich-Scheiesche Krankheit	Heparitin-, Dermatansulfat	Gelenkversteifungen (Klauenhand); Hernien; Hornhauttrübungen; Hepatomegalie

| VI | Maroteaux-Lamysche Krankheit; Polydystropher Zwergwuchs | Heparitin-, Dermatansulfat | Ähnlich Typ I. Multiple Gelenkkontrakturen; Wirbelkörper eiförmig. Hepatosplenomegalie. Hornhauttrübungen. Herzklappeninsuffizienz. Normale Intelligenz |
| VII | | bisher uncharakteristisch | Ähnlich Typ IV |

(Zwischenformen bzw. „Varianten" sind beschrieben)

8.5. Störungen im Elektrolyt- und Wasserhaushalt

Saloprive und *Durstexsikkose:* Bei erster treten mit wäßrigen Stühlen (normaler Stuhl enthält [infolge vorheriger Rückresorption] nur noch wenig, dyspeptischer viel NaCl!) oder Erbrochenem große Natrium- und Chlorverluste (HCl, NaCl, KCl) auf: *Hypo-Elektrolytämie.* Dadurch geht das Wasserbindungsvermögen des Körpers verloren; resultierende Wasserverluste betreffen hier die extrazelluläre Flüssigkeit (s. Abs. 2.1., S. 31) und folgen somit den Salzverlusten aus dem Magen-Darmkanal. Dadurch bleibt die Salzkonzentration *in* der Zelle normal groß und „saugt" extrazelluläres Wasser aus Räumen verminderter Salzkonzentration (Hyposalämie) in die Zellen mit relativ höherer (Darrow-Yannetsches Gleichgewicht), wodurch besonders rasch eine Anhydrämie (Bluteindickung) auftritt (s. Abb. 21). Die erhöhte Blutviskosität (Hyperproteinämie, Polyglobulie) bedingt eine Verlangsamung der Blutumlaufzeit, des O_2- und des Dextrose-Antransportes zur Zelle, sowie des CO_2-Abtransportes von dieser: Hypoxie und Azidose in der Gewebszelle, relativ rasches Versagen der Parenchymfunktion (z. B. Koma, Anurie).

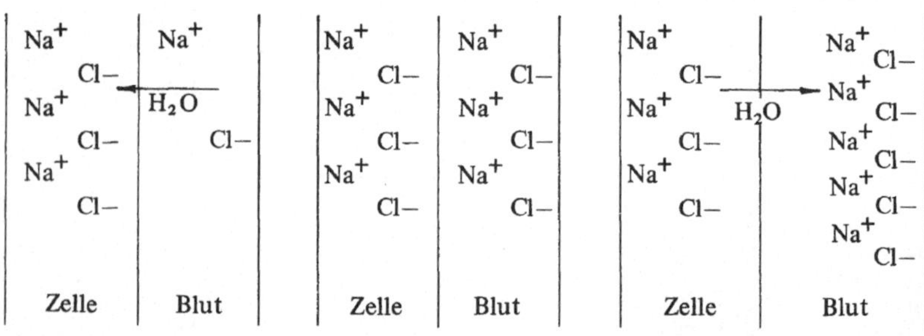

Wasser−Über−
strom in die Zelle, bis
intra= und
extrazelluläre
Salz−Konzentrationen
gleich sind.

Salz−Wasser−
Gleichgewicht.

Wasser−Überstrom
aus der Zelle, bis
extrazelluläre Salz−
verdünnung gleich
wie intrazelluläre ist.

a) saloprive
Exsikkose

b) Durst−Exsikkose.

Abb. 21. Saloprive und Durst-Exsikkose

Eine *Durst-Exsikkose* tritt wesentlich langsamer ein: Salzausscheidungen bleiben hinter Wassermangel (-verlust) zurück. *Hypersalämie* „saugt" jetzt Wasser aus der Zelle ins Blut (s. Abb. 21): Intrazelluläres Wasser „hilft" dem extrazellulären, Mangel zu überbrücken. Deshalb tritt hier eine bedrohliche Anhydrämie erst auf, wenn das Wasserdefizit rund 20% des Ausgangs-K.-Gew. erreicht hat.

Bei *Hypokaliämie* (unter etwa 3 mÄq/l) können Paresen der (glatten) Muskulatur und EKG-Veränderungen auftreten: QT-Verlängerung, niedriges, breites, evtl. biphasisches T, Absinken des ST (s. Abb. 22; Abs. 1.6.1., S. 19). Bei *Hyperkaliämie* (über rund 8 mÄq/l) droht Herzstillstand (Lähmung)!

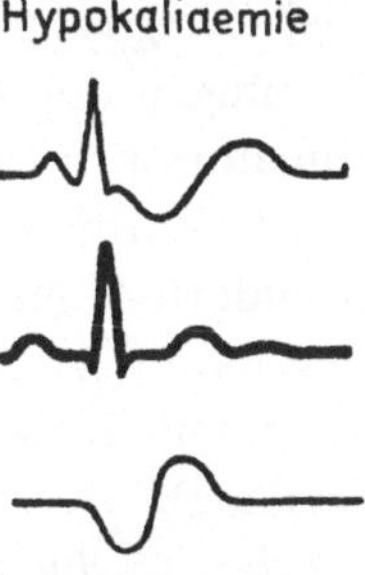

Abb. 22. EKG bei K-Verschiebungen im Blut

Salzverlust-Syndrom s. Nebennierenrindeninsuffizienz, Abs. 8.6.4., S. 116. *Phosphor-Calcium*-Stoffwechselstörungen s. Rachitis, Abs. 9.4., S. 123.

8.6. Erkrankungen innersekretorischer Drüsen

Erkrankungen innersekretorischer Drüsen, Hyperfunktion (Hyperplasien, Tumoren) sowie Hypofunktion (Hypo-, Aplasie, Atrophie, Zerstörung) wirken sich besonders beim wachsenden Kinde aus. (Thymusdrüse s. Abs. 1.3. und 7.1., S. 17 und 81).

8.6.1. Hypophyse. Der *Diabetes insipidus* beruht auf Hinterlappen-Insuffizienz mit unzulänglicher Adiuretin-Bildung (z.B. nach Enzephalitis; bei Lues connata, Tuberkulose, Tumor). Die Rückresorptions-Hemmung des Wassers im distalen Tubulus bedingt eine enorme Harnmenge mit geringem spezifischem Gewicht: Um 1006 (maximal 1010) bei sonst ungestörter Nierenfunktion. Polyurie und sekundäre Polydipsie sind Leitsymptome, dazu weiter evtl. Brechreiz, Schwindelanfälle.
*Diff.-Diagnose:*Diabetes mellitus; renale Hyposthenurie, habituelle Polydipsie.

Prognose: Quoad vitam: nicht ungünstig; quoad sanationem: aussichtslos.

Therapie: Substitution mit Hypophysenhinterlappenhormon. Diät: Salzarm, eiweißeingeschränkt. Keine gewaltsame Flüssigkeitsbeschränkung (*Cave:* Durstfieber, Kollaps).

Beim *renalen Diabetes insipidus* sprechen die distalen Tubuli nicht auf normal gebildetes Adiuretin an.

Diff.-Diagnose: Analog dem Vorhergehenden.

Störungen des *Hypophysen-Vorderlappens* führen zu insuffizienter somatotroper (Zwergwuchs bei normaler Intelligenz) oder glandotroper Hormonabgabe mit Unterfunktionen der Erfolgsdrüsen (z. B. Schilddrüse, Nebennieren, Gonaden) bzw. bei hormoneller Überproduktion zu entsprechender Überfunktion (z. B. bei eosinophilem Adenom: Riesenwuchs, Akromegalie; bei basophilem Adenom: Cushing).

Morbus Cushing sowie *Fröhlich-Dystrophie* und *Simmond-Kachexie* s. Abs. 8.2., S. 94, 95

8.6.2. Schilddrüse. Die *Schilddrüsen*-Unterfunktion kann alle Schweregrade bis zur Drüsenaplasie erreichen: prolongierter Neugeborenen-Ikterus; sulzig-teigig verdickte (Myxödem), rauhe und trockene, subikterische Haut; später Wachstums- (und Knochenalter-) Retardierung, verspäteter Fontanellenschluß, verzögerte Zahnung; spröde Haare; pseudo-hyperplastische Zunge, wulstige Lippen, aufgeworfene Nase; trockene Schleimhäute, rauhe heisere Stimme; Obstipation; Debilität; später Hypogonadismus, Pubertätsverzögerung; Muskelhypotonie, oft Nabelhernie, hypochrome Anämie, Hypercholesterinämie; röntgenologisch: stark verkalkte Epiphysenlinien („Abschlußplatte"), Stufenbildung und/oder Keilform an Lendenwirbelkörpern; Hüftgelenksdysplasien.

Diff.-Diagnose: Chondrodystrophie; Mongolismus.

Prognose: Je früher Substitutions-Therapie, desto besser.

Therapie: Lebenslanger Hormonersatz.

Kretinismus bedeutet knotige Struma mit Hypothyreose in endemischen „Kropfgebieten" bei familiärer Kropfbelastung; oft Taubheit.

Prognose: Meistens *Therapie*-Resistenz.

Eine *angeborene Struma* ist bei Jodmangel in Kropfgegenden nicht

selten; obturierende Schluck-, Atemstörungen; Stauungssymptome.
(Rückwärtige Nackenbeugung vermindert Stridor.)

Diff.-Diagnose: Angeborene Mißbildungen.

Prognose: Gut.

Therapie: (Einmalige) kutane Jodapplikation.

Die (*Prä-*) *Pubertätsstruma* ist *prognostisch* günstig. Je nach Ausfall der Funktionsteste (Szintigraphie; Protein-gebundenes Jod = P.B.I.) kommt evtl. *therapeutisch* eine geringe Jodgabe in Betracht; selten Hormonsubstitution; Vitamin A.

Prophylaxe: Jodiertes Speisesalz in Endemiegebieten.

Eine *toxische Störung (Basedow)* ist beim Kinde selten; typische Symptomatik: Tachykardie, Exophthalmus, Glanzaugen, Tremor, seltener Lidschlag, erhöhter Blutdruck, Schweißausbrüche, Durchfälle; infolge erhöhten Grundumsatzes Gewichtsabnahme trotz guten Appetits; beschleunigtes Längenwachstum.

Prognose: Meist gut.

Therapie: Entsprechend den Funktionstests (einschließlich Szintigraphie): Thyreostatika, Jod, Vitamine A, C, D, Operation möglichst vermeiden.

Thyreoiditis (selten als Komplikation einer Infektionskrankheit) mit schmerzhafter Schwellung, manchmal sogar Abszedierung.

Prognose: Gut.

Therapie: Antibiotika.

Thymushypoplasie s. Abs. 1.3., S. 17, *-hyperplasie* s. Abs. 7.1., S. 81.

8.6.3. Nebenschilddrüsen, Epithelkörperchen. Bei *Hypoparathyreoidismus* treten – infolge Hypokalziämie und Hyperphosphatämie – Krämpfe als Leitsymptom auf (s. auch Abs. 6.5.1., S. 75); ferner Katarakte sowie trophische Schäden an Haut, Nägeln und Haaren. Im EKG QT-Zeit verlängert.

Diff.-Diagnose: Rachitogene Tetanie.

Prognose: Ätiologie-bedingt.

Therapie: Calcium; Parathormon; AT 10; Vitamin D. (Falls D-resistent *und* Magnesium-Mangel: Mg-Ersatz.)

Bei *Pseudohypoparathyreoidismus* sprechen die Nierentubuli nicht auf die intakte Hormonabgabe an. Evtl. auch Längendystrophie, „Vollmondgesicht", Debilität u. a. m.

Ein *Hyperparathyreoidismus* infolge tumoriger Hyperplasie führt zu

Hyperkalz- und Hypophosphatämie sowie Hyperkalzi- und -phosphaturie (positive Sulkowitsch-Probe im Harn). Evtl. Nephrokalzinose, erhebliche Knochenbrüchigkeit infolge Entkalkung; Hypotonie der glatten Muskulatur. Verkürztes QT im EKG.
Prognose: Meist nicht schlecht.
Therapie: Operative Drüsenresektion.

8.6.4. Nebennieren. Die *Nebennieren,* bei der Geburt relativ groß, verkleinern sich in den ersten Lebenswochen stark und vergrößern sich wieder ab 3. Trimenon bis zur Pubertät.
Die *Addisonsche Krankheit* (beim Kinde selten) infolge chronischer Nebennniereninsuffizienz (meist tuberkulöser Ursache) führt zu steigender Mattig- und Müdigkeit, zunehmender Dystrophie bis Kachexie, niedrigem Blutdruck, Bradykardie, bronzefarbener Hautpigmentierung, Hyperkali-, Hyponatri- und -chlorämie („Natrium-Diabetes“); Hypoglykämie; verminderte 17-Ketosteroidausscheidung im Harn.
Diff.-Diagnose: Pirie-Syndrom.
Prognose: Bei guter Hormonsubstitution nicht schlecht.
Therapie: Tägliche NaCl-Zugabe 2–5 g, bei „Addison-Krise“: 1–2 g NaCl i. v. evtl. lebensrettend. Substitution von Gluko- und Mineralo-Kortikoiden in individueller Dosis.
Ein akutes *Nebennierenversagen (Waterhouse-Friderichsen)* infolge traumatischer oder septischer (Meningokokken! Diphtherie) Blutung in die Drüsen durch Mikrothrombosierung und Verbrauchskoagulopathie (Shwartzman-Sanarelli-Phänomen) führt zu Kreislaufkollaps/Schock, Erbrechen, Hyperpyrexie, Zyanose und „intravitalen Totenflecken“. (Bei Überleben selten sekundäre Hirnschäden.)
Prognose: Auch heute noch dubiös; Exitus evtl. in wenigen Stunden.
Therapie: Rasche i. v. Auffüllung des Kreislaufs („Plasmaexpander“); Novadral; Heparinisierung unter Blutgerinnungs-Kontrolle. Antibiotika und Sulfonamide; Kortikoide zur Schockbekämpfung.
Hyperfunktion der Nebennieren (Hyperplasie; tumorbedingt oder hypophysär induziert) führt zum Cushing-Syndrom (s. Abs. 8.2.1., S. 95) oder Pseudopubertas praecox (s. Abs. 8.6.5., S. 117), bei isoliertem *Aldosteronismus* (Conn-Syndrom) zu Hyper-Natri- und

-Chlorämie sowie Hypokaliämie (s. Abs. 8.5., S. 113) mit Tubulus-schäden (Protein-, Poly-, Hyposthenurie) und Blutdruckanstieg.
Prognose: Unterschiedlich – dubiös.
Therapie: Meist operative Drüsen(teil)resektion.
Sympathogoniom geht meist vom Nebennierenmark aus und macht praktisch keine endokrinen Störungen, metastasiert aber sehr früh und leicht.
Prognose: Zweifelhaft.
Therapie: Operation, Zytostatika; Strahlenbehandlung.

8.6.5. Pubertätsstörungen und Zwitterbildungen (Thymus, s. Abs. 1.3. und 7.1., S. 17, 81). Eine *Pubertas praecox* (bei Mädchen unter 8, bei Jungen unter 10 Jahren) kann zerebral (nach Enzephalitis, bei Hirntumoren u. s. w.), genuin (gute Prognose) oder infolge hormoneller Dysfunktion (bevorzugt durch Gonaden-Tumor) bedingt sein.
Prognose: Ätiologie-entsprechend: gut bis (bei Hirntumor) dubiös.
Therapie: Tumorexstirpation führt meist zur Rückbildung bzw. zum Sistieren der Frühreife, bis die normale Pubertät einsetzt.
Bei *Pseudopubertas praecox* infolge Nebennieren-Tumor oder -hyperplasie tritt vermehrte Androgen-Sekretion auf; Gonaden bleiben infantil. Mädchen „vermännlichen" dabei oft in Stimme, Körperbau und Behaarung (Hirsutismus).
Diff.-Diagnose: Gegen verschiedene (Pseudo-)Hermaphroditen-Bildungen (Zwitter) oft schwierig (s. Abb. 23).
Prognose: Meist günstig.
Therapie: Operativ.
Das angeborene *adrenogenitale Syndrom,* nicht selten mit *Salzverlust-Syndrom* (= *Pirie-Syndrom:* Pseudo-Pylorospasmus junger Säuglinge: oft mit Durchfall, Natrium-Diabetes, Hyponatriämie und Hyperkaliämie) kombiniert, beruht auf mangelhafter Glukokortikoid-(Hydrocortison-)Bildung. Dadurch entfällt die rückkoppelnde Bremsung auf die Hypophyse, welche durch ACTH-Übersekretion die Nebennierenrinde hypertrophieren und vermehrt Androgene abgeben läßt (17-Ketosteroide im Harn vermehrt).
Bei einer genetisch weiblichen Frucht resultiert ein *Pseudohermaphroditismus femininus* mit gewisser Vermännlichung: Penisartige Klitorishypertrophie, Sinus urogenitalis; sekundäre Geschlechtsmerkmale maskulinisiert. Inneres Genitale normal. Bei genetisch

männlicher Frucht: Über-Vermännlichung („kindlicher Herkules").
(S. auch Abb. 23.)
Prognose: Oft Sterilität.

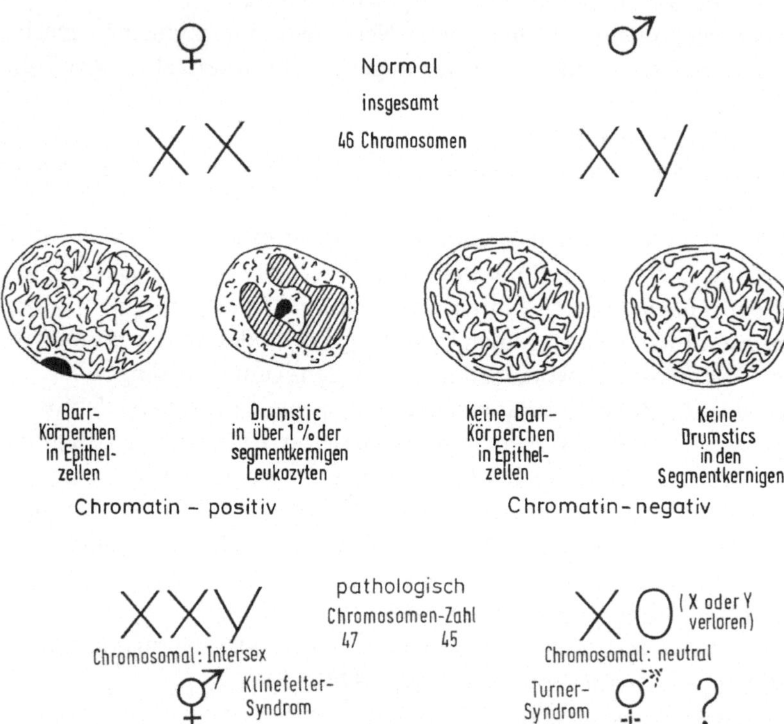

Abb. 23. Schematische Darstellung des genetischen (chromosomalen) und des Kern-Geschlechts, letzteres anhand segmentkerniger Leukozyten und Schleimhaut-Epithelzellen (Mund-, Vagina- oder Urethra-Abstrich) unter normalen und pathologischen Bedingungen (vergl. Abb. 18)

Therapie: Dauerbehandlung mit Cortisol (Hydrocortison) in individueller Dosierung (Normalisierung der 17-Ketosteroide im Harn). Tägliche Kochsalzzugabe. Kosmetische Operation des äußeren Genitales.
Organische Pubertätsschäden sind heute wegen guter Lebensbedingungen und Jugendschutzgesetze praktisch nicht mehr zu erwarten. Dafür treten psychische und Suchterkrankungen jetzt in den Vordergrund.

9. Vitamine

Vitamin-Mängel bzw. „-Vergiftung" entstehen infolge Mangelzufuhr, insuffizienter Resorption, individuell höheren Bedarfs, bzw. durch Überdosierung. Tagesbedarf: s. Tabelle 30.

Tabelle 30. Vitaminbedarf pro Tag

Vitamin	Mengenbe-zeichnung	Lebensalter		
		Säugling	Kleinkind	Schulkind
A	I. E.[a]	1200–1500	2000–3000	4000–5000
	mg	0,36–0,45	0,60–0,90	1,20–1,50
	E.	2400–3000	4000–6000	8000–10 000
B_1	γ (μg)/kg K.-Gew. bzw.	ca. 70	ca. 50	ca. 40
	mg absolut	0,3–0,7	0,6–1,0	1,0–2,0
B_2	mg	0,5–1,0	2–3	3–4
Nikotin-säureamid	mg/K.-Gew. bzw. mg absolut	ca. 1,5 8–10	ca. 1,5 15–20	20
B_6	mg	0,5–0,8	0,6–1,5	2,0
Panto-thensäure	mg	4–5	5–6	10
Biotin (früher H)	mg	0,1–0,2	0,2–0,4	0,5
Folsäure	mg	0,2	0,4	0,6
B_{12}	γ (μg)	2–3	3–5	6
C	mg/kg K.-Gew.	5–6	3–4	2–3
	mg absolut	30–40	40–60	60–100
D				Pubertätszeit
	I. E.[b]	1000–1200	600–800	1000–1500
	mg	0,025–0,03	0,015–0,02	0,025–0,04
E	mg	5–10	8–15	15–30

[a] 1 I. E. Vit. A = 0,3 γ = 0,3 μg = 2 E.
[b] 1 mg Vit. D = 40 000 I. E.

9.1. Vitamin A-Mangel und -Überdosierung

Ein *Vitamin A-Mangel* (beim Säugling bereits binnen 4–6 Wochen bei Fettmangel manifest) führt zu Nachtblindheit und krankhafter Verhornung des Schleimhautepithels (Mund-Abstrich-Präparat: Massenhaft kernlose Epithelien). Bei Befall der Tränendrüsen: *Augendarre (Xerophthalmie)*. Versiegen der Tränenproduktion; kleine, dreieckige, silbrig schimmernde Flecken (Bitot) am Cornea-Rand; Infiltration und Trübung, dann Erweichung der *Cornea (Keratomalazie)*, (bakterielle) Ulzeration, Perforation; Prolaps und Infektion tieferer Augenanteile nach Auslaufen des Kammerwassers, Erblindung. Beim Säugling weiter: Anämie, Hämaturie, Hepatosplenomegalie (bei Mädchen: Kolpokeratose [Abstrich!]).

Prognose: Eingetretene Erblindung nicht mehr reversibel.

Therapie: A-Substitution.

Prophylaxe: Keine fettfreie Säuglingskost. Karotten, Tomaten, Eigelb; Lebertran.

Vitamin A-Intoxikation (über 30 000 I. E. binnen kurzer Zeit): Infolge Liquordrucksteigerung (*Pseudotumor cerebri*): akute, reversible Hydrozephalie; bei offener Fontanelle: Vorwölbung („Chapeau de clown"); Schädelnahtdehiszenz; Brechreiz, Kopfschmerz; Stauungspapille; Schweißausbruch; hypoprothrombinämische petechiale und subperiostale Blutungen; Anorexie; bei chronischer Überdosierung: Gynäkomastie; Hepatomegalie, Alopezie, trockene Hautschuppung; Osteoporose, Knochenschmerzen.

Prognose: Gut.

Therapie: Absetzen von Vitamin-A-Medikamenten.

Prophylaxe: „Toxizität" von Eisbärenleber beruht auf ihrem sehr hohen Vitamin A-Gehalt.

9.2. Vitamin B-Mangel

Vitamin B gehört zu den Wuchsstoffen für den jungen Organismus; besonders in Aleuron- und Kleberschichten des Getreidekornes enthalten.

Vitamin B$_1$ (Aneurin, Thiamin) ist Coferment der Carboxylase. Sein Mangel (z. B. bei Malabsorptions-Leiden) stört den intermediären Kohlenhydrat-Stoffwechsel; ferner: Polyneuritis (*Beriberi*) mit Paresen; Myokardschäden, Tachykardie; (trophische?) Ödeme (bevorzugt: Beine); Resistenzminderung; reduzierte Darmperistaltik.

Vitamin B₂ (Lactoflavin-, Riboflavin-)Mangel bewirkt Pannus- und Rhagadenbildung, Cheilitis und Stomatitis, (atrophische) Glossitis.

PP-Faktor (Niazin, Nikotin[säure]amid) verhütet Pellagra: eine Schleimhautentzündung des Magendarmkanals, juckende Erytheme mit Photosensibilität (Blasenbildung, Pigmentierung). Ataxie, Parkinsonismus, Steigerung des Patellarsehnenreflexes; Psychosen; neurologische Beeinträchtigungen (s. Hartnup-Syndrom: Abs. 8.3.2., Tabelle 27, S. 105).

Vitamin B₆ (Adermin, Pyridoxin) ist für den Coenzym-Aufbau wichtiger Protein-Stoffwechselprozesse erforderlich. (Xanthurensäure-Test: Bei Vitamin B₆-Mangel führt 0,5 g Tryptophan/kg K.-Gew. oral zu Xanthurenacidurie bis über 100 mg; normal 2–6 mg/Tag.) Vitamin B₆-Mangel soll auch für einen großen Teil (in USA: fast 25%) von Krampfanfällen im frühen Säuglingsalter verantwortlich sein; Ataxie, Parese; Schreckhaftigkeit. (Therapeutisch ist Pyridoxin auch bei Chorea minor wirksam.)

Pantothensäure ist Bestandteil des Coenzym-A (wichtig für Fett- und Kohlenhydrat-Stoffwechsel!); *Mangel* bedingt Paresen und Paraesthesien der Füße („burning-feet-Syndrom"), evtl. auch Nebennierenrindeninsuffizienz.

Biotin (früher Vitamin H)-Mangel kann Alopezie und Dermatitis verursachen. Biotin bei Erythrodermia desquamativa (Leiner) therapeutisch sinnvoll.

Folsäure-Mangel verursacht wahrscheinlich die „Ziegenmilch-Anämie". Folsäure wird therapeutisch mit guten Erfolg, z.B. bei makrozytärer, megaloblastischer Anämie und bei Zöliakie (Mangel-Anämie) angewendet.

Vitamin B₁₂ („Antiperniziosa-Faktor", Cobalamin, Erythrotin) ist therapeutisch bei „Ziegenmilch"- und megaloblastischer Anämie, (selten) auch bei Kleinwuchs wirksam.

Prognose aller Vitamin B-Mängel: Gut.

Therapie: Gezielter Ersatz des betreffenden Vitamin B-Faktors.

9.3. Vitamin C-Mangel

Vitamin C-Mangel führt zum „kindlichen Skorbut": *Möller-Barlowsche Krankheit* des Säuglings. Die kapilläre Blutdurchlässigkeit trifft besonders die wachstumsbedingten, stark kapillarisierten Zonen: Ausgedehnte subperiostale Hämatome der langen Röhrenknochen (sehr berührungsempfindlich: „Hampelmann-Phänomen" als Schmerzschutzreaktion; Pseudoparese [Parrot]). Blutungen in die Knochenwachstumszonen mit Zerstörung schon angelegter Knochenstrukturen (Trümmerfeldzonen): dort Verbiegungen durch Muskelzug; auch stufenförmiges Einsinken des Brustbeins am Übergang zu den Rippen infolge Einatmungssogs. Im Röntgenbild: Periostabhebungen als „Begleitschatten", Querstreifen an der Knochen-Knorpelgrenze. – Nach Zahndurchbruch: Zahnfleischbluten. Manchmal petechiale Hautblutungen (Rumpel-Leede-Phänomen positiv); evtl. Hämaturie. Hyperaminoacidurie (infolge Abbaus der Hämatome). Anämie. Resistenzminderung gegen Infekte.

Diff.-Diagnose: Lues connata, Rachitis; Sepsis, Osteomyelitis.

Prognose: Gut; Knochenverbiegungen bleiben jedoch.

Therapie: Vitamin C i. v. und oral. Viel frisches Obst(säfte).

Prophylaxe: Ab 6. Lebenwoche C-reiche Obstsäfte, ab 3. Monat Gemüse, frisches Obst.

9.4. Vitamin D-Mangel und Intoxikation

Vitamin D-Mangel ist die häufigste Hypovitaminose bei Kindern und befällt Reifgeborene ab 3. Lebensmonat, Frühgeborene eher. Infolge ungenügender Verkalkung des osteoiden Gewebes: als erstes Schädelerweichung, besonders Scheitelbeine (*Kraniotabes*), dabei starke Kopfschweiße; Zahndurchbruch und Fontanellenschluß

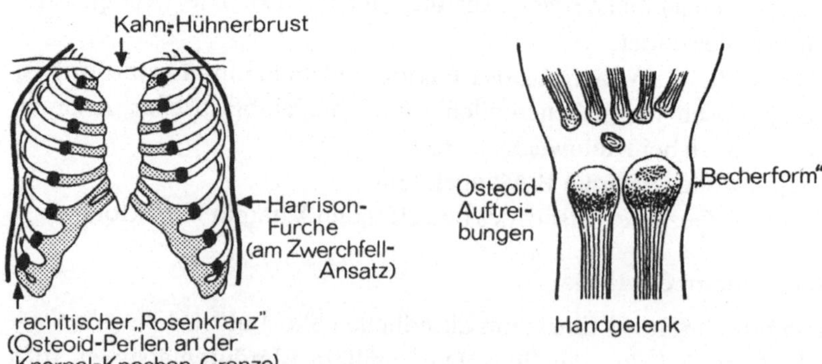

Abb. 24. Rachitische Knochenveränderungen (an Thorax und Handgelenk)

verspätet; osteoide Auftreibungen der Knochen-Knorpel-Grenze (am Thorax: „Rosenkranz", Doppelhöcker am lateralen Knöchel: „Marfansches Zeichen"); in schweren Fällen Knochenentkalkung, -erweichung, bevorzugt der Beine, des Beckens und des Thorax: Verzögerung der Statomotorik und des Wachstums, X- oder O-Beine, plattrachitisches Becken, Hühnerbrust. Glocken- oder Hutkrempenthorax (Auswärtsstülpung der Thoraxapertur, Furcheneinziehung am Zwerchfellansatz: „Harrison-Furche") (s. Abb. 24), Wirbelsäulenverbiegung; Osteophytenauflagerung auf Stirn- und Scheitelbeinen (Caput quadratum; Olympierstirn); Muskelhypotonie der Bauchdecken („Froschbauch"). Infektresistenz gemindert (Pneumonie!). Schreckhaftigkeit, Blässe. Röntgenologisch: Kalkarmut des Skelets; unscharfe, kalkarme Zone zwischen Dia- und Epiphyse; becherförmige Exkavation der Diaphysen-Enden. (*Cave:* Verwechslung von Rachitis und Trichterbrust! Letzte stets angeboren, familiär gehäuft!) – UV-Licht-aktiviertes oder medikamentös verabfolgtes Vitamin D erhöht Calcium- (und Phosphat-)Resorption aus dem Darm, hemmt die Osteoklasten, fördert die Verkalkung, besonders des Knorpels. Bei D-Mangel wuchert der osteoide Knorpel; die dort vermehrt gebildete (alkalische) Phosphatase staut sich unverbraucht im Blut. Das bei Rachitis nicht verbrauchte und sogar aus den Knochen wieder herausgelöste Calcium wird mit dem Harn ausgeschieden (Sulkowitsch-Probe positiv), die Blutkonzentration bleibt normal (etwa 5 mÄq/l), das Serumphosphat sinkt stark ab; die rachitisbedingte Minderung der tubulären Rückresorption ergibt eine Hyperaminoacidurie.

Diff.-Diagnose: Skorbut; Osteogenesis imperfecta; angeborene Hüftgelenksluxation.

Prognose: Überwiegend gut. Knochenverbiegungen bleiben (orthopädo-chirurgische Behandlung). Vorsicht bei Rachitis plus Pneumonie!

Therapie: Vitamin D_3-Stoß und Calcium (evtl. parenteral).

Prophylaxe: UV-Lichtbestrahlungen; Lebertran; Vitamin D-Gabe: Als Neugeborenes, mit 6 Wochen und mit 5 Monaten je 1 „Stoß" von 5–10 mg, *oder* (biologischer) „protrahiert" täglich 1000 I.E. ($= \frac{1}{40}$ mg) das ganze 1. Lebensjahr hindurch. (Bei Pneumonie ein zusätzlicher Vitamin D-Stoß!) Bei chronischer Gedeihstörung besteht die Gefahr der Vitamin D-Kumulation.

Spätrachitis der (Prä-)Pubertätszeit ist heute sehr selten und entspricht der vorstehenden Symptomatik. Bei Malabsorption-bedingter Rachitis (z.B. bei Zöliakie, s. Abs. 10.3.2., S. 134): parenterale Vitamin D-Gabe.

Vitamin D-resistente Rachitis kommt bei tubulärer Nierenfunktionsstörung vor (s. Abs. 8.3.2., Tabelle 27, S. 103; Abs. 8.6.3., S. 115). Eine angeborene *Hypophosphatasie* (Werte unter $1/4$ der Norm) führt ferner zu Lückenschädel und Osteoporose (Spontanfrakturen!) bei deutlicher Hyperkalzämie.

Prognose: Unterschiedlich.

Therapie: Hohe Dosen Vitamin D; Parathormon; AT 10 (evtl. Magnesium). Bei Phosphatase-Mangel: Versuch mit Fluor und Cortison gerechtfertigt.

Rachitogene Tetanie, Spasmophilie wird durch zunehmende UV-Licht-Einwirkung auf rachitische Kinder provoziert. Die dann in Spuren aktivierten Vitamin D-Mengen werden bevorzugt zur Kalkeinlagerung in Knochen und Osteoid verbraucht; es bleibt keines übrig, um ausreichend Calcium aus dem Darm ins Blut nachzuziehen: Hypokalzämie. Bei der *latenten Form* sind das Chvostek-Zeichen, Peronaeus-Phänomen und Trousseau-Zeichen positiv (s. Abs. 6.5.1., S. 75); im EKG: ST bzw. QT verlängert. Bei *manifester Form* treten zusätzlich Karpopedalspasmen, oft Laryngospasmus (mit „juchzendem" Inspirium) und – bei fieberhaften Infekten – generalisierte Krämpfe auf (evtl. durch Hyperventilation provozierbar!).

Prognose: Meist gut. (Bei Bronchospasmus: dubiös.)

Therapie: Vitamin D-„Stoß" plus Calcium; milchfreie Kost (Milch alkalisiert und erschwert die Calciumresorption aus dem Darm). Bei Krampfanfall: Antikonvulsiv-Therapie: Luminal i.m., Chloralhydrat rektal, Valium i.v. u.s.w. Calcium parenteral.

Prophylaxe: Wie gegen Rachitis.

Vitamin D-Intoxikation: Anorexie, Obstipation, Dystrophie, Polydipsie, Hypertonie, Albuminurie, Hyperkalzämie, Nephrokalzinose! Lungenverkalkung. Blut-Phosphor normal, Phosphatase erniedrigt. Dadurch sekundärer Hypoparathyreoidismus. Pathologische Verkalkungen in Schädelbasis, Röhrenknochen-Epiphysen, Arterien (Aorta). Sulkowitsch-Probe im Harn stark positiv.

Prognose: Meist günstig.

Therapie: Sofort Absetzen aller Vitamin D-Gaben. 6–8 Wochen lang: calciumarme Kost (Ionen-Austauscher!); Phytin (Calcium-Räuber). Cortison (als „Antagonist" des Vitamin D).

9.5. Vitamin E-(Tokopherol-)Mangel

Ist beim Kinde unbekannt.
Therapie: Mit Vitamin E indiziert bei Dystrophie, Anorexie. (Wirkt möglicherweise über die Hypophyse „normalisierend", ohne daß der genaue Ablauf geklärt ist.)

9.6. Vitamin K

Vitamin K wird von der Darmflora ausreichend geliefert und für die Prothrombinbildung gebraucht. Bei Neu- und Frühgeborenen evtl. Vitamin K-Mangel und Hypoprothrombinämie.
Prognose: Gut.
Therapie: Vitamin K_1. (*Cave:* Öllösliches Vitamin K: führt zu Erythrozytenschäden, Immunkörperbildung, Hämolyse, Neugeborenen-Hyperbilirubinämie! S. Abs. 6.5.2., S. 76.)

10. Erkrankungen des Verdauungstraktes

10.1. Mundhöhle

10.1.1. Stomatitiden. Der ubiquitäre Saprophyt *Soor* wuchert bei Resistenzminderung des Säuglings oder medikamentöser Zerstörung des bakteriellen Gleichgewichts auf der Mundschleimhaut und/oder Zunge: Zuerst punktförmige, weiße Kolonien, dann rasenartige, festhaftende Plaques; bei Einwuchern in Kehlkopf und Trachea oder septischer Generalisation droht Gefahr.
Diff.-Diagnose: Milchflocken; Diphtherie.
Prognose: Im allgemeinen gut.
Therapie: Resistenz-Verbesserung des Kindes; lokal: Nystatin, Moronal (Gentiana-Violett-Pinselungen erscheinen recht eindrucksvoll!).
Mundwinkelrhagaden oder *-ulcera* (Faulecken):
Diff.-diagnostisch gegen Lues connata abzugrenzen.
Prognose: Gut.

Therapie: Silbernitratpinselung und Bepanthen-Salbe oder Zinkpaste.

Stomatitis aphthosa (ab Kleinkindalter), oft mit Fieber; sehr berührungsschmerzhafte, weißlich belegte, runde bis ovale (linsengroße) Schleimhautulcera mit rotem Saum; bevorzugt an Lippen- und Wangenschleimhaut; oft spontan, aber auch nach Mikroläsionen; (Herpes?-)Virus-Bakterien-Mischerreger; schmerzhafte Lymphknotenschwellung.

Diff.-Diagnose: Soor, Diphtherie, Lues, Leukämie.

Prognose: Gut; Spontanheilung in 6–10 Tagen; individuell große Rezidiv-Tendenz.

Therapie: Novocainbetupfung vor jeder Mahlzeit. Anaesthesierende Munddesinfizientien. Herviros lokal.

Stomatitis ulcerosa (Mundfäule): Eitrige, bakterielle (z.T. fieberhafte) Zahnfleischentzündung mit Abklatschulcera an der Wangenschleimhaut. Regionäre Lymphnodulitis. Foetor ex core. Schmierinfektionen (in Kinderheimen).

Diff.-Diagnose: Skorbut; Leukämie.

Prognose: Gut.

Therapie: Lokal: Antibiotika; Gentianaviolett; $^{1}/_{2}$-stündliche Mundpinselungen mit Desinfizientien ($KMnO_4$-Lösung, hellrot), Hexoral, Mallebrin, Iversal A, Tyrosolvetten u.a.

10.1.2. Zahnerkrankungen. *Cave:* Tetracycline vor Auswachsen des Bleigebisses: irreversible, gelbgrüne, bandförmige oder totale *Verfärbung*.

Zahnkeimeiterung (vor Zahndurchbruch): Hämatogene, bakterielle Infektion der Zahnsäckchen, führt – wie *Mundbodenphlegmone* – zu sehr schmerzhafter, starker lokaler Schwellung (evtl. „Kiefersperre") und Lymphnodulitis. (Evtl. *Speicheldrüseninfektion*.)

Prognose: Ernst.

Therapie: Hohe Dosen Antibiotika, Sulfonamide; γ-Globuline. Ggf. Inzision.

Paradontose (beim Kinde selten).

Therapie: Vitamin C; lokal: Chromsäurelösung (8%ig); zahnärztlich.

Karies auch bei Milchzähnen unbedingt ausgiebig behandeln!

Prophylaxe: Fluor (ab 3. Lebensjahr 1 mg täglich jahrelang!).

Zahnstellungsanomalien ebenfalls zahnärztlich behandeln.
(*Cave:* Extraktion gesunder Zähne, „um Platz zu schaffen"! Mit Kieferwachstum in der Pubertät gibt es spontan ausreichend Platz zum Einrücken atypisch lokalisierter Zähne.)
Zahnfleisch-Hyperplasie bei Behandlung mit Hydantoin-Präparaten möglich.
Therapie: Durch Resektionen beseitigen (Rezidive desgleichen).

10.2. Ernährungsstörungen des Säuglings (s. Tabelle 31)

Tabelle 31. Einteilung der Ernährungsstörungen

Akut		Chronisch
Dyspepsie (Durchfall, Darmkatarrh)	*Leichte Form*	*Dystrophie* (Gedeihstörung a mit, b ohne Dyspepsie)
Toxikose (Brechdurchfall, Coma dyspepticum, Cholera infantum)	*Schwere Form*	*Atrophie* ([Orale] Unernährbarkeit)

10.2.1. Akute Ernährungsstörungen. Ursachen akuter Ernährungsstörungen können sein: a) Qualitative/quantitative Nahrungsunverträglichkeit; zu rascher Wechsel größerer Mengen verschiedener Nahrungsarten; zu frühe Reduzierung der Anzahl täglicher Mahlzeiten: Dabei kommt unvollständig verdaute Nahrung (wegen einer relativ insuffizienten Verdauungsfermentsekretion im Verhältnis zu einer unnötig großen Nahrungsmenge bei Verteilung der Tagesmenge auf zu wenig Mahlzeiten) in den Dickdarm und bietet dort den Bakterien übernormal viel Nährsubstrat; dadurch wuchern sie in normalerweise keimfreie Dünndarmabschnitte auf, die ihrerseits durch entzündlich-vermehrte Schleimhautsekretion die Bakterien abzuspülen und durch vermehrte Peristaltik auszuschwemmen versuchen.
b)Parenterale Infekte (z.B. „grippale Infekte", Pyurie, Otitis) machen den Säugling „appetitlos", d.h.: er sezerniert vermindert Verdauungssäfte, wodurch die Nahrung unvollständig verdaut in den Dickdarm kommt.
c) Darminfektionen mit pathogenen Keimen, die zur Darmschleim-

hautentzündung führen: Dyspepsie-Coli, Typhus, Paratyphus, Bang u. a. m.

Dyspepsie geht meist mit Anorexie, Gewichtsverlust, oft auch Fieber und Erbrechen einher. Stühle schleimig (mit eingetauchtem Spatel fadenziehend, gegen das Licht „spiegelnd"), zerhackt, wäßrig, grünlich verfärbt (solche Verfärbung bei Frauenmilchernährung belanglos), 5–6 und mehrmals täglich. Die Säuglinge sind unruhig (insbesondere auch nach der Fütterung); vermehrt Darmgeräusche, oft Meteorismus; Hautturgor in leichten Fällen noch normal, desgleichen Atmung, Kreislauf, Bewußtsein; nach mehrtägiger Dyspepsie werden die Kinder matt, schlapp: halonierte Augen, verminderter Hautturgor. Die Diurese läßt nach (Salz- und Wasserverluste mit den dünnen Stühlen).

Prognose: Im allgemeinen (bei rechtzeitiger Behandlung) gut.

Therapie: Soweit ein ursächlich (par)enteraler Infekt vorliegt, diesen gezielt behandeln. Wert der Diät keinesfalls unterschätzen, um Übergang in Toxikose zu vermeiden. Das initiale Diät-Getränk (Trinkmenge etwas mehr als bei altersnormaler Ernährung) soll den Darm von Verdauungsarbeit entlasten, den Bakterien möglichst kein Nährsubstrat bieten („Selbstreinigung" des Darmes), dem Säugling aber die erforderliche Flüssigkeit, Salze und Kohlenhydrate (gegen Hungerazidose) geben: s. Tabelle 32.

Nach 1–2(–3)tägiger reiner solcher Diätgetränke (Tee- oder Schleimpause) werden diese schrittweise (100 g-weise pro Tag verteilt oder 20 g-weise pro Flasche) auf „Heilnahrung" aufgebaut.

Heilnahrung: Fettarm (1,5 % Fett), Eiweiß-angereichert (2,4 %), leicht verdaulich, aber kalorisch ausreichend (Nährzucker, Maisstärke oder Bananen als Kohlenhydrate [etwa 8,5 %]). Eine ältere Art war Säuglings-Buttermilch (z. B. Eledon in Reisschleim mit Nährzucker; Butamyl), die neuere ist Bananen-Heilnahrung (HBN-Humana). Ist das Diätgetränk ganz durch Heilnahrung ersetzt, kann nach weiteren 2–3 Tagen diese – wiederum schrittweise! – binnen 8–10 Tagen auf altersnormale Säuglingskost umgesetzt werden. – Bei schwerer (pathogener) Dysbakterie des Darmes ist diese Diättherapie medikamentös zu ergänzen. Darmwirksame Antibiotika (z. B. Enterastrept, Colistin, Myacyne compos., Nebacetin) oder Sulfonamide (z. B. Formocibazol, Intestin-Euvernil, Resulfon), evtl. ein Präparat, das Darmbakterien gleichzeitig mit den infektauslösen-

Tabelle 32. Wichtige, einander etwa entsprechende Diätetika gegen Säuglings-Dyspepsie

Diätetikum	Hauptbestandteile	Besonderheiten
Fenchel-Tee	Fencheltee mit Süßstoff (später 6–8% Traubenzucker)	Am einfachsten; bevorzugt in den ersten Lebenswochen.
Ringer-Tee	$^1/_3$ Ringerlösung + $^2/_3$ Fencheltee oder Fencheltee mit 1 Prise Kochsalz/100 ml mit Süßstoff (später 6–8% Traubenzucker)	Elektrolyt-Ersatz, besonders bei (gleichzeitigem) Erbrechen, beginnender Exsikkose; bevorzugt in den ersten Lebenswochen.
Reisschleim	10% Reis oder 5–8% Trockenreisschleim mit Süßstoff (und Dextrose)	Benötigt etwas längere Zeit, bis Stühle gebunden sind; enthält Kohlenhydrate; bevorzugt im zweiten Lebensmonat.
Ringerschleim	$^1/_3$ Ringerlösung + $^2/_3$ 10%iger Reisschleim mit Süßstoff (und Dextrose) + 1–2% Arobon	Elektrolyt-Ersatz, Kohlenhydrate; rascher Stuhl-bindend; bevorzugt im zweiten Lebensmonat.
Karottenschleim	Karottenmark in 5%igem Reisschleim mit Süßstoff (und Dextrose) + $^1/_4$% Kochsalz	Bindet Stühle am besten; Elektrolyt-Ersatz, Kohlenhydrate; jedoch *nicht in den ersten 6–8 Lebenswochen* geben.

Diese Diätetika sollen *nicht* nacheinander aufbauend gegeben werden, *sondern entweder* das eine *oder* das andere, je nach Alter des Säuglings und Indikation.

den Erregern bekämpft (Breitband-Penicillin; Bactrim, Eusaprim).
Bei leichter, beginnender Dyspepsie des eutrophen, älteren Säuglings (über 6 Monate alt) genügt es oft, 1–2 Flaschen-Mahlzeiten durch Karottenschleim zu ersetzen, den altersnormalen Gemüsebrei

nur als Karottenmark (mit $^1/_4\%$ NaCl) ohne Fett zu geben und an
Stelle des Obst-Zwieback-Breies einige Tage geriebenen rohen Apfel mit 5% Nährzucker oder geschlagene Banane; nach Abklingen
der Dyspepsie allmählich wieder auf die altersnormale Nahrung aufbauen.

Bei *Abstill-Dyspepsie* treten zahlreiche, dünne bis spritzende Stühle
bei Beginn der Umstellung von Brust- zu künstlicher Nahrung auf.

Prognose: Gut.

Therapie: Wenn möglich, noch einige Zeit weiter stillen, dann schrittweise (jeden 2. Tag 1 Mahlzeit) auf altersnormale künstliche Nahrung umsetzen. Ist das Stillen akut unmöglich: 2–3 Mahlzeiten Tee-
oder Schleimpause, dann täglich 100 bis 150 g-weise mit HBN aufbauen. Da bislang vollgestillte Säuglinge noch Bifidum-Flora im
Darm haben, hierbei Nahrungsaufbau etwas rascher (abgekürzt) zulässig. Umstellung von Heilnahrung auf altersnormale Flaschennahrung jedoch in kleinen Schritten (nur 100 g-weise/Tag).

Wird bei Säuglingsdyspepsie die Diät zu spät begonnen, zu kurz
durchgeführt oder in zu großen Schritten auf Normalkost aufgebaut,
besteht die Gefahr der Säuglings-*Toxikose* (schwerer Brechdurchfall): Gewichtssturz, schlaffer Hautturgor (abgehobene Hautfalte
„bleibt stehen"), eingesunkene Fontanelle, Benommenheit (Augen
„starren in's Leere", seltener Lidschlag; maskenartiger, ängstlicher
Gesichtsausdruck), Bewegungsarmut, evtl. Krämpfe, Fieber, Kollaps, Untertemperatur, zentralisierter Kreislauf (graue, kühle Haut),
Azidose mit (tiefer, pausenloser) Kußmaulscher Atmung; Erbrechen, wäßrig-spritzende „Stühle", Meteorismus; schwere Exsikkose
(s. Abs. 2.1., S. 130; Abs. 8.5., S. 112) mit Bluteindickung, zunehmender Oligurie (deutlich Eiweiß, Zucker, Zylinder im Harn) bis
Anurie. Diese lebensbedrohliche Stoffwechselkatastrophe ist nicht
pathognomonisch, sondern fast stets die Folge einer schweren Exsikkose mit Verminderung des Blutvolumens und folgendem Kollaps.

Diff.-Diagnose: Ileus (Invagination), Peritonitis; Sepsis, Meningoenzephalitis; Coma diabeticum; Urämie.

Prognose: Ernst (noch 6–8% Mortalität!).

Therapie: Große i.v. Flüssigkeitsgaben lebensrettend! Rascheste
Kliniküberführung! Intravenöse Dauer-Tropfinfusion mit Ringer-
Traubenzucker-Lösung (s. Abs. 5.2.1., Tabelle 23, S. 58; Tabelle 24,
S. 59). Evtl. erforderliche Medikamente (z.B. Antibiotika; Strophan-

tin/Cedilanid) in Infusions-Schlauch spritzen. Zur rascheren Behebung der Azidose wird – Bestimmung des Basendefizits nach Astrup – eine Pufferlösung mitinfundiert (*Faustregel:* Basen-Excess $\times$ $^1/_3$ kg K.-Gew. ml 8,4%iges Natriumbikarbonat + gleiches Vol. 5%ige Dextrose; *notfalls:* je 5 ml Natriumbikarbonat und Traubenzuckerlösung/kg K.-Gew. binnen 30 min i. v. [Tris-Puffer bildet zuviel Laktat, deshalb pädiatrisch nicht verwenden]). Während dieser Infusionen von Zeit zu Zeit Mund und Lippen des Kindes mit Fencheltee befeuchten, Augentropfen einträufeln. Indikation für i. v. γ-Globulin- oder Serumpräparate-Gaben erst *nach* Überwindung der Exsikkose bzw. Anhydrämie (sonst evtl. kreislaufbelastende Viskositätsüberhöhung)! Nach Rehydrierung und Abklingen der Azidose allmählich auf orale (evtl. per Sonde) Flüssigkeitszufuhr (Diätgetränk, später Heilnahrung) übergehen, wie bei der Dyspepsie-Therapie. (In Reparationsphase kann eine Hypokaliämie zu paralytischem Ileus führen! Ggf. Kalium substituieren!)

Enzephaloenteritis: Solche schweren Toxikosen (wahrscheinlich Virus-bedingt) in den letzten Jahren zunehmend bei älteren Säuglingen (sogar Kleinkindern).

Prognose: Ernst.

Therapie: Wie bei der Toxikose; evtl. zusätzlich Kortikoide, Breitbandantibiotika. Gefahr (toxischen) Hirnödems nicht übersehen!

10.2.2. Chronische Ernährungsstörungen. Chronische Ernährungsstörungen des Säuglings können durch Fehl- oder Unterernährung (Vitaminmangel [s. Abs. 9, S. 119]; Fehlrelationen der Grundnährstoffe Eiweiß-Fett-Kohlenhydrate, Eiweißmangel [s. Abs. 2.4.1., Tabelle 17, S. 36]; langdauernde Diarrhoe bzw. als solche fehlinterpretierte „Hungerstühle") sowie anlagebedingte Störungen (Megacolon [s. Abs. 10.4., S. 137]; Zöliakie u. a.) verursacht werden. Eine Ansatzstörung bei einem eutrophen Kinde führt zu *Dystrophie*, durch öftere Gewichtsverluste (meist infolge Dyspepsie) zu Atrophie bzw. sogar *Dekomposition* (s. Abs. 1.2.1., S. 5).

Dystrophie, schleichend oder nach akuter Störung entstanden, ist durch unzulängliche Gewichtszunahme, schlaffe, blasse Haut, reduziertes Subkutanfett, Muskelhypotonie, Infektanfälligkeit, relative Teilnahmslosigkeit, oft Anorexie, Neigung zum Erbrechen geprägt.

Atrophie-Zeichen: Fortschreitender Verlust an Körpersubstanz, öfter

(Hunger-)Ödeme, andererseits auch Exsikkosezeichen möglich; greisenhaftes Gesicht, übergroßer Mund, Apathie, oberflächlicher Schlaf; Bradykardie, Untertemperatur, unregelmäßige Atmung (oft Cheyne-Stokes-Typ); sekundäre Anämie. Der Übergang in *Dekomposition* mit Vita minima („verlöschendes Flämmchen") ist kontinuierlich; bei darniederliegender Infektresistenz erliegen solche Kinder meist einem septischen Prozeß.

Milchnährschaden ist die Folge einer einseitigen Milchüberernährung (wasserreiches Subkutanfett mit großer Hydrolabilität; Eisenmangel-Anämie).

Mehlnährschaden wird durch einseitige Kohlenhydrat-reiche, Eiweiß-arme Kost verursacht: zuerst guter Fettansatz, bis der Eiweiß-Pool des Körpers erschöpft ist. Dann rasch abnehmende Ferment-bildungs-Fähigkeit mit sekundärer Verdauungsinsuffizienz, schnelle Abmagerung, Anämie, Resistenzabnahme; beim atrophischen Typ: trockene Kachexie, beim hydropischen: Eiweiß-Mangel-Ödeme, Aszites. Bei der farbigen Bevölkerung anderer Erdteile: dabei Entpigmentierung (graue Haare; rötlich durchscheinende Hautflecken), weil Melanin aus Eiweißbausteinen gebildet wird. (Von den Amerikanern als Kwashiorkor = „roter Knabe" vor 30 Jahren „wieder entdeckter" Mehlnährschaden!)

Diff.-Diagnose: Dekompensierter Diabetes mellitus; Mukoviszidose, Zöliakie.

Prognose: Bei Atrophie ernst; bei Dystrophie meist günstig.

Therapie: Rascher Ersatz des Fehlenden; hier Eiweiß-, Blut-, Serumtransfusionen; Vitamine, eiweißreiche Kost: bei jungen Kindern am besten auf Bananenmilch-Basis („H.B.N."), Bananenbreie. In Ländern der „Dritten Welt" aus ökonomischen Gründen: $^2/_5$ tierisches Eiweiß (Magermilchpulver aus Importen) plus $^3/_5$ (landeseigenes) pflanzliches, das durch die tierische Protein-Zumischung stark aufgewertet wird. *Allmählich* auf eukalorische, gemischte Kost aufbauen. (*Cave:* Zu akute Vollnahrung, wegen Insuffizienz der Verdauungsleistung!) In schweren Fällen initial: Parenterale Ernährung mit vollwertigen Aminosäurengemischen (optimal auf der Basis des Kartoffel-Eier-Eiweiß-Musters), Kohlenhydraten und Fettemulsionen, Vitaminen und Elektrolyten. γ-Globulin-Gaben; Wärmeregulation; großzügige Antibiotikagaben bei Infektionen.

Dystrophie bei Brustkindern s. Abs. 3.2., S. 42.

10.3. Ernährungsstörungen des Kleinkindes

10.3.1. Akute Form. Die akute Form wird beim Kleinkind meistens mit *Enteritis (Diarrhoe)* bezeichnet. Ätiologie und Symptomatik entsprechen denen bei Säuglings-Dyspepsie.

Prognose: Gut.

Therapie: Diät: geriebene rohe Äpfel, Karottenmark, Bananenbrei. Wasserreis, Magerquark; Zwieback, Kartoffelbrei. Als Getränke: Fenchel-, Pfefferminz-, Kamillen-, Heidelbeer-Tee, Wasserkakao; abgestandenes (ungezuckertes) Mineralwasser. Nahrung über magere Breikost schrittweise auf Normalkost aufbauen; Vollmilch und Fett als letztes zugeben. Selten hier Medikamente (s. Abs. 10.2.1., S. 128) erforderlich, am ehesten bei *akuter Colitis* infolge pathogener Darmbakterien, plötzlich mit Erbrechen und schleimig-diarrhoeischen Stühlen beginnend.

10.3.2. Chronische Formen. *Colitis mucosa* und *ulcerosa* sind chronische Ernährungsstörungen, meist auf der Basis von Neurophatie und Allergie. Stühle mit Pseudomembranen (Schleim) bzw. eitrig, blutig überzogen. Bei letzten schmerzhafte Tenesmen, oft hohes Fieber. Eiweiß-, Vitamin-, Salz-, Wasserverluste (infolge unzureichender Rückresorption) bedingen schwere Allgemeinsymptome mit Dystrophie, Hypoproteinämie, Anämie, Exsikkose. Kontrast-röntgenographisch: Fehlende Colon-Haustrierung („Fahrradschlauchartig").

Prognose: Ernst (Gefahr der Ulkusperforation).

Therapie: Ausschluß von Darmparasiten. Diät: Milch vermeiden, sonst jedoch eiweißreiche, schlackenarme, leicht verdauliche, nichtblähende Nahrung („Astronauten-Kost"); viel Obstsäfte, Vitamine; gegebenenfalls Blut-, Plasmatransfusionen. Medikamentös: Kortikoide; Antibiotika bzw. Sulfonamide (s. Abs. 10.2.1., S. 128), bevorzugt: Azulfidine. Soweit möglich, allergisierendes Agens zu finden versuchen (Milch, Ei, Erdbeeren u.s.w.).

Bei *Appetitmangel (Anorexie)* klären, ob das Kind wirklich zu wenig ißt oder „over protected" überfüttert werden soll! Organische Krankheitsursachen ausschließen.

Therapie: Bei echter Anorexie das Kind vor den Hauptmahlzeiten 20–30 min hinlegen, weil Spielkinder oft sonst „keine Zeit zum Essen" haben! Die letzten $1^1/_2$-2 Std vor der nächsten Mahlzeit keine Leckereien (Schokolade, Bonbons), Milch oder Obst geben. Bei psychopathischen Kindern keinen „Zirkus" um das Essen machen (das Kind „darf" essen, „muß" es aber nicht), evtl. 1–2tägige reine Obstkost zur Anregung auf etwas „Solides". Medikamentös helfen oft verdauungsfördernde Präparate zum Essen (z.B. Citropepsin, Combizym, Enzynorm, Festal, Pankreon, Pansan), Vitamin E, B-Komplex. Nur in schweren Fällen Nuran (oder Anabolika).

Zöliakie (Heubner-Hertersche Krankheit) entsteht infolge anlagebedingter Disposition zur Darmschleimhautallergisierung gegen Gluten, speziell seinen Gliadinteil (Klebereiweiß in Weizen, Hafer, Roggen, Gerste); Manifestation im späten Säuglings- bis frühen Kleinkindalter (nicht selten auch passagere Folge längerer Säuglingsdyspepsie mit Dystrophie: symptomatisch, interkurrent!). Wichtigste Symptome: Zunehmende Anorexie mit Gedeihstörung bis Dystrophie; schaumig-voluminöse (vergorene), faulig-riechende, dünnbreiige Steatorrhoe; aufgetriebener, schwappender Hängebauch (röntgenographisch multiple Gasblasen und Spiegelbildung im Darm); muskuläre Hypotonie; schlechtgelaunte, negativistische Stimmung; allgemeine Retardierung; mangelhafte Vitamin-Resorption mit Osteoporose, Rachitis, Vitamin C- und K-Mängel; Hypoproteinämie, Anämie, Infektanfälligkeit; große Hydrolabilität (tägliche Gewichtsschwankungen bis um mehrere 100 g). Intelligenz unbeeinträchtigt. Das Fett der seltenen Darmentleerungen stammt (auch bei fettfreier Diät!) überwiegend aus dem Körper, nur wenig von Darmbakterien. Atrophie der Dünndarmzotten (Sonden-Saug-Biopsie) als (nicht-pathognomonisches!) Zeichen einer schweren Malabsorption.

Diff.-Diagnose: Mukoviszidose; Megacolon.

Prognose: Nicht mehr schlecht; bei geringstem Diätfehler: Rezidiv!

Therapie: Strikte Vermeidung aller *Mehl*verarbeitungen unserer vorgenannten 4 einheimischen Getreide; deren *Stärke* wird vertragen, desgleichen Reis-, Mais-, Kartoffelmehl; (kürzerkettige, ungesättigte) Pflanzenfette und -öle besser verträglich als tierische. Diätaufbau über Karottenmark mit Kartoffelbrei, Bananenbrei, geriebenen Rohapfel auf eiweißreiche Kost: Magerquark, mageres Weißfleisch, Leber. Vitamingaben; anfangs evtl. parenterale Ernährung. Als Getränke indifferente Tees, Bananenmilch („H.B.N."); Vollmilch sowie größere Mengen Küchenzucker meiden. Als Brot und Kekse:

nur *Mais*gebäck mit Weizen*stärke* (über Reformhäuser sowie ab Fabrik beziehbar: s. „Grüne Liste"). Diät muß bis zur Pubertät eingehalten werden; erst dann allmählich einheimische Mehlzubereitungen einsteigernd versuchen.

Pankreasfibrose (Mukoviszidose) s. Abs. 10.8.1., S. 142.

Megacolon congenitum Hirschsprung s. Abs. 10.4., S. 137.

Obstipation des Kindes möglichst der Ätiologie entsprechend behandeln (s. Abs. 5.2.2., S. 60), z.B. bei Schafskot-artigen Faeces: außer Diät auch Spasmolyse zu erreichen trachten; bei Darm-Stenosen: auf weichen Stuhl achten; bei Analrhagaden-bedingter (schmerzausgelöster) Stuhlzurückhaltung: durch Gleitmittel (neben Lokaltherapie der Rhagaden) Entleerung möglichst erleichtern. Stets auch erzieherisch auf die tägliche pünktliche Defäkation hinwirken. Oft genügt es dazu, morgens nüchtern ein (halbes) Glas pures, lauwarmes Wasser trinken zu lassen. Tägliche Klistiere und Seifenzäpfchen vermeiden!

Bei verschleppter, hartnäckiger Obstipation kann es zum *symptomatischen Megacolon* kommen: das zum „Überlaufen" mit aufgestautem Kot gefüllt ist, einschließlich praller Füllung der Ampulle bis zum Sphinkter (rektaler Tastbefund!), ohne verstärkte Darmperistaltik. Auslösende Ursache oft unklar *(idiopathisches Megacolon)*.

Diff.-Diagnose: Megacolon congenitum Hirschsprung.

Prognose: Ungewiß.

Therapie: Initiale Darmentleerung (digital; Spülung); dann Versuch kombinierter Behandlung: Ausschluß anatomischer Hindernisse; Diät, Früchtewürfel, Gleitmittel, Erziehung.

Enkopresis kann eine Folge der vorstehenden Krankheit sein; nach vorheriger Sauberkeitsperiode: beim Kleinkind fast stets Trotz- oder Eifersuchtsreaktion, beim älteren Kinde eher Folge häuslichen Milieuschadens (Vereinsamung, Angst bis Aggressivität).

Diff.-Diagnose: Anatomisch-funktionelle Störungen.

Prognose: Gut, wenngleich die Behandlung viel Geduld erfordert.

Therapie: Psychotherapie des Kindes und seiner Eltern. Diät (s. Abs. 5.2.2., S. 60; einleitend evtl. vereinzelt Laxantien).

10.4. Funktionelle Darmstörungen mit Leitsymptom: Erbrechen

Je jünger ein Kind, desto leichter (ungehemmter!) erbricht es aus sehr vielfältigen Ursachen: z.B. Pharyngitis, Otitis, Meningitis, Pyurie, Gastritis, Darmverschluß. Aber auch ohne solche Gründe ist Erbrechen möglich.

Beim *atonischen Erbrechen* läuft dem Säugling die Nahrung aus dem Munde; bei *Regurgitation* wird die noch im Oeseophagus befindliche, beim *Ruminieren* die bereits in den Magen gelangte Nahrung wieder zurückgebracht, evtl. dann erneut geschluckt. Manche Ruminanten setzen sich mechanische Reize: stecken Finger oder Bettzipfel bis in den Hals, andere „können" es „spontan". Beim *Luftschlucker* (Aerophagie) kann zu hastiges Trinken (zu weites Saugerloch!) ohne genügendes Aufstoßen das Erbrechen auslösen. Für das *habituelle Erbrechen* „nervöser", überlebhafter Säuglinge fehlen fütterungstechnische bzw. organische, nachweisbare Ursachen.

Diff.-Diagnose: Die einleitend in diesem Absatz aufgeführten Störungen.

Prognose: Gut.

Therapie: Ausschalten mechanischer „Hilfsmittel"; Andicken der Flaschennahrung mit Nestargel (1–1,5%); Brei-Vorfütterung; Bauch- oder Rechtsseiten-Lagerung des Kindes (mit etwa um 30° gegen die Waagerechte hochgelagertem Oberkörper; Sandsack-Abstützungen beidseits) für die erste Halbzeit bis zur nächsten Mahlzeit (*Cave:* Lagerungsasymmetrie des Kindes). Seltener Sedativa erforderlich. Bei Kleinkindern können Trotzreaktionen Erbrechen provozieren; sie müssen evtl. psychotherapeutisch behandelt werden.

Acetonämisches Erbrechen s. Abs. 8.1.2., S. 93.

Hypertrophische Pylorusstenose des 1. Trimenons ist wahrscheinlich eine (familiär gehäufte) verspätete Reifung der nervalen Steuerung des Magenpförtner-Mechanismus, die nur sehr selten noch jenseits des 3. Lebensmonats vorkommt (85% Knaben): Im Alter von etwa 3–4 Wochen beginnt der Pylorusmuskel spastisch den Magenausgang zu verschließen. Die durch verstärkte Peristaltik hyperplasierende Magenmuskulatur vermag nur kleine Nahrungsmengen durch den verlängerten, verengten Pyloruskanal ins Duodenum zu pressen. Der Großteil des Mageninhalts wird dann bis zu 2–3 Std nach einer (nicht jeder) Mahlzeit mit übergroßer Kraft in hohem Bogen (in bis zu fingerdickem Strahl) erbrochen. Das Kind magert ab; die übermäßige Magenperistaltik markiert sich sichtlich als „Welle" durch die dünnen Bauchdecken. Den bis zu Daumendicke hypertrophierten Pylorusmuskel kann man manchmal strangartig (Konsistenzwechsel!) palpieren. Es kommt zur Scheinobstipation (mit Hungerstühlen); salopriver und Durst-Exsikkose und speziell starken Kalium-Verlusten mit dem Erbrochenen sowie entsprechenden EKG-Befunden (s. Abs. 8.5., S. 113); die Chlorausscheidung mit dem Harn hört auf. Infolge von Hypochlorämie steigt die Alkalireserve im Blut und führt zur Alkalose (Coma pyloricum). Ein solcher Säugling zeigt einen typischen, gequälten Gesichtsausdruck mit („neuropathischem") Stirnrunzeln.

Diff.-Diagnose: Alle anderen Erbrechens-Ursachen; Pirie-Syndrom.
Therapie: In leichten Fällen: initial konservativer Versuch gerechtfertigt: Bananenmilch („H.B.N."): Tagestrinkmenge auf 10–12 Mahlzeiten verteilt! Spasmolytika (z.B. Avacan-, Buscopan-, Eupaco-Suppos.), Sedativa. Elektrolyt-Ersatz: 2 g Salz/Tag (15% NaCl + 5% KCl: 10 ml/Tag auf alle Flaschen verteilt). Bei (gastritischem) Hämatin-Erbrechen: Konakion i.m. Läßt das Erbrechen nicht nach, verstärken sich Dystrophie und Exsikkose, muß das Kind bald – nach Ausgleich des Elektrolyt- und Wasserdefizits! mittels i.v. Dauer-Tropfinfusion (nach Weber-Ramstedt) operiert werden: Vollständige Durchtrennung der Pylorusmuskulatur quer zu ihrer Faserrichtung bis auf die Mucosa. Bereits 12 Std postoperativ kann die Oralkost wieder aufgebaut werden.

Beim *Megacolon congenitum (Hirschsprung)* ist ein Kolon-Segment aganglionär (Auerbach-Plexus) verengt; proximal davon wird das Kolon durch aufgestaute Kotmassen (trotz verstärkter Peristaltik) bis auf Armdicke überweitet. Folgen: Obstipation, aufgetriebenes Abdomen; Erbrechen, Nährstoff- und Vitamin-Malabsorption: Dystrophie mit durch die Bauchdecken sichtbaren Darmsteifungen. Das Rektum ist hierbei normal oder infolge Unterbelastung verkleinert und leer (rektale Tastung!). Spontandefäkationen sind selten. Die Kotmassen sind durch die Bauchwand deutlich palpabal. Die Röntgen-kontrastdarstellung liefert den Beweis eines stenotischen Segments.
Diff.-Diagnose: Idiopathisches Megacolon; Darmstenose, Subileus; Bauchtumor.

Therapie: Schlackenarme Kost („Astronauten-Kost"), Obstsäfte; leichte Laxantien und Gleitmittel; Darmrohr. *Cave:* Große Klistiere mit hypotonen Lösungen; bergen Gefahr der Wasserintoxikation mit Hirnödem! Resektion des verengten Segments sollte möglichst in's 2.–4. Lebenshalbjahr hinausverschoben werden („große Operation"); evtl. bis dahin Anus praeter.

10.5. Anatomisch bedingte Darmerkrankungen

Infolge angeborener *Mißbildungen:* Divertikel (Meckel), Stenosen oder Atresien des Verdauungskanals können zu Erbrechen und Inanition führen.

10.5.1. Verschlüsse. Ein mütterliches Hydramnion sollte den Verdacht auf angeborene *Oesophagusatresie* (oft mit Fisteln zur Trachea) wecken. (Der Fetus schluckt täglich einige Liter Fruchtwasser, die über den fetalen Kreislauf der Plazenta zur Mutter fließen.) Wird die Diagnose nicht bereits beim Frischgeborenen gestellt (weiche Nasen-Magensonde „bleibt hängen") und operiert, aspiriert das Kind Speichel und wieder hochgebrachte Nahrung: Röntgendarstellung mit wäßrigem Kontrastmittel zeigt Atresie der Speiseröhre (bzw. des [oberen] Dünndarmes).
Diff.-Diagnose: Volvulus. Strang-, Mekonium-Ileus.
Prognose: Je tiefer der Verschluß, desto weniger schlecht; bei *Analatresie:* gut (evtl. bleibt Stuhlinkontinenz zurück).
Therapie: Bei Atresie stets, bei Stenose meist Operation.
Auch *Fremdkörperverschluß,* Oesophagus-*Verätzungen* oder *-Spasmen (Kardia)* können Erbrechen auslösen; (fach)klinische Behandlung!
Ileus ist meist akut, im Säuglingsalter öfter als später. Ätiologisch: Schleimhautfalten im Darmlumen, (Adhäsions-)Strang, *Invagination* (Prädilektionsalter: 2.–4. Lebensjahr; handschuhfingerartige Einstülpung eines Darmstückes in das distalere; bevorzugt bei Virus-Enteritis. Rektal: oft blutiger Schleim am Fingerling haften bleibend), *Volvulus, Hiatushernie* oder Kompression durch Lymphknoten oder *Tumor,* seltener *Fremdkörper* (Askariden-Knäuel). Klinisch: Erbrechen (evtl. bis „Miserere"), Stuhlverhaltung, Darmsteifungen (oft tast-, sogar sichtbar); kolikartige Bauchschmerzen; nicht selten tiefsitzende Verschlußstelle als kleiner Tumor oder Walze

rektal (bei bimanueller Untersuchung) tastbar. Schock! Meteorismus; meist kein Fieber. Sekundär Exsikkose. Röntgenologisch: „Spiegel" (Gasblasen auf flüssigem Darminhalt) bei horizontalem Strahlengang.

Paralytischer Ileus (z.B. bei Peritonitis; Hypokaliämie nach Toxikose, Coma diabeticum, acetonämischem Erbrechen u.ä.) verläuft etwas weniger akut („Totenstille" bei Bauchauskultation).

Prognose: Bei rechtzeitiger Operation (bzw. Beheben der Darmparalyse) meist günstig.

Therapie: Cave: Laxantien oder Analgetika! Strenge orale Nahrungskarenz! (Flüssigkeit, Dextrose- und Elektrolyt-Zufuhr i.v.) Bei mechanischem Ileus: Operation möglichst bald (Invaginat nekrotisiert binnen 8–16–24 Std durch Unterbrechung der Blutzirkulation; Perforation!). Bei paralytischem Ileus: ggf. Kaliumsubstitution; feuchtwarme Bauchkompressen; Darmrohr. Medikamentös: Bepanthen-, Prostigmin-Injektionen.

Oesophagus-Varizen (rezidivierendes Bluterbrechen) sowie peptisches *Magen-* oder *Darmulkus* sind beim Kinde selten.

Therapie: Wegen Perforationsgefahr: früh Operation.

10.5.2. Hernien. *Hämatin-Erbrechen* ist beim Säugling öfter die Folge rezidivierenden Erbrechens (s. Abs. 10.4., S.136) (Reizoesophagitis), *Hiatus-Gleithernie* oder *Kardiainsuffizienz* (Chalasia cardiae).

Prognose der letzten: Quoad sanationem: nicht immer günstig.

Therapie: Auch langfristige Pflegemaßnahmen (6–8 Mahlzeiten täglich, Oberkörper-Hochlagerung) sowie operativ nicht sicher erfolgreich.

Nabelhernie beim (elenden, frühgeborenen) Säugling nicht selten. Flocken des großen Netzes als Bruchsackinhalt bilden keine Gefahr.

Diff.-Diagnose: Hautnabel.

Prognose: Gut.

Therapie: Diese Brüche heilen ohne und mit „Nabelpflaster" (fabrik-

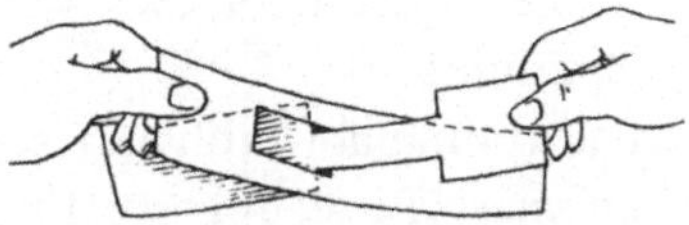

Abb. 25. Nabelbruch-Pflaster

fertig, s. Abb. 25, oder Leukplast-Dachziegelverband) gleichrasch (meist durch Behebung der Dystrophie). Nur bei sehr großem Ausmaß bzw. Fortbestand im Kleinkindalter: Operation.

Leistenbrüche: Bei dystrophen Säuglingen nicht selten: „knetbar", reponierbar; „Konsistenzwechsel" beim schreienden Pressen des Kindes; diaphanoskopisch: dunkel. Die Bruchpforte verheilt meist spontan durch Fettpolsterverschluß bis zum 3.–4. Trimenon.

Diff.-Diagnose: Hydrozele, Lymphknotenvergrößerung; Leistenhoden. Bei Mädchen mit Bruchsack in eine große Labie: Abszeß (Bartholinitis) (*Cave:* Voreilige Inzision).

Therapie: Reposition (auch den Eltern demonstrieren!) durch Hochheben des Säuglings an den Beinen nach Beruhigung des schreienden (pressenden) Kindes: Sauger (Schnuller) in den Mund geben. In hartnäckigen Fällen: Sedativa (z.B. Luminal). Leicht massierende Bewegung mit (eingefettetem) Daumen und Zeigefinger der einen Hand am äußeren Bruchring, mit gleichen Fingern der anderen Hand *gleichzeitig* Bruchsack(-stiel) in Richtung zur Bruchpforte locker ausstreifend gegenmassieren (evtl. dieses auch im warmen Bad!). – Bei Fortbestand der Hernie bis weit in's 2. Lebensjahr bzw. Inkarzeration: Operation notwendig (birgt beim Säugling jedoch Gefahr, daß Samenstrang durch Operationsnarbe später stranguliert wird). Bei Leistenbruch-Operation beim Mädchen: auf dystope Gonade im Bruchsack achten (ggf. kleine Probeexzision zur histologischen Untersuchung!).

Prolaps ani oder *recti* bei meist konstitutioneller Beckenbodenschwäche (auch bei Mukoviszidose!) oder Dystrophie mit Obstipation.

Diff.-Diagnose: Rektumpolyp; Hämorrhoiden.

Prognose: Gut.

Therapie: Schlackenarme, laxierende Nahrung („Astronauten-Kost"); Gleitmittel, evtl. milde Laxantien. Reposition des Prolapses mit über den Finger gestülptem, eingefettetem Mulltupfer. Kind etliche Wochen in Bauchlage lagern und (silikonisierten) Leukoplaststreifen quer über die Analspalte kleben. In hartnäckigen Fällen: Operation.

Die (dominant-erbliche) seltene *Polyposis* des (besonders Dünn-) Darmes (Peutz-Jegher) führt zu perioraler und -nasaler, sommersprossenartiger Pigmentierung (evtl. auch Zahnfleisch, Lippenschleimhaut) und ist von Anämie, evtl. Kachexie begleitet; die Faeces tragen einen blutig-schleimigen Überzug.

Prognose: Ernste Gefahr maligner Entartung.

Therapie: Versuch der operativen Entfernung. Sonst symptomatisch.

10.6. Entzündliche Darmaffektionen

Eine *Appendizitis* ist bereits beim Säugling möglich (Ende 2./Anfang 3. Lebensjahr leichte Häufung). Fast stets Erbrechen, leichtes Fieber, Tachykardie; Leukozytose kann beim jungen Kinde fehlen; eher „Linksverschiebung" im weißen Blutbild. Auf Lokalisation der kindlichen Schmerzangabe ist kein Verlaß! Schonung der Bauchmuskulatur rechts (Beobachtung der Atembewegung!), leichte Beugehaltung der rechten Hüfte, seiten-differenter Bauchdeckentonus (bei Ablenkung oder Schlaf des Kindes!) und Ausfall der Reflexe sind Hinweise. Druckschmerz am Mc Burneyschen Punkt und Loslaßschmerz nicht obligat. Andererseits Miktionsschmerzen und Harnverhaltung möglich. Rektaluntersuchung unerläßlich! Lokaler Druckschmerz, evtl. Infiltration, Erguß! – Infolge großer Perforations-Tendenz (in den ersten 24 Std) mit plötzlich heftigem Schmerz (öfters auf Transport zur Klinik!) und anschließender Beschwerdefreiheit evtl. Verkennung („butterweicher Bauch" schließt Appendizitis nicht aus!). Dann aber relativ bald Kollaps, kleiner jagender Puls, starkes Erbrechen, (umschriebene) Bauchdeckenspannung.

Diff.-Diagnose: Pneumonie; Peritonitis; Nabelkoliken; (Para-)Typhus; Pyelozystitis; Ileitis terminalis.

Prognose: Meist günstig.

Therapie: (*Cave:* Laxierende, schmerzstillende Mittel!) (Früh-)Operation.

Ileitis terminalis: Gleiche Symptomatik wie bei Appendizitis. Röntgenologisch gilt pflastersteinartiges, wabenförmiges Kontrastbild als typisch (Schwellung der Peyerschen Plaques und regionären Lymphknoten). (Virus-Ätiologie?)

Diff.-Diagnose: Meist erst bei „Appendektomie".

Prognose: Gut.

Therapie: Falls Appendizitis ausgeschlossen werden kann: Leichte Kost, evtl. einige Tage nur i.v.; antibiotische Abschirmung.

10.7. Diffuse Baucherkrankungen

Die *Peritonitis,* von einem perityphlitischen Abszeß ausgehend, ist hämatogen oder bei Neugeborenen von einer Nabelsepsis ausgehend; heute recht selten geworden; insbesondere die *Pneumokokkenperitonitis:* Abwehr-, Bauchdeckenspannung, Meteorismus; trockene belegte Zunge; Erbrechen; hohes Fieber, Tachykardie, jagender Atem; paralytischer Ileus; Kollaps.

Prognose: Dubiös.

Therapie: Parenterale Flüssigkeitszufuhr; hohe Dosen Breitband-Antibiotika und Sulfonamide.

Nabelkoliken: Vom Kinde schmerzhaft empfundene Peristaltik, bevorzugt des Kolons. Besonders vasolabile, empfindsame (neuropathische) Kleinkinder, die auch zu orthostatischer Albuminurie, Ohnmachten, Bradykardie sowie respiratorischer Arrhythmie neigen, sind befallen, die die Schmerzen in die Nabelgegend lokalisieren, ohne objektivierbar pathologischen Organbefund.

Diff.-Diagnose: Alle schmerzverursachenden Erkrankungen des „Bauches“, einschließlich Nieren(steine), Askaridiasis; Pneumonie! Auch epileptische Äquivalente.

Prognose: Gut. Im Schulkindalter hören diese Beschwerden auf.

Therapie: Roborierend. Warme Leibwickel, Wärmeflasche; Spasmolytika-Suppos., Sedativa. Auch Psycho- und Suggestivbehandlung (Jodanstrich, Leukoplaststreifen über den Nabel o.a.). *Cave:* Analgetika, um nicht eine evtl. Appendizitis oder einen Ileus zu verschleiern!

10.8. Große Verdauungsdrüsen

10.8.1. Pankreaserkrankungen. Die *zystische Pankreasfibrose,* heute *Mukoviszidose* bezeichnet, ist eine rezessiv erbliche, familiär gehäuft auftretende Erkrankung, bei der die Sekrete der exkretorischen Drüsen sehr viskös sind; dadurch verstopfen die Pankreas-Ausführungsgänge; die Drüsen selbst erweitern zystisch und werden bindegewebig umscheidet. Die Langerhansschen Inseln bleiben frei. Der Fermentmangel (z.B. Trypsin) bedingt Verdauungsinsuffizienz; unverdaute Nahrungsanteile werden von Darmbakterien vergoren bzw. verfault (wie bei der Zöliakie: s. Abs. 10.3.2., S. 134); das Kind verelendet und hat faulig stinkende, schaumige Fettstühle. Es kommt

zur Zottenatrophie der Dünndarmschleimhaut (Sondenbiopsie!).
Multivitaminmangel. Diese Insuffizienz wird beim Umsetzen von
Muttermilch (z.B. sehr Lipase-reich) auf künstliche Säuglingsnahrung manifest. Duodenalsaft-Untersuchung auf Diastase, Lipase und
Trypsin beweist die *Pankreasinsuffizienz,* desgleichen Steatorrhoe
und mangelhafte Gelatine-Verdauungsfähigkeit (Trypsinmangel)
des Stuhles (Photofilm-Test). Auch Galle und Exkrete der Brun-
nerschen Drüsen sind betroffen; deshalb entsteht bei manchen dieser Kinder im Neugeborenenalter ein *Mekoniumileus,* weil das
Kindspech übermäßig zäh ist und nicht vom Darm weiterbefördert
wird; röntgenographisch: dünnes Kolon (Mikrokolon) und feine
Schaumdarstellung im Mekonium. Die Galle ist manchmal so zäh
und dick, daß ein Gallepfropf den Ausführungsgang verlegt (Bild
der *„eingedickten Galle"*): Stauungsikterus ([fast] acholische
Stühle).

2. Leitsymptom: (Ebenfalls) sehr zähes, dickschleimiges Bronchial-
sekret und chronische, therapieresistente Bronchitis mit *Bronchiektasen* (stakkato-artiger, pertussiformer Husten), später Broncho-
pneumonien, Lungenemphysem, Atelektasen. – Fakultativ später
Leberzirrhose, Analprolaps (s. Abs. 10.5.2., S. 140). – Chlorkonzen-
tration im Schweiß auf über 70 mÄq/l erhöht (Pilocarpin-Ionto-
phorese als Routine-Diagnostikum, Cl normal bis 15–20 mÄq/l).
Albumin-Konzentration im Mekonium dieser Kinder auf bis zu
40 g% erhöht (normal 1 g% in der Trockenmasse); Blättchen-
Schnell-Suchtest beim Neugeborenen zur frühestmöglichen Thera-
pie-Einleitung.

Diff.-Diagnose: Zöliakie; Keuchhusten.

Prognose: Zweifelhaft: kaum 50% der Kinder erreichen Pubertätsalter.

Therapie: Mekonium-Ileus: Möglichst hohe Darmspülungen mit
Acetylcystein- oder Trypsinlösung sowie mehrfachen, vorsichtig
dosierten Prostigmingaben; notfalls Operation und manuelles Aus-
streifen des Mekoniums analwärts. Eingedickte Galle: Evtl. Indikation zur diagnostischen oder therapeutischen Operation. Pankreasfibrose: Lebenslange Pankreasferment-Substitution zu jeder Mahlzeit. Dazu täglich 2–5–8 g Kochsalz. Als Diät eine Nahrung, die
wenig Verdauungsleistung erfordert: Monosaccharide, Aminosäu-
ren-Gemische, kurzkettige und essentielle Fettsäuren (MCT-, „Ce-

res"-Fett), reichlich Vitamine (entsprechende Diät-Pulver fabrikfertig). Der Bronchiektasen wegen: möglichst ständig nachts unter
Plastik-Bettzelt schlafen, dessen Luft mit Aerosol anfeuchten, dazu
Sekretolytika (dabei Brust-Kopf-Tief- und Seit-Lagerung, um
Sekretabfluß im Schlaf zu ermöglichen!). Intervall- oder Dauerpro-
phylaxe mit Antibiotika und Sulfonamiden wird uneinheitlich beurteilt. Atemgymnastik, Quinckesche Hängelage mehrmals täglich.
(Lobektomie bronchiektatischer Lappen ist vergeblich, da „Rezidive" in anderen Partien.)

10.8.2. Lebererkrankungen. Angeborene Leberschäden durch *Atresie* oder *Stenose* der *Gallenkapillaren* (hohe 5-Nukleotidase [über
35 I.U.] im Serum des Neugeborenen!) oder *-gänge* sowie *Syndrom
der eingedickten Galle (Gallepfropf)* bei Mukoviszidose *diff.-dia-
gnostisch* oft schwer abgrenzbar (s. Tabelle 33, S. 146).
Prognose: Meistens ungünstig.
Therapie: Nur selten operativ Besserung möglich. Fettarme Leberschonkost (beim Säugling: Heilnahrung).
Riesenzell-Hepatitis: Eine ätiologisch uneinheitliche Form frühkindlicher Hepatitis. (Nur bioptisch diagnostizierbar.)
Hepatitis infectiosa ist selten bereits als späte Fetopathie angeboren;
bei Schulkindern oft epidemisches Auftreten (Hepatitis-Virus A),
im Durchschnitt 3 Wochen lang als infektiös anzusehen (vereinzelt
Virusausscheidung über viele Monate!). Inkubationszeit wenige Tage
bis 6 Wochen. Meist ist der Ikterus das Leitsymptom, jedoch ist er
nicht obligat (wichtig für eine evtl. Anerkennung als Berufskrank-
heit!). Oft schon wenige Tage vorher Abgeschlagenheit, Appetitlosigkeit, Erbrechen, Obstipation, Fieber, Abneigung gegen Fett. Dann
bereits Leberschwellung und -druckempfindlichkeit; Bilirubin im
Harn vermehrt. Bradykardie und Juckreiz fehlen beim Kinde oft. Beschleunigte BSG sowie Eiweißlabilitätsproben hinken dem Krankheitsverlauf und der Heilung meist deutlich nach. Die Serum-Trans-
aminasen SGPT, zuverlässiger SGOT sowie γ-GT (γ-Glutamyl-
Transpeptidase) sind erhöht; im Blutbild anfangs Leukopenie mit
relativer Neutrophilie, später Lymphozytose, oft mit Eosinophilie
und Plasmazellvermehrung. Die Erkrankung hinterläßt eine gewisse
Immunität.
Diff.-Diagnose: Septischer, hämolytischer Ikterus, Inokulations-

hepatitis (= *homologer Serumikterus;* Inkubationszeit: 2–5 Mon.);
Weilscher Ikterus (s. Tabelle 33).

Prognose: Gut, bei Rezidiven Gefahr schwerer, chronischer Leberschäden.

Therapie: Bettruhe; fettarme, Kohlenhydrat- und Vitamin-reiche
Diät. Regelmäßige Darmentleerungen (Karlsbader- oder Glauber-
salz). Lokale Wärmeapplikation (subjektiv angenehm empfunden).
Der Wert anderer Medikamente (auch Cholagoga) umstritten, eher
gering.

Prophylaxe: γ-Globulin i. m.

Weilscher Ikterus wird durch Spirochaeta icterogenes verursacht
(Reservoir: Ratten!). Beginn mit Fieber, Waden- und Kopfschmerz,
am 3.–5. Tage Ikterus. Nicht selten mit meningealer und renaler
Reizung.

Prognose: Ernst.

Therapie: Breitbandantibiotika.

Lebervergrößerung ist ein wichtiges Symptom vieler Erkrankungen:
hämodynamische Stauung (Herz; Milzvenen-, Pfortader-Thrombo-
se), infektöser Ursache (Sepsis, Lues connata, Tuberkulose, Zytomegalie, Listeriose, Mononukleose), Stoffwechselschäden (z. B.
Galaktosämie, Aminosäuren-Abbaustörungen), Speicher- und Blutkrankheiten (z. B. Mukopolysaccharidosen; Leukosen), Tumoren
(z. B. auch Hodgkin).

Diff.-Diagnose und *Prognose* durch verschiedene Leberfunktions-
Teste abgrenzbar.

Therapie: Der Ursache entsprechend.

Leberzirrhose wird schleichend durch die vorgenannten Grunder-
krankungen oder infolge angeborener Leiden (Mukoviszidose, Gal-
lengangstenose) bzw. Vergiftungen verursacht; sie führt zu Lebervergrößerung, später schubweise Leibschmerzen, Erbrechen, fakultativ auch Fieber, schließlich Ikterus (s. Tabelle 33), Stauung der
Bauchvenen (Caput medusae), Aszites, Wachstumsrückstand, positiven Eiweiß-Labilitätsproben, typischer Serumeiweiß-Elektropho-
rese (Albumin-Verminderung, β- und γ-Globulin-Anstieg).

Prognose: Schlecht.

Therapie: Leberschonkost, Ätiologie – entsprechend; symptomatisch.

Cholezystitis und *-lithiasis* im Kindesalter sehr selten; entsprechen
dann dem Bilde wie beim Erwachsenen.

Tabelle 33. Einige wichtige differentialdiagnostische Symptome verschiedener Ikterusformen bzw. -ursachen.

| | Bilirubin im Serum, | | Prädilektionsalter | | | | Hautfarbe | | | | | Prognose | Besonderheiten |
	freies, indirekt reagierendes	gebundenes, direkt reagierendes	Neugeborenes	Ganze Kindheit	Lebensalter unabhängig	Stuhl gefärbt	gelb	dunkelgelb	grünlichgelb	Transaminasen erhöht	Gallenfarbstoffe vermehrt im Harn		
Fehlende Glukuronisierung	++	−	+			−	+	(+)			−	Unreife	Skleren bleiben frei
Erhöhter Blutzerfall	(+)	++				+					+		Coombstest +
M. h. n.	++	(+)	+			+	(+)	+			+	Unbehandelt: dubiös	Erythrozyten-Halbwertszeit verkürzt
Sichelzellanämie				(+)	+	+	+	(+)		−	+		
Familiär-hämolytisch (Minkowski)	+	(+)		+		+	+	(+)			+		
Lederer-Brill (autoallergisch)							+				+		
Hepatisch: Hepatitis (acuta)	+	++			+	(−)	+	(+)		+	+		

Toxisch septi-scher Ikterus		+		+		+	+		+	+		
Leberparen-chymschaden	(+)	+			+	(−)	+	+	(+)	+		
Cholestase	(+)	+			+	(−)	+	(+)	(+)	+		
Leberzirrhose	−	+			+	+	(+)	+	+	+	Ungünstig	Leberstern-chen/Haut.
Enzym-Störungen: Crigler-Najjar	++	+	+	(+)		+	+		−		Maligne	*Nicht*-hämo-lytisch, evtl. Kernikterus
Gilbert-Meulen-gracht	+	−	(+)	+		+	+		−	(−)	Benigne	Intermittie-rend
Dubin-Johnson ⎱	+	++				+	+		(−)	+	Benigne	
Rotor ⎰	+	++				+	+		−	+	Benigne	
Verschlußikterus: Eingedickte Galle	(+)	++	+		−/(+)		+	(+)		+	Meist rela-tiv günstig	
Gallengangs-atresie	−	++	+		(+)			+	(+)	+	Meist schlecht	5-Nukleoti-dase über 35 I.U.
Gallensteine	(+)	++			+	−		+		+	Benigne	

10.9. Darmparasiten

Darmparasiten, besonders Verwurmung, sind bei Kindern relativ häufig. *Oxyuriasis vermicularis* ist am verbreitetsten. Die staubfeinen Wurmeier werden durch Schmierinfektionen sowie Insekten auf Lebensmittel übertragen. Im Darm erfolgt die Entwicklung der geschlechtsreifen Madenwürmer, die sich an Dünndarmzotten festsaugen, bis die mit (15 000–20 000) Eiern angefüllten Weibchen zur Ablage aus dem After schlüpfen, dabei den starken Juckreiz (besonders in Bettwärme) verursachen; das veranlaßt Kinder zum Kratzen; Gefahr der Selbst-Re- sowie Familien-Schmier-Infektion. – Wurmeier mikroskopisch leicht auf Cellophanstreifen nachweisbar, der (nachts) über den After, dann auf einen Objektträger geklebt wird. Oxyuren (10–12 mm lang, weiß, fadenartig) *auf* dem Stuhl leicht erkennbar; Wurmeier kaum *im* Stuhl nachweisbar. Gelegentlich mit dem Harn abgeschwemmte Oxyurieneier im Urin-Sediment.
Prognose: Gut.
Therapie: Bei strikter Vermeidung einer Re-Infektion: Spontanheilung in 6 Wochen (Lebenszeit der Oxyuren). In dieser Zeit auch nachts enganliegende Höschen, täglich wechseln, Bettwäsche alle 2–3 Tage, und heiß waschen. Täglich die Kinder abduschen. Exakte Hände- (Fingernagel-)Hygiene. Medikamentös: Piperazinderivate (5–7 Tage); kontraindiziert bei Krampfleiden! Sogenannte „Einmalkuren" müssen nach einer Woche wiederholt werden, da sie nicht die Wurmeier vernichten; sonst „Rezidiv". Fermentpräparate. – Zweckmäßigerweise wird während einer solchen Kur die gesamte Familie behandelt!
Ascaris lumbricoides (s. Abb. 26). Mit kopfgedüngtem, schlecht gewaschenem Rohgemüse oder Fallobst gelangt das Askariden-Ei in den Magen-Darmkanal, wo sich die Eihülle auflöst. Die Larve durchbohrt die Darmwand, gelangt über Pfortader und Leber in Lunge (eosinophiles Infiltrat!), wächst dort zum Jungwurm, der durch Bronchus, Trachea, Kehlkopf und Oesophagus wieder in den Darmkanal gelangt; dort Geschlechtsreife, Paarung und Eiablage (täglich etwa 200 000, insgesamt rund 20 Millionen pro Weibchen). Die Askariden (wie gelblichweiße Regenwürmer aussehend) verursachen Gedeihstörungen des Kindes, Anämie, Bauchschmerzen, (Nabel-)Koliken, allergische Reaktionen (Eosinophilie), evtl. Ileus, Verschluß der

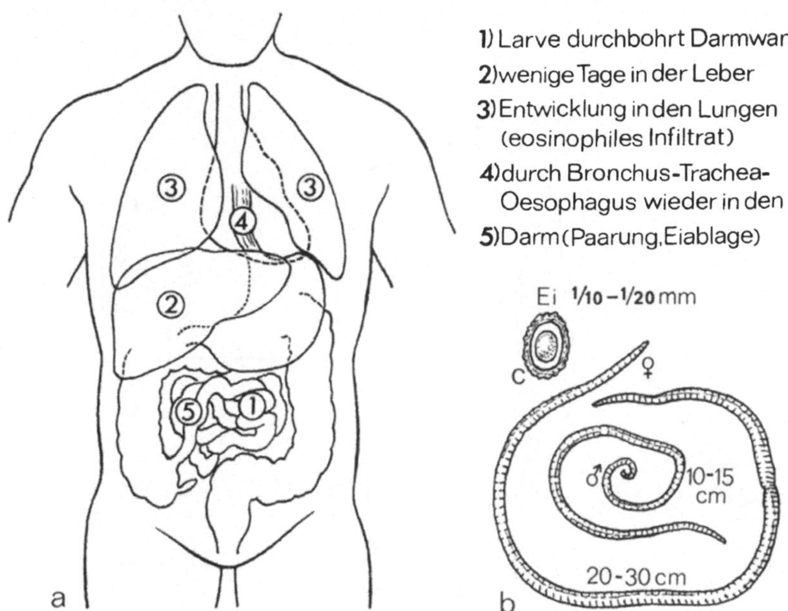

Abb. 26 a–c. (a) Askaridiasis. Entwicklungskreislauf im Menschen. (b) Askaris-Männchen und -Weibchen. Beim Männchen ist das Hinterende in charakteristischer Form eingerollt. (c) Ei

Papilla Vateri, Appendizitis. Die Spulwürmer (♂ 10–15 cm, ♀ 20–30 cm lang) können sich aktiv gegen die Darmperistaltik-Richtung „stromauf" bewegen; werden evtl. ausgehustet bzw. erbrochen. Wurmnachweis durch Eier im Stuhlausstrich.

Prognose: Gut.

Therapie: Piperazinderivate (*Cave:* bei Krampfleiden!), Fermentpräparate.

Cave: Wurmschokolade, die wegen „guten Geschmacks" von Kindern gern in „Überdosis" verzehrt wird (dadurch lebensbedrohliche Vergiftungen möglich!).

Bandwürmer werden nach dem jeweiligen „Zwischenwirt" benannt: Fisch-, Rinder-, Schweine- (s. Abb. 27) Bandwurm, den die Embryonen (der in Millionen-Mengen mit dem Stuhl abgesetzten Eier) benötigen, um sich in ihm zu Finnen entwickeln zu können; mit nicht gegartem Fleisch (z.B. Wurst, Räucherschinken oder -fisch, Gehacktem, angebratenem Steak) gelangen sie in den menschlichen Darm,

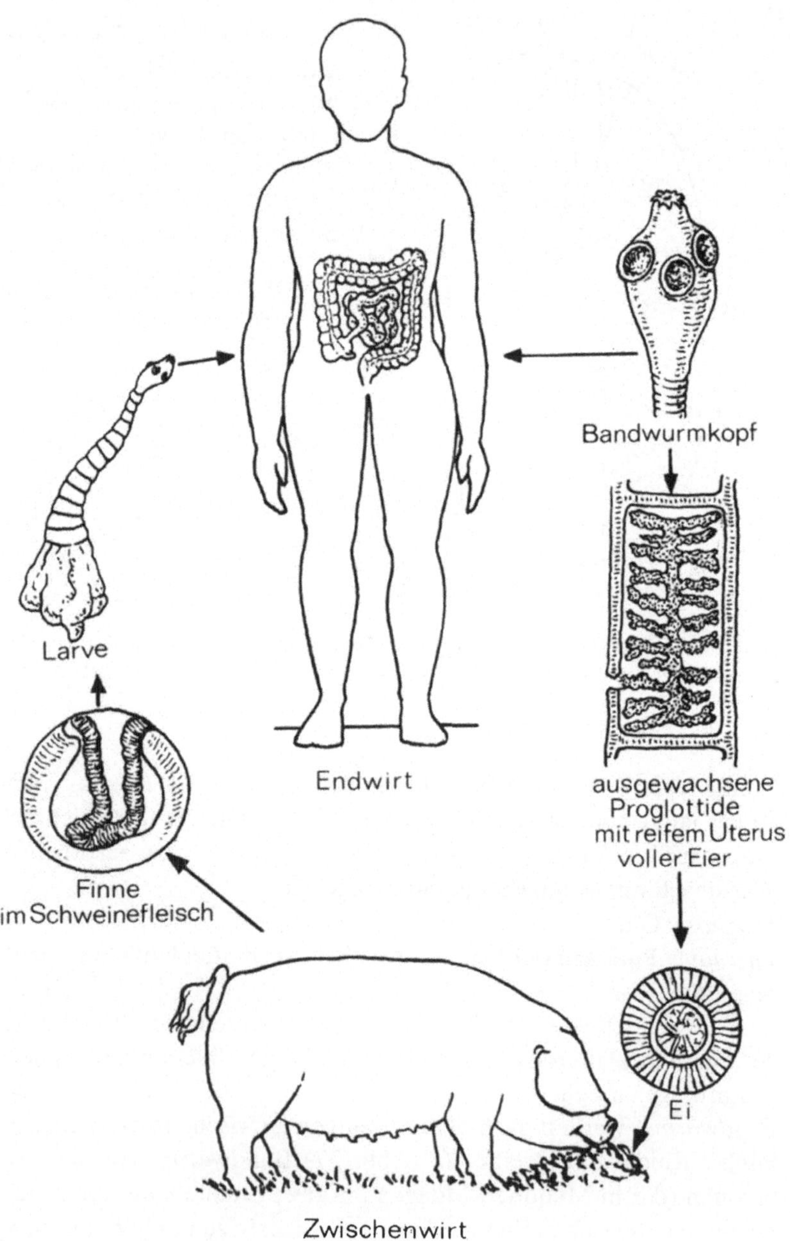

Abb. 27. Wirtswechsel des Schweinebandwurmes

150

wo sich aus dem dann ausgestülpten Larvenkopf der Bandwurm entwickelt (Sprossung der Proglottiden vom Kopf aus). Längste Art.
Bothriocephalus latus, bis über 10 m lang! Klinisch: Heißhunger,
dennoch Gedeihmangel; Anämie; latente Vitaminmängel. (Bandwürmer haben keinen Verdauungskanal und leben durch Diffusion
der Chymussubstanzen in die Proglottiden.) Der Wurmnachweis
erfolgt durch abgegangene Proglottiden (bandnudelartige Stücke,
1–2 cm lang) oder durch mikroskopischen Eibefund im Stuhlausstrich! (Finnen der Taenia solium (s. Abb. 27) können sich auch in
Muskulatur oder Organen des Menschen als Cysticercus (= haselnußgroße Zyste) weiterentwickeln.)
Prognose: Gut.
Therapie: Bei mehrtägiger, kalorienarmer, schlackenreicher Kost
[z.B. Sauerkraut]) Verabfolgung eines Zinn- (oder Ferment-)präpa-
rates (über einige Tage); dann Abführkur.
Echinokokkus ist die traubig-zystische Hundebandwurm-Larve und
entwickelt sich aus den – durch Lecken des Hundes – auf den Menschen übertragenen Eiern in Leber, Lungen oder Gehirn (unge-
schlechtliche Vermehrung durch Teilung der Finnen-Blasen zu großen, gekammerten Tumoren).
Prognose: Je nach Lokalisation evtl. ernst.
Therapie: Chirurgisch.
Hundespulwurm, Toxocara canis (selten), kann zu Fieber, Lungen-
infiltraten, Leberschwellung mit Hyperglobulinämie, Eosinophilie,
Leukozytose führen.
Peitschenwurm (Trichocephalus dispar) (selten) befällt den Dick-
darm und verursacht Tenesmen, Darmblutung, Anämie. (Mikrosko-
pischer Ei-Nachweis im Stuhl.)
Therapie: Hexylresorcin; hohe Thymol-Klystiere (150 ml 0,3 %ig).
(Relativ Therapie-resistent!)
Lamblien sind im frischen, noch warmen Duodenalsaft (gleich nach
Sondierung) mikroskopisch leicht nachweisbar. Können (Nabel-)
Koliken, chronische (leichte) Durchfälle, Anorexie mit Dystrophie
und Leberreizungen verursachen.
Therapie: Acranil, Atebrin.

11. Erkrankungen von Herz und Kreislauf

Die „Herzanamnese" muß unbedingt folgende Kriterien enthalten:
Zeitpunkt der Erstbeobachtung von Symptomen (z.B. Zyanose
[beim Säugling während des Trinkens], Dyspnoe, Stauung der Hals-
venen, Ödeme, Nykturie), Vorkrankheiten (z.B. rheumatisches
Fieber, Angina, Diphtherie, Scharlach: Myokardleiden, evtl. Reiz-
leitungsstörungen).

Paroxysmale Tachykardie (anfallsweises Herzjagen) kann bereits
beim jungen Kinde durch beschleunigte (supra-) ventrikuläre Reiz-
bildung Frequenzen von über 2000 min erreichen (reversible Tachypnoe, Hypotonie und Insuffizienz der peripheren Durchblutung sowie Herz- und Lebervergrößerung).

Prognose: Nicht immer günstig.

Therapie: Digitalis-Sättigungsdosis; Chinidin; Cedilanid, Lanitop,
Lanicor i.v. (EKG-Kontrolle), Ajmalin; bei Kooperation des Kindes
Vagusreiz provozieren: Intensives postexspiratorisches Pressen, kal-
tes Wasser trinken; Vomitus provozieren; Druck auf einen Augapfel
bis zu 30 sec (dabei Herzfunktionskontrolle! *Cave:* Kammerflattern,
-flimmern: Dann *Therapie:* Äußere Herzmassage, Atemspenden;
Adrenalin, Alupent intrakardial! In der Klinik: Defibrillierung).

Akzidentelle, funktionelle Herzgeräusche nicht überbewerten; Kind
nicht zum „Herzpatienten" stempeln; diese systolischen Geräusche
werden beim Aufsetzen leiser als im Liegen.

Diff.-Diagnose: gegen anatomische Herzfehler oft schwierig. Positiver *Amylnitrit-Test:* Wird das Geräusch 30 sec nach Inhalation (2–3
cm von der Nase entfernt) von 0,1 ml (= 1 Brechampulle) Amyl-
nitrit lauter, spricht das für eine akzidentelle Ursache.

11.1. Angeborene Herzfehler

Angeborene Herzfehler (fast 1% aller Neugeborenen!) sind meist
Hemmungsmißbildungen (s. Abs. 6.4., S. 73) und in schweren Fällen
nicht mit dem Leben vereinbar. Ein weiches Systolikum kann auch
ein Anämie-Symptom sein (s. Abs. 12.1., S. 160), das nach deren
Heilung schwindet.
Für die Diagnose eines solchen Herzfehlers ist außer der Prüfung der
peripheren Extremitätenpulse sowie dem Elektro- und Phonokardio-

gramm auch die Röntgen-Herz(fern)aufnahme zur Beurteilung von Lage, Größe und Form des Herzens sowie der großen Gefäße wichtig; dabei ist auch das Ausmaß des vermehrten Lungen-Blutdurchflusses (an der Hilus-nahen Gefäßzeichnung) erkennbar. Mittels der Herzkatheterisierung (von einer großen peripheren Vene aus, unter Röntgen-Kontrolle der jeweiligen Katheterlage) und der Röntgen-Angiokardiographie werden gröbere Herzfehler differenziert und beurteilt (intrakardiale Sauerstoffkonzentrationen und Blutdruckwerte sowie Elektro- und Phonokardiogramme in den verschiedenen Herz- und Gefäßabschnitten; kinematrographischer Verlauf des Abflusses injizierter Röntgen-Kontrastmittel). Auf kinderkardiologischen Fachabteilungen sind solche Untersuchungen bereits beim jungen Säugling möglich.

Grobe Unterteilung in 3 Gruppen: 1) Vitien ohne Nebenschluß der Blutstrombahn (Shunt), 2) Vitien mit (primär azyanotischem Links-Rechts-)Shunt, 3) zyanotische Vitien (mit Rechts-Links-Shunt).

Zyanose tritt auf, wenn 4–5 g% Hämoglobin im arteriellen Blut reduziert sind (demnach bei Anämie später auftretend als bei normalem Hb-Gehalt).

11.1.1. Vitien ohne Shunt. Außer den harmlosen *Herzverdrehungen* oder *-verlagerungen* (z.B. Dextrokardie) gehören hierzu die Stenosen der Herzklappen sowie der Aorta.

Bei der *valvulären Pulmonalstenose* (mit poststenotischer Dilatation) kommt es zur Überlastung des rechten Ventrikels (mit Rückstau in seinem Zuflußbereich; Rechtshypertrophie im EKG und Röntgen-Bild). Klinisch: lautes systolisches Preßstrahlgeräusch über der Pulmonalis und Schwirren, das oft bis ins Jugulum und die Karotiden fortgeleitet ist.

Prognose: In schweren Fällen sehr frühes Herzversagen.

Therapie: Operative Stenosenbeseitigung, notfalls schon beim jungen Säugling. (Im Extremfall dann zwar evtl. lebensrettend; jedoch mit hohem Operationsrisiko belastet.)

Bei der *Aortenstenose* (alle Formen von sub- bis supravalvulär möglich) kommt es zur Links-Hypertrophie, die beim Kinde eine mäßige Stenose noch auszugleichen vermag. Klinisch: Systolikum im 2. ICR rechts; evtl. auch bis ins Jugulum und die Karotiden (rechtssternal oft deutlicher als links) fortgeleitetes (quasi pathognomonisches) Schwirren. Verstärkter Spitzenstoß.

Prognose: Je nach Ausmaß der Stenose. Bei aktiver körperlicher (Über-)Anstrengung kann „Sekundenherztod" eintreten.

Therapie: Körperliche Beanspruchungen vermeiden! Operative Beseitigung der Enge.

(Die supravalvuläre Aortenstenose kann Teil eines [familiären] Syndroms sein, mit Gesichtsfehlbildungen, tiefem Ohrmuschelansatz, Debilität und Vitamin D-überempfindlicher Hyperkalzämie.)

Die nicht seltene *Aortenisthmusstenose* (oft mit anderen Vitien kombiniert) tritt prä- oder postduktal auf: Bei der ersten Form kann der offengebliebene Ductus arteriosus Botalli die distale Mangeldurchblutung teilausgleichen, erbringt aber Zyanose der distalen Regionen; der Blutdruck ist hier erniedrigt, aber der Puls (abgeschwächt) fühlbar. Bei der zweiten Form mindert eine Ausbildung starker Kollateralen (z.B. Kostalarterien) die distale Mangeldurchblutung. Keine Zyanose; Femoralispuls kaum fühlbar. Ferner lauter 2. Herzton (Klappenschluß); meist ist das Stenosegeräusch paravertebral links am lautesten zu hören.

Prognose: Bei erster Form: meist Frühsterblichkeit, bei der zweiten: letale Herzinsuffizienz bei der Mehrzahl der Betroffenen im 3. bis 4. Jahrzehnt. Erhöhtes Risiko bakterieller Endokarditis, Apoplexie und Niereninsuffizienz.

Therapie: Operation ab Klein- bis Schulkindalter (Op.-Risiko unter 5%), bei präduktaler Stenose bereits im Säuglingsalter (dann wesentlich höheres Risiko).

Aortenbogenanomalien mit Einengung der Trachea oder des Oesophagus können entsprechende Beschwerden verursachen.

Prognose: Relativ günstig.

Therapie: Operative Korrektur.

11.1.2. Vitien mit (primär) azyanotischem Links-Rechts-Shunt. *Ventrikelseptumdefekt* ($^1/_4$ aller konnatalen Vitien) mit Überstrom arterialisierten Blutes von der linken zur rechten Kammer. Bei kleinem Wanddefekt: hämodynamisch bedeutungslos; bei großem Foramen und dem niedrigen Druck im kleinen Kreislauf strömt relativ viel Blut vom linken in den rechten Ventrikel; dadurch resultieren Rechtshypertrophie und vermehrter Lungendurchfluß. Bei Erhöhung des

Druckes in der Pulmonalarterie auf den im linken Ventrikel mindert sich der Shuntfluß, es kommt zur Linksinsuffizienz (mit Tachypnoe, Lungenödem), die sich der Rechtsinsuffizienz (Hepatomegalie, Ödeme, Dystrophie) zugesellt. (Überwiegt schließlich der Pulmonaldruck [durch irreversible Gefäßobliterationen], entsteht Shuntumkehr: Rechts-Links mit Zyanose [Eisenmenger-Syndrom]. Dann ist der Operationszeitpunkt verpaßt, weil es jetzt bei Defektverschluß zum Rechtsversagen [infolge fixierter Rechtshypertonie] durch Ausschaltung des bisherigen „Überdruckventils" käme.)

Prognose: Bei rechtzeitiger Operation relativ günstig.

Therapie: Kleine Defekte bedürfen keiner besonderen Behandlung. Große Defekte: Ggf. schon im Säuglingsalter Palliativ-Operation durch Bändelung der Pulmonalarterie (zirkuläre Drosselung, um den Lungen-Blutstrom zu mindern); später im Kleinkindalter (unter Einsatz der „Herz-Lungen-Maschine") Defekt-Verschluß (evtl. mit Kunststoffprothese) und Entfernung der Pulmonaldrosselung.

Vorhofscheidewanddefekte im Primärseptum (AV-Klappen-nahe) oder im Sekundärseptum (Mitte des Septums [unabhängig vom Foramen ovale]). Bei größeren Defekten fließt relativ viel Blut von links nach rechts und führt zur Hypervolämie im rechten Ventrikel und vermehrtem Lungendurchfluß (EKG: Rechtstyp; Röntgenbild: starke Lungen-Gefäßfüllung).

Prognose: Relativ gut.

Therapie: Operativer Defektverschluß. (Bei Septum primum-Defekt erhöhtes Risiko.)

Ductus arteriosus Botalli apertus verursacht das (praktisch pathognomonische) systolische bis diastolische „Maschinengeräusch" infolge dauernden Überstroms von Blut aus dem „Aortenwindkessel" in die demgegenüber hypotone Pulmonalarterie. Oft Schwirren parasternal links (im 2. und 1. I.C.R. bis zum Jugulum). Linksüberlastung des Herzens durch Volumenüberforderung. Hohe Blutdruck-Amplitude. Röntgenologische Herzvergrößerung mit vorspringendem Pulmonalbogen und vermehrtem Lungendurchfluß. Klinisch dazu Dyspnoe, vermehrt Lungeninfekte; Gedeihstörungen.

Prognose: Ohne Operation hohe Mortalität im Erwachsenenalter (Herzinsuffizienz, Endokarditis).

Therapie: Operation: Unterbindung und Durchtrennung des Ductus im Säuglings- bis Kleinkindalter (Operationsmortalität gering).

(Nach evtl. Shuntumkehr Rechts-Links ist Operationszeitpunkt verpaßt, wie beim Ventrikelseptum-Defekt.)

11.1.3. Zyanotische Vitien (mit Rechts-Links-Shunt). Diese werden in solche mit *vermindertem* und mit *vermehrtem Lungenblutdurchfluß* unterteilt. Zur ersten Gruppe gehört die *Fallotsche Tetrade* (häufigstes zyanotisches Vitium) mit Pulmonalstenose, Ventrikelseptumdefekt, über dem Defekt reitender Aorta und Hypertrophie des rechten Ventrikels. Das Ausmaß der Pulmonalstenose bedingt die Rechts-Links-Shuntgröße und damit die Zyanoseintensität und den Schweregrad insgesamt. (Bei zusätzlichem Vorhofscheidewand-Defekt bezeichnet man sie als Fallotsche Pentade.) Weitere Symptome: Dys-, Tachypnoe bei schon geringer Belastung (Hockstellung!), Trommelschlegelfinger, Uhrglasnägel, Polyglobulie, kardialer Minderwuchs, lautes Systolikum über dem Defekt; röntgenologisch: Runde, gehobene Herzspitze und helle (relativ blutleere) Lungenfelder; EKG: Rechtshypertrophie.
Prognose: Ohne Operation schlecht.
Therapie: Beim jungen Kinde Palliativ-Operation nach Blalock-Taussig (Anastommose zwischen einer A. subclavia mit einem Pulmonalis-Ast bzw. dem Truncus pulmonalis); Totalkorrektur ist heute im Schulkindalter möglich!
Bei der (seltenen) *Trikuspidalatresie* mit Vorhofscheidewand-Defekt und Linkshyper-, Rechtshypotrophie der Kammern besteht manchmal ein offener Ductus Botalli oder Ventrikelseptumdefekt, wodurch die Arterialisierung des Blutes ermöglicht wird.
Therapie: Bei Fehlen eines solchen Shunts Palliativ-Operation für einen künstlichen Links-Rechts-Shunt.
Zu den zyanotischen Vitien mit *vermehrtem* Lungenblutdurchfluß gehört der *Truncus arteriosus communis,* ein gemeinsamer, über einem hohen Ventrikelseptum-Defekt reitender Arterienabgang, der sich erst später in Aorta und Pulmonalis teilt.
Die *Transposition der großen Gefäße* (Aorta aus rechtem, Pulmonalis aus linkem Ventrikel) ist nur dann mit dem Leben vereinbar, wenn ein Shunt (Septumdefekt, offener Ductus Botalli) die 2 sonst voneinander getrennten Kreisläufe verbindet. – Besteht ein solcher nur insuffizient, kann therapeutisch die Notoperation (mittels eines Ballon-Herzkatheters das Foramen ovale der Vorhofscheidewand

größer aufreißen [Rashkind]) überlebensrettend sein. Später ist die operative Totalkorrektur möglich.

Prinzipiell können heute *alle* Operationen angeborener Herzfehler auch in *Deutschen* Herzzentren durchgeführt werden!

11.2. Erworbene Herzfehler

Häufigste Ursache sind rheumatische Erkrankungen (Symptomatik wie beim Erwachsenen). Bei *Mitralinsuffizienz* (häufigster Fehler) ein holosystolisches Geräusch und Linksvergrößerung, bei *Mitralstenose:* spät-diastolisches, später auch präsystolisches Geräusch an der Spitze mit Vorhofhypertrophie links und Rückstau in die Lungenvenen bis zur rechten Kammer; oft beide Fehler kombiniert (Röntgenbild: Mitralkonfiguration: vorspringender Pulmonalbogen, Herztaille verstrichen; Rechtsverbreiterung); Blutdruck erniedrigt, mit kleiner Amplitude.

Aorteninsuffizienz (beim Kinde seltener): Diastolisches Decrescendo-Geräusch linkssternal und „hebender" Spitzenstoß; systolischer Blutdruck erhöht, diastolischer erniedrigt (Kapillarpuls unter den Fingernägeln!).

Aortenstenose: Lautes Systolikum über der Klappe, „hebender" Spitzenstoß, aber kleine Blutdruck-Amplitude. Bei beiden Aortenfehlern starke Linksvergrößerung des Herzens (Röntgenbild: „Enten"- oder „Schuhform").

Prognose: Im allgemeinen gut.

Therapie: Anfangs, speziell bei Insuffizienzzeichen (z. B. Dyspnoe, Zyanose, Leberstauung, Ödeme [besonders an den Beinen], Bronchitis): Strenge Bettruhe, leichte Kost (Obst), Ein-Ausfuhrbilanz der Flüssigkeit. Digitalisierung (volle Dosis, aber: *Cave:* Kumulation!), später — 48 Std nach Absetzen des Digitalis — evtl. Übergang auf Strophantin. Diuretika zur Ödemausschwemmung (*Cave:* Quecksilberpräparate: Gefahr der Feerschen Akrodynie!). Ggf. Sedativa.

Später Vermeidung von Überlastungen (keinen Spitzen- oder Wettkampfsport, aber dosiertes Training, besonders Gymnastik). Großzügiger, frühzeitiger Infektschutz mit Sulfonamiden und Antibiotika.

Rheumatische Endokarditis (meist als typischste Manifestation einer rheumatischen [Pan-]Karditis): Knötchenförmige Auflagerungen an den freien Klappenrändern, *bakterielle Endokarditis* (meist Streptococcus viridans): Bakteriendurchsetzte Auflagerungen, sekundär Ulzerationen. Bevorzugt bei rheumatisch veränderten Klappen und konnatalen Vitien (offener Ductus Botalli!) können bakterielle Infektionen zur *Endokarditis lenta* führen, schleichend, mit Fieber und Abgeschlagenheit beginnend; beschleunigte BSG, Milzschwellung, Petechien, Nephritis, Sepsis mit Embolien, Pneumonie, Abszessen und Anämie (Blutkultur!).

Prognose: Heute nicht mehr infaust.

Therapie: Strenge Bettruhe! Sedativa. Hochdosiert Breitband-Antibiotika (Erregerresistenz testen!) und Sulfonamide bis zur Normalisierung der BSG. Fokussuche und -sanierung (Zähne, Tonsillen, Nebenhöhlen, Appendix, Gallenblase!).

Angeborene *Endokardfibrose* (bevorzugt links) ist oft mit Herzfehlern kombiniert, ätiologisch unbekannt: Verdicktes Endokard, oft einschließlich Klappen. Säuglinge rasch zyanotisch (beim Trinken, Schreien), dyspnoisch (Röntgenbild: Kugelform des Herzens). Keine obligaten Herzgeräusche, aber Hepatomegalie.

Prognose: (Meist) infaust.

Therapie: Versuch mit Kortikoiden, γ-Globulin, Digitalis meist vergeblich.

11.3. Myo- und Perikard-Erkrankungen

Die rheumatische sowie die infektiöse *Myokarditis* (Scharlach, Diphtherie, Poliomyelitis, Enzephalomyokarditis, Grippe) führen zu Dysrhythmien (Tachykardie, Extrasystolie, Galopprhythmus). Im EKG Störungen verschiedenster Art im QRS-, ST- oder/und T-Bereich. Schon vor der klinischen Manifestation: Mattigkeit, Dyspnoe, niedriger Blutdruck (Puls weich), Herzdilatation mit Systolika (infolge relativer Klappeninsuffizienz), letztlich Herzinsuffizienz (Lebervergrößerung, Stauungsödeme u.s.w.).

Prognose: Meist gut; günstige Reparation. (Die früher gefürchtete Diphtherietoxin-Karditis [plötzlicher Herztod] heute/jetzt verschwunden.)

Therapie: Strenge Bettruhe; Sedativa; leichte Diätkost, evtl. Sondenernährung in zahlreichen, kleinen Portionen (salzfrei, wenig Flüssigkeit in bilanzierter Dosierung); Strophantin, Digitalis (EKG-Kontrolle!). Ggf. Sauerstoffzugabe zur Atemluft; evtl. Saluretika.

Kaliummangel-Störungen s. Abs. 8.5., S. 113, Abb. 22.

Perikarditis ist meist Folge einer rheumatischen Karditis oder einer eitrigen (hämatogenen oder Durchwanderungs-) Infektion, bevorzugt von Nachbar-Organen; bedingt Herzschmerzen und zunehmende Dyspnoe; initiales Reibegeräusch, Herztöne werden zunehmend leiser (seröser oder eitriger Erguß), Blutdruck sehr niedrig; Puls wird kleiner und fliegend. Die Herzkompression bedingt Stauungssymptome; Röntgenbild zeigt stark vergrößerten, dreieckigen Herzschatten ohne sichtbare Pulsation. Im EKG: Gehobenes ST.

Prognose: Bei rheumatischer Genese relativ günstig, jedoch narbigschwielige Verwachsungen bzw. Vernarbungen der Perikardblätter möglich, evtl. chronische Stauungszeichen (mit Lebervergrößerung, -Zirrhose und „Zuckerguß" sowie Aszites und Milzvergrößerung). Bei eitriger Ätiologie meist tödlich.

Therapie: Strengste Bettruhe; evtl. Sedativa. Hochdosiert Breitband-Antibiotika *und* Sulfonamide. Digitalis, Strophantin! Abpunktieren des Ergusses. (Evtl. Kortikoide im Vernarbungsstadium.) Bei „Panzerherz"-Bildung operativer Kardiolyse-Versuch gerechtfertigt.

11.4. Periphere Kreislaufstörungen

Periphere Kreislaufstörungen (orthostatischer Kollaps) infolge Vasolabilität (besonders in Pubertät) werden oft fälschlich als „Herzschwäche" gedeutet und beruhen auf Fehlregulation mit „Versakken" des Blutes in herabhängende Körperpartien. Die Kinder sind „pathologisch müde", sehen verfallen, blaß aus, haben oft Kopfschmerzen, werden ohnmächtig (Blutleere im Gehirn). Die Hände sind kühl, der Puls jagend, dünn, leicht unterdrückbar. Der sogenannte „Schellong"-Test (besser: RR-Kontrolle nach 3–5 min Stehen) zeigt typischen Blutdruckabfall vom Liegen zum Stehen.

Diff.-Diagnose: Hypoglykämie.

Prognose: Gut.

Therapie: Ruhe; mehrmals täglich flach liegen (besonders nach dem Essen); öfters kleinere, leichtverdauliche Mahlzeiten (bevorzugt auch Obst, Gemüse). Roborierende Allgemeinmaßnahmen. Medikamentös: Akrinor, Amphodyn retard, Depot-Effortil, -Novadral, Peripherin u.s.w.

Akuter *Kollaps* und *Schock:* Therapie durch Kreislauf-Volumen-auffüllung und ggf. Unterstützung der Herzkraft (Strophantin, Digitalis usw.; evtl. Cortison; Noradrenalin) entsprechend wie beim Erwachsenen (vergl. Abs. 5.2.1., Tabelle 23, 24, S. 58, 59; Abs. 6.2.3., S. 70).

12. Krankheiten des Blutes und der blutbildenden Organe

12.1. Anämien

Anämien können auf Hämoglobin-Anomalien (z.B. Sichelzellanämie), Eisen-Mangel (große Verluste [z.B. Blutung], mangelhaftes Angebot [z.B. Milch-, Mehlnährschaden], insuffiziente Resorption [z.B. Zöliakie], Fehlverwertung [z.B. Hämosiderose], was diff.-diagnostisch abgeklärt werden muß), toxischen oder angeborenen Schädigungen bzw. Überempfindlichkeit der Erythrozyten (z.B. Bleivergiftung, Blutgruppenunverträglichkeit, Cooley-Anämie), Parasitenbefall (z.B. Malaria), hypo- bzw. aregeneratorischer Knochenmarksschwäche (z.B. nach Chloramphenicol-Medikation; bei Leukose) u.a.m. beruhen.

Die *pseudoleukämische Jaksch-Hayem-Anämie* des jungen Kindes ist eine regenerative Reaktion der kindlichen Erythropoese auf eine *sekundäre Anämie* schlechthin (z.B. Eisen-, Vitaminmangel-, Ziegenmilchanämie; Lues connata, Infektanämie, Verwurmung) mit Reaktivierung extramedullärer (fetaler) Blutbildungsstätten: Polychromasie, Erythroblasten im peripheren Blut, Leukozytose, Hepatosplenomegalie (oft kombiniert mit Anorexie und Rachitis). Auch eine *hypochrome Anämie* kann eine solche Sekundärform (z.B. bei Eisenmangel) sein (Hämoglobin bis unter 6,5 g%). Bei der *Scheinanämie* ist das Blutbild in Ordnung, lediglich die Gefäßkapillaren liegen in tieferen Hautschichten (bei pastösen Kindern) und lassen den Blutfarbstoff nicht durchschimmern.

Diff.-diagnostisch ist die Bestimmung des „Färbeindex" wichtig (F.I. = $\dfrac{\%Hb}{2 \times 10 \times Mio.\,Ery}$); 1,0 = normal, unter 1,0 = Eisenmangel, über 1,0 = Erythrozytenreifungs-Störung. Besser ist das moderne Kriterium des absoluten Hb-Wertes pro Erythrozyt: Normal (28–) 30–34 γγ.

Prognose: Gut.

Therapie: Ätiologie-entsprechend; Obst, Gemüse; Vitamine; Fe-Präparate.

Synonyma bzw. Umrechnungen:
μl = cmm = mm^3

$$1\ \gamma = 1\ \mu g\ (\text{Mikrogramm}) = \frac{1}{1000}\ mg = \frac{1}{1\,\text{Mio}}\ g = 1 \times 10^{-6}\ g$$

$$\frac{1}{1000}\ \gamma = 1\ ng\ (\text{Nanogramm}) = 1 \times 10^{-9}\ g$$

$$1\ \gamma\gamma = 1\ pg\ (\text{Pikogramm}) = \frac{1}{1\,\text{Mio}}\ \gamma = 1 \times 10^{-12}\ g$$

$$\frac{1}{1000}\ \gamma\gamma = 1\ fg\ (\text{Femtogramm}) = 1 \times 10^{-15}\ g$$

Hypo- oder *aregeneratorische Anämien* (z. B. nach Blutaustauschtransfusionen bei M. h. n. (s. Abs. 6.5.2., S. 76) sowie Blutverlustanämien.

Prognose: Gut bei rechtzeitiger Behandlung (aber: Verluste ab $^1/_3$ des Normalvolumens sind tödlich).

Therapie: In schweren, akuten Situationen (Hämatokrit-Wert zur Schnellorientierung: s. Abs. 1.6.2., Tabelle 6, S. 19): Bluttransfusion. Bis zum Vorliegen „passender" Blutkonserve: Plasmaexpander, Infusionslösungen (s. Abs. 5.2.1., Tabelle 23, 24; S. 58, 59). In leichten Fällen: Eisenmedikation (beim jungen Säugling parenteral).

Bei *Infektanämie* wird das für den Hb-Aufbau erforderliche Eisen vom RES zur Infektabwehr (?) abgezogen. (Dabei evtl. passager weiches Herz-Systolikum.)

Prognose: Gut. Meistens Spontannormalisierung.

Therapie: In stärkeren Fällen: Eisenmedikation. Vitaminreiche Kost (Obst, Gemüse). In schweren Fällen evtl. Bluttransfusion.

Frühgeborenen-, Neugeborenen-Anämien s. Abs. 6.1.2. bzw. 6.2.3., S. 66 bzw. S. 70.

Hämolytische Anämien können infolge agglutinierender bzw. blokkierender Antikörper bei Blutgruppeninkompatibilität (z. B. Rhesus-Faktor, s. Abs. 6.5.2., S. 76), Medikamenten-Unverträglichkeit (z. B. Sulfonamide, Vitamin K [„Innenkörperbildung"], Chinin [„Schwarzwasserfieber"]), toxischer Hämolysine (z. B. Pilz-, Schlangengifte), familiärer Leiden (z. B. Thalassämie Cooley, Sichelzellanämie) bzw. durch pathologisch gesteigerten Blutabbau in der Milz (Szintigraphie mit radioaktiv markierten, körpereigenen Erythrozyten zeigt Abbaustätte) auftreten. Bei allen diesen Anämien sind Leber und Milz vergrößert und Gallenfarbstoffe im Blut (Ikterus), Stuhl und Harn vermehrt, in schweren Fällen Hämoglobinurie. Kompensatorisch oft starke Erythroblast- und Retikulozytämie (s. Abs. 1.6.2., Tabelle 6, S. 19), häufig mit Leukozytose (evtl. auch „Linksverschiebung"). Bei chronischer Hämolyse Erythrozyten-Überlebenszeiten bis nur 4–3 Wochen (normal 120 Tage), manchmal vom Kranken ohne Therapie spontan einreguliert (dabei Hb und Erythrozyten unter normalem Niveau).

Kugelzellanämie (familiärer hämolytischer Ikterus): Dominantes Erbleiden mit Resistenzänderung der Erythrozyten gegen hypotone Kochsalzlösung (Hämolyse bei 0,6–0,7% NaCl [normal: 0,46–0,42% bis 0,32–0,28%]). Diese Sphärozytolyse tritt schubweise auf mit Remissionen und (bevorzugt bei Infekten) Krisen mit Knochenmark-Erschöpfung (trotz -Hyperplasie). Die Kinder bleiben kleinwüchsig; große Milz, Retikulozyten-Krisen bis über 30‰.
Prognose: Dubiös.
Therapie: Eisenmedikation; notfalls Bluttransfusion. Kortikoide versagen hier meist. Evtl. Milzexstirpation (nach Szintigraphie).
Akute hämolytische Anämie (Lederer-Brill): Autoantikörperbildung gegen die eigenen Erythrozyten (z. B. bei manchen Virusinfektionen: z. B. Hepatitis, Coxsacki, infektiöser Mononukleose); kann nach einigen Wochen spontan abklingen; beginnt oft akut mit hohem Fieber, Erbrechen, Darmkoliken (wie Virusinfekt!).
Prognose: Bei rechtzeitiger Therapie: gut.
Therapie: Absetzen evtl. unverträglich scheinender Medikamente. Bluttransfusion. Kortikoide unter Antibiotika-Abschirmung.
Panmyelophthise verursacht eine (normo- oder hyperchrome) Anämie mit Leukopenie. Durch Markhemmung werden nicht genügend Erythrozyten reif bzw. ins Blut ausgeschwemmt. (Retikulozyten im Mark unter 5–10‰.) Ursache der Markhypo- oder -aplasie oft unklar (Chloramphenicol; Sulfonamide; Zytostatika; Infektionen; Strahlenschäden o. a.).
Prognose: Ungewiß.

Therapie: Absetzen möglicherweise „toxischer" Medikamente. Kortikoide bei Antibiotikaschutz. Folsäure, Vitamin B_{12}. Evtl. Bluttransfusionen.

Perniziöse Anämie ist beim Kinde sehr selten. Die *Ziegenmilchanämie* ist etwa ihr morphologisches Äquivalent mit Hyperchromie und Megaloblasten im Knochenmark; meist starke Dyspepsie, Dystrophie, Hepatomegalie. Ursächlich Folsäure-, aber auch Vitamin B_{12}-Mangel möglich.

Prognose: Gut.

Therapie: Folsäure und Vitamin B_{12}. Evtl. Leberextrakte. In schweren Fällen einleitend Bluttransfusion. Die Ziegenmilch in der Nahrung für das Kind durch Kuhmilch ersetzen.

Plethora vera (Polyzythämie) ist bei Kindern selten, nur als Exsikkose-Folge (s. Abs. 8.5., S. 112, Abs. 10.2.1., S. 130) oder bei manchen angeborenen Herzfehlern (s. Abs. 11.1.3., S. 156) bzw. normalerweise auch in der Frischgeborenen-Periode (s. Abs. 1.6.2., S. 19).

12.2. Blutungsübel und Hämorrhagien

Zur normalen Blutgerinnung gehören außer den 4 Thrombozytenfaktoren und Vitamin K (für Faktor II-, IX- und X-Bildung) die in der Tabelle 34 aufgeführten Faktoren (von denen III, IV, VII und X im Gewebe [Thrombozyten] *und* Plasma enthalten sind). Fehlt einer dieser Faktoren oder wird er gehemmt (z.B. durch Heparin, Natriumzitrat), ist die Gerinnung gestört. Bei Verlängerung der *Blutungszeit* (normal: 1–3 min): Thrombo*penie* oder (bei deren Normalzahl: s. Abs. 1.6.2., S. 20) -*pathie*.

Ist die *Gerinnung* (normal: 4–7 min) verlängert: Störungen von *Plasmafaktoren* (s. Abb. 28, S. 166); bei Mädchen bedeutet das praktisch nur Faktor V, VII oder X. (Bestimmung der Einzelfaktoren sehr kompliziert; bleibt Speziallaboratorien vorbehalten.)

Auch *Gefäßwandschäden* (z.B. allergisch, toxisch, Vitamin C-Mangel, „Kapillarbrüchigkeit") können eine Hämorrhagie verursachen.

Therapie: Im „Idealfalle" spezieller Ersatz des fehlenden Faktors (s. Tabelle 35). Sonst bei äußeren Blutungen: Thrombin-Präparate lokal; bei Magenblutung: Schluckthrombin; bei Blutungen in die Mundhöhle: Hämostyptikum lokal kaum längere Zeit wirksam, weil Zunge und Speichel das Präparat wegwaschen. Intern: ACC 76,

Tabelle 34. Blutgerinnungsfaktoren

Faktor	Hauptname	Häufige Synonyma	Mangelzeichen	Häufigste Lokalisation der Erstblutung	Erstmanifestation meistens im Alter von	Erbgang	Besonderheiten	Faktor
I.	Fibrinogen	(hier veraltet: Plasmin)	keine Blutgerinnung (Afibrinogenämie: sehr selten)	Nabel	Neugeborenen	Rezessiv autosomal	Unterschiedliche Qualitätsmerkmale	I.
II.	Prothrombin		Prothrombinzeit (Quick) verlängert	Verletzungswunden	Kleinkind	Rezessiv autosomal	Quick-Zeit 15–20 sec. Plasmafaktor	II.
III.	Thrombokinase	Thromboplastin					In Gewebe *und* Plasma	III.
IV.	Calciumionen		Nie bis zur Blutung führender Mangel					IV.
V.	Proaccelerin	Plasma-Ac-Factor; labile factor	Parahämophilie	Nasenschleimhaut	Kleinkind	Rezessiv autosomal	Nicht im Serum nachweisbar	V.
VI.	Accelerin							VI.

VII.	Proconvertin/ Convertin	Serum prothrombin conversion accelerator; Autoprothrombin I; stabile factor		Nasen-schleimhaut	Kleinkind	Rezessiv autosomal		VII.
VIII.	Antihämophiles Globulin A (AHG)	Antihemophilic factor (AHF); plateletcofactor I; Prothrombokinase	Hämophilie A	Hämatome	Säugling	Rezessiv geschl. gebund.	Nur in Plasma enthalten	VIII.
IX.	Antihämophiles Globulin B	Plasma thromboplastic component (P1C); Autoprothrombin II; Christmas-Faktor	Hämophilie B	Hämatome	Säugling	Rezessiv geschl. gebund.	In Serum *und* Plasma enthalten	IX.
X.	Stuart-Prower-Faktor			Nabel, Magen-Darmkanal, Vagina	Neugeborenen			X.
XI.	Rosenthal-Faktor	Plasma thromboplastin antecedent (P1A)	Hämophilie C	Verletzungswunden	(Klein)-kind	Dominant autosomal (Fast nur bei Juden)	Vorphasen-Faktoren aktiver Blutthrombokinase	XI.
XII.	Hageman-Faktor							XII.
XIII.	Fibrinstabilisierender Faktor (FSF)	Fibrinase		Nabel	Neugeborenen			XIII.

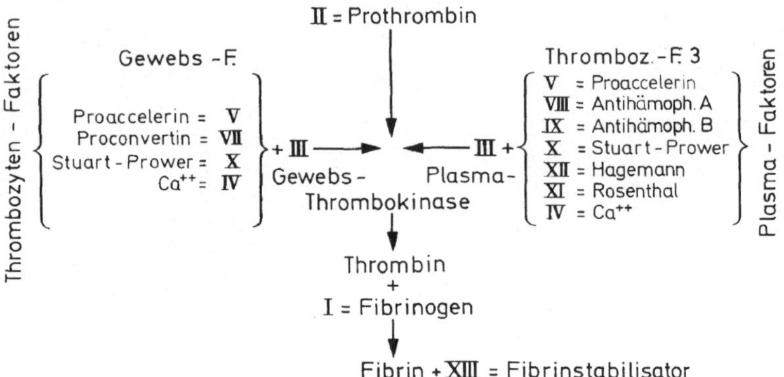

Abb. 28. Schema des Zusammenwirkens der Gerinnungsfaktoren

Tabelle 35. Mögliche gezielte Therapie bei Gerinnungsstörungen

Es substituieren	die	Faktoren							
Frischblut	I	II	V	VII	VIII	IX	X	XI
Konservenblut		II		VII		IX	X	XI
Serum						IX		
ACC 76 – Behring			V	VII		IX		
AHG – Behring (Plasma)					VIII			
Fibrinogen-Behring	I							
Cohnsche Fraktion I	I				VIII			
Konakion		II		VII			X	

Cohn-Fraktion, Vitamin K_1, Plasma-, Serum-, Frischblut-Transfusion (ggf. Thrombozyten-Konzentrat bzw. -Lyophilisat).

Neugeborenenhämorrhagien (Haut, Nabel, Gehirn, evtl. geburtstraumatisch ausgelöst [s. Abs. 6.2.3., S. 70]) entstehen evtl. durch relativen Vitamin K-Mangel (noch fehlt seine Bildung durch eine Darmflora) und werden durch funktionelle Unreife der Leber unterhalten, in der mit Vitamin K Prothrombin aufgebaut werden soll (Prothrombin- und Gerinnungszeit verlängert). Diese Tendenz klingt spontan nach 1–2 Wochen ab. Ähnliche Hypoprothrombinä-

166

mien später bei Malabsorptions-Syndrom (z. B. Zöliakie), Darmbakterien-vernichtender Antibiotika- oder Sulfonamid-Behandlung oder Leberfunktions-Störungen möglich (Blutungszeit, Retraktion des Blutkuchens, Thrombozytenzahl dabei normal!).

Prognose: Meistens gut.

Therapie: Prothrombinkomplex, Vitamin K_1; bei Melaena: notfalls Bluttransfusion.

Die Blutungsbereitschaft des Frischgeborenen kann außerdem eine *Verbrauchskoagulopathie* sein: Um eine intravasale Blutgerinnung (Thrombose) zu vermeiden, besitzt der Organismus Gerinnungshemmer im Blut (Antithrombin, -thrombinokinase) sowie zur Auflösung (zu viel) gebildeten Fibrins: aus Plasminogen aktiviertes Plasmin. Ist durch ein übermäßiges Blutgerinnungserfordernis die Nachbildung der Gerinnungsfaktoren (einschließlich Thrombozyten) erschöpft, überwiegt die Fibrinolyse und bedingt anhaltende Blutungen (z. B. auch beim [seltenen] Riesenhämangiom Kasabach-Merritt des Neugeborenen, Waterhause-Friderichsen-Syndrom und der thrombotisch-thrombozytopenischen Purpura Moschcowitz).

Prognose: Kann sehr ernst werden.

Therapie: Heparinisierung. ε-Aminocapronsäure. Anti-Schock-Behandlung (mit Kortikoiden, Volumen-Auffüllung).

Hämophilie (A und B) ist eine männlich geschlechtsgebundene, rezessiv erbliche Blutungsbereitschaft. (Frauen sind Konduktorinnen; ganz selten auch Bluterin: Wenn Vater Bluter plus Mutter Konduktorin.) In schwersten Fällen Blutungsneigung bereits beim Neugeborenen manifest (wenn Faktor VIII bzw. IX unter 3–2% der Normalaktivität)! Traumatisierung ursächlich für eine solche Blutung notwendig: subkutane, intramuskuläre, teilweise sehr ausgedehnte Hämatome; Blutergüsse in eine Körperhöhle bzw. Gelenke („Blutergelenke"!); seltener Organ- oder größere Wundblutungen, jedoch Sickerblutungen nach Zahnextraktion, Mundverletzung (Zungenbiß). Gerinnungszeit enorm verlängert, Prothrombinzeit normal.

Prognose: Quoad sanationem: schlecht (obwohl Milderung im Erwachsenenalter). Lebenserwartungen heute deutlich gebessert, obgleich Todesfälle vorkommen; Blutergelenke mit (Teil-) Versteifungen häufig.

Therapie: Bei Wundblutungen möglichst nur lokal Hämostyptika, Tamponaden bzw. Druckverband (evt. Elektrokoagulation); bei Befall kleiner Gelenke und Gewebsblutungen: Druckverband. Bei ausgedehnten Blutungen, insbesondere in große Körperhöhle und Gelenke: antihämophiles Globulin (Gefahr allmählicher Unverträglichkeitsreaktion!), Cohnsche Fraktion I, Plasma- oder Frischbluttransfusionen. Diese Therapie wegen nur 4–8stündiger Halbwertszeit des Faktors VIII ggf. so lange aufrechterhalten, bis die blutenden Gefäße zuge*heilt* sind (also etwa 5–6 Tage)! Bei großen Gelenken für ca. 3 Wochen Gipsverband, anschließend vorsichtige, aber konsequente Re-Mobilisierung.

Bei Hämophilie B helfen auch Serum-Transfusionen (für 3–4 [–6] Wochen).

Thrombopathie (bei Typ *Willebrandt-Jürgens* auch mit Verminderung der Faktoren VIII und IX gekoppelt) ist eine funktionelle Minderwertigkeit der Plättchen (zahlreiche Untergruppen differenzierbar), bei *essentieller Thrombopenie (Werlhof)* sowie etlichen anderen Typen sind sie (oft bis unter $50\,000/\mu l$) vermindert. Zahlreiche petechiale bis konflurierende Haut- („Leopardenhaut") und Schleimhautblutungen, öfters auch Hämaturie. Positives Rumpel-Leede-Phänomen (Petechien in Ellenbeuge nach venöser Oberarmstauung über 5–10 min); Blutungszeit über 15 min; ungenügende Retraktion des Blutkuchens (Gerinnungs*zeit* normal!). Ätiologie nicht einheitlich: Bei konstitutioneller Schwäche der Thrombopoese im Knochenmark oft nicht ausreifende („blaue") Megakariozyten, die keine Plättchen bilden.

Auch das seltene *Wiskott-Aldrich-Syndrom* geht (neben Ekzem, Infekt-, besonders Otitis-Neigung) mit Thrombopenie einher.

Symptomatische Thrombopenien können medikamentös bzw. toxisch (z.B. Salvarsan; Sepsis, Diphtherie, Röteln, Masern) und bei anderen Blutkrankheiten (z.B. aplastische Anämie, Panmyelophthise bei Leukämie) auftreten; schwerste Form: *Purpura fulminans,* bei der auch eine Verbrauchskoagulopathie mitspielt (nach Scharlach, bei hämorrhagischen Varizellen unter Kortikoid-Langzeitbehandlung z.B. bei Leukämie, Nephrose).

Prognose: Besonders ernst.

Therapie: Bettruhe. Lokal: Tamponade mit Hämostyptika, Cortison unter Antibiotika-Schutz. Notfalls Bluttransfusionen, Thrombozyten-Konzentrate. Evtl. Milzexstirpation. (Vitaminreiche Kost.)

Purpura Typ Schönlein-Henoch ist anaphylaktoid toxisch (meist nach

Strepto- oder Staphylokokkeninfektion) und keine eigentliche Blut-
erkrankung, sondern symptomatisch: An den Streckseiten der (bevorzugt unteren) Extremitäten und Nates ein meistens symmetrisches,
oft petechial bleibendes, hämorrhagisches, schubweise verlaufendes
Exanthem. Blutungs-, Gerinnungszeit, Thrombozyten u.s.w. normal.
Kapillarendothel toxo-allergisch geschädigt, blutdurchlässig geworden (10–14 Tage zuvor ein [oft nur geringer] Infekt). Evtl. Fieber,
Schwellungen und Schmerzen der Gelenke, Ödeme; Schleimhaut-
blutungen (Darmkoliken, Blutbeimengungen zum Stuhl; hämor-
rhagische Nephritis).
Diff.-Diagnose: Erythema exsudativum multiforme (manchmal kaum
abgrenzbar).
Prognose: Gut; evtl. große Rezidivneigung. Bei Nephritis ernster.
Therapie: Calcium („Kapillarabdichtung"), Kortikoide bei antibio-
tischem Schutz; Vitamine C, K, P; Antihistaminika wenig wirksam.
Selten Bluttransfusion notwendig. Bei Darmkoliken: symptomatisch
Analgetika. Eupaco o.ä. Leichte, breiige, vitaminreiche, ballastarme
Diät. (Bei Nepritis entsprechende Nierenschonkost.)

12.3. Leukämien

Leukämien *(Virchowsche Krankheit)* sind ätiologisch noch ungeklärt. (Virustheorie gewinnt an Bedeutung.) Die *akute Leukämie*
kommt bereits beim Säugling vor und verläuft mit verschieden langen Remissionen. Die meisten der Kinder haben massenhaft (bis
90% der Leukozyten) „Paraleukoblasten" (= lymphoide Zellen;
Zugehörigkeit zur lymphatischen oder myeloischen Reihe noch ungeklärt) im Blut, woher der Name „Leukose" hergeleitet ist. Die
restlichen Fälle betreffen die myeloische *(Myelose),* lymphatische
(Lymphadenose), promyelozytäre, monozytäre, eosinophile und
andere Leukämie-Formen. Die Leukose beginnt meist mit zunehmender Anämie und Müdigkeit, manchmal auch unter dem Bilde
eines fieberhaften Infektes mit Knochen- und polyarthritischen
Schmerzen. Leber, Milz und Lymphknoten sind indolent derb geschwollen (bei Befall der Brustlymphknoten: Husten, Dyspnoe). Bei
jungen Kindern oft derbe leukämische Hautinfiltrate. Im Röntgenbild: periostale Verdickung der Schädelknochen (evtl. mit Protrusio
bulbi: Chlorome) und langen Röhrenknochen (Doppelkonturierung;

metaphysäre bandförmige Aufhellungen). Evtl. Schleimhautulzerationen. Später petechiale oder flächige, thrombopenische Haut- und Schleimhauthämatome (Blutungszeit verlängert!), Granulozytopenie, Anämie (Knochenmark-Erschöpfung bzw. -„Verdrängung"). Leukämische (bis über 100000 Leukozyten/µl Blut) und aleukämische Phasen (2000 bis unter 1000/µl) wechseln manchmal miteinander ab. BSG stark beschleunigt. Morphe der Paraleukoblasten (einschließlich Plasmasaum) bei verschiedenen Patienten sehr unterschiedlich. Knochenmarkspunktion (s. Abs. 1.6.2., S. 20) zur Sicherung der Diagnose obligat; bietet typische paraleukoblastische Monotonie.

Diff.-Diagnose: Neuroblastom (Knochenmetastasen!); (benigne) Leukozytosen.

Prognose: Infaust (Exitus durchschnittlich 18–24 Mon. nach Krankheitsbeginn, bei Säuglingen und bei mediastinaler Form rascher).

Therapie: Strahlenbehandlung, Folsäureantagonisten, Mitosehemmer in der leukämischen Phase. Kombinations-Schema (nach PINKEL): Prednisolon und Vincristin; bei Vollremission: Bestrahlungs-Prophylaxe des Hirnschädels; Methotrexat (intrathekal); Puri-Nethol als Langzeittherapie. Bei Rezidiv wie initial; 2. Remission: Endoxan sowie i.v. Methotrexat-Gaben in die Zytostatika einbeziehen. (Therapie auch bei Rezidiv-Freiheit mindestens $2^1/_2$ Jahre durchhalten!) Dosis-Steuerung nach Leukozytenpegel im Blut (2000–3500/µl) einregulieren. Bei Voll-Dosierung: Infektfreie Isolier-Pflege, großzügige antibiotische Abschirmung! Bei Verlust der Wirksamkeit ferner: Daunomycin, l-Asparaginase, Cytosin-Arabinosid i.v. Bei Bedarf Blut- und Thrombozytenkonzentrat-Transfusionen. Im Terminalstadium (starke Schmerzen!) Opiate indiziert. (Therapeutische „Vernichtungsbestrahlung" des Knochenmarks mit folgenden Marktransplantationen hat enttäuscht.)

Chronische Leukämie, selten vor dem Schulkindalter, verläuft wie beim Erwachsenen (Remissionen bis zu einigen Jahren!).

Prognose: Infaust.

Therapie: Myleran, 6-Mercaptopurin haben hier länger anhaltende, aber keine endgültigen Erfolge gezeigt.

Agranulozytose und *Granulozytopenie* infolge toxischer (Benzol, Strahlen) oder allergischer (Pyramidon, Sulfonamide u.a.) Schäden bleiben oft lange symptomfrei, ihre Jugendformen im Knochenmark dabei reichlich vorhanden. Lymphozyten im Blut hier nicht beeinträchtigt. Arzneimittelexantheme und Fieber, in schweren Fällen Ulzerationen der Mund-Rachenschleimhaut. Auch anlagebedingte, *zyklische Granulozytopenien* kommen vor.

Diff.-Diagnose: Infektiöse Mononukleose (Pfeiffer).

Prognose: Manchmal fatal, aber öfter gut.

Therapie: Elimination der Noxe. Bluttransfusion. Leberextrakte, Folsäure-Präparate. Kortikoide unter γ-Globulin- und Antibiotika-Schutz.

Benigne Leukozytosen, z.B. bei akuten, eitrigen Infekten, aber auch vielen anderen Entzündungsreizen: Vermehrung der polymorphkernigen Neutrophilen, evtl. mit gleichzeitig starker Ausschwemmung noch nicht voll ausgereifter Zellen aus dem Mark ins Blut („Linksverschiebung"). Bei bzw. nach Überwindung des Infektes: Rückgang der Leukozytose, relative Zunahme der Monozyten (evtl. auch Plasmazellen) und Eosinophilen („Heilphase"); bei chronischen bzw. Virus-bedingten Infekten (sowie „älterer" Tuberkulose) oft Lymphozytose; bei Typhus, Masern, 3-Tage-Fieber: Leukopenie mit relativer Lymphozytose (bis 90%); bei Keuchhusten: Leukozytose (bis über 20000/μl) mit relativer Lymphozytose (über 80%).

Bei *akuter infektiöser Lymphozytose* kann das Blutbild wie bei Pertussis aussehen (Lymphozytose bis über 90%). Eine *Eosinophilie* tritt bei allergischen Reaktionen auf (z.B. während intrapulmonaler Entwicklung von Askaridenlarven, mit eosinophilem Infiltrat; s. Abs. 10.9., S. 148); Plasmazellen besonders bei Röteln (s. Abs. 16.1.2., S. 201) vermehrt.

12.4. Besondere Erkrankungen der Lymphknoten

Regionäre *Lymphknotenschwellung* als Folge entzündlichen Prozesses (z.B. Pyodermie, Angina) kann durch Einschmelzung zur *eitrigen Lymphnodulitis* führen.

Diff.-Diagnose: Mumps; Toxoplasmose; Tuberkulose; Katzenkratzkrankheit; Malignom.

Prognose: Gut.

Therapie: Antibiotika, Sulfonamide: Vermeiden oft Abszedierung. Lokal: Sollux- oder Rotlicht-Bestrahlung. Warme Leinsamensäckchen; Vaseline-Verband. Bei Fluktuation: Stichinzision (Leukase-Kegel instillieren).

Katzenkratzkrankheit (Maladie des griffes de chat): Virus-bedingte Lymphnodulitis mit geringem Fieber, Schmerzen; öfter Lymphknoten-Abszedierung.
Prognose: Gut.
Therapie: Bettruhe; Wärme; evtl. Vaseline; ggf. Stichinzision.
Generalisierte Lymphknotenschwellung bei *Toxoplasmose* (s. Abs. 16.2.1., S. 209) bzw. *Boeckschem Sarkoid* (s. Abs. 16.6.7., S. 230).
Maligne Lymphogranulomatose Hodgkin beginnt (im Klein- bis Schulkindalter) schleichend mit schmerzloser Lymphknotenschwellung, meist an einer Halsseite oder Achselhöhle, seltener im Mediastinum oder Bauchraum. Höckerig-knollige, oft recht dicke Lymphknotenpakete verwachsen nicht mit der Haut, neigen nicht zur Abszedierung, können jedoch im Brust- oder Bauchraum durch Kompressionseffekt zu Dyspnoe, Stridor bzw. Ileus führen. Unter intermittierenden Fieberschüben Befall weiterer Lymphknotengruppen, auch Milz und Leber schwellen. Diazoreaktion im Harn positiv. Im Blutbild meistens relative Lymphopenie, oft auch Eosinophilie, „Linksverschiebung" der Segmentkernigen; Anämie. BSG stark beschleunigt. Dystrophie bis Kachexie.
Diff.-Diagnose: Bioptisch-histologische Abklärung gegen Sarkom, Leukämie, Tuberkulose, Boecksches Sarkoid: spezifisches Granulationsgewebe mit typisch mehrkernigen Sternbergschen Riesenzellen.
Prognose: Praktisch infaust (binnen 4–6–8 Jahren), wenngleich vereinzelt (Spontan-)Heilungen beobachtet wurden.
Therapie: Exzision erreichbarer Lymphknotenpakete, danach Strahlentherapie. Je nach Stadieneinteilung gleich oder später Endoxan, Velbe, Lost, Zytostatika (Dosis einregulierend, bis Leukozyten 2 000–3 000/µl Blut), antibiotische Abschirmung.
Beim wesentlich rascher verlaufenden *Lymphosarkom* sind die Tumoren mit der Haut verbacken.
Prognose: Infaust.
Therapie: Zytostatika (z. B. Endoxan) und Strahlenbehandlung.
Splenomegalie: Außer bei Blut-Erkrankungen (z. B. hämolytische Anämie; Leukämie) bei infektiöser Mononukleose, Sepsis (weich zerfließliche Milz!), Lues connata (derbe Konsistenz), Miliartuberkulose, Speicherkrankheiten, Galaktosämie, Milz-, Pfortadervenen-Stauung oder -Thrombose.
Banti-Syndrom führt allmählich zu einer derben, ätiologisch oft un-

klaren Milzschwellung. Manchmal Pfortaderstenose, Leberzirrhose; oft nach Infektionen im Abdomen. Splenomegalie bedingt „splenogene Knochenmarkshemmung" mit allgemeiner Blutbildungsschwäche, intermittierendem Fieber, Venenrückstau (Oesophagus-Varizen), Aszites, dazu oft Lebermitbefall und Hyper-γ-Globulinämie.

Prognose: Letzlich ungünstig.

Therapie: Soweit möglich: Stauungsursachen entfernen; evtl. Milzexstirpation. Leicht verdauliche, nicht blähende Kost. Kortikoide probatorisch indiziert. Bluttransfusion. Ggf. Antibiotika.

13. Erkrankungen des Urogenitalsystems

Beim kranken, insbesondere bewußtlosen Kinde auf mögliche Ischurie achten, da Kinder nur selten Beschwerden infolge Blasenüberfüllung angeben (Harnblase perkutieren, deren oberer Pol evtl. bis fast zum Nabel aufsteigen kann). (*Cave:* Verwechslung einer *Ischuria paradoxa* [„Überlaufen"] mit einer normalen Miktion!)

13.1. Benigne Albuminurie

Eine Benigne Albuminurie z.B. bei Exsikkose oder hohem Fieber hört nach deren Abklingen spontan auf. Bei Klein- und Schulkindern ist eine harmlose *orthostatische Albuminurie* (auch orthotische, lordotische, funktionelle, zyklische) nicht selten: Nachtharn eiweißfrei, aber bereits $^1/_2$–1 Std nach dem Aufstehen (besonders bei provoziert lordotischer Lendenwirbelsäulen-Haltung) wird Eiweiß (bis zu 0,5%) im Harn ausgeschieden; bevorzugt bei leptosomen, vasolabilen Kindern (mit Neigung zu Hypotonie, Tachykardie, Ohnmacht, Scheinanämie). Übriger Harnbefund und Nierenfunktionsproben normal. (Dieses Eiweiß fällt aus, wenn der 1:4 mit Wasser verdünnte Harn mit einigen Tropfen 3%iger Essigsäure versetzt wird: „Essigsäure-Körper".) Die definitive Ursache dieser Proteinurie ist noch ungeklärt.

Diff.-Diagnose: Nephrotisches Syndrom, Nephritis.

Prognose: Gut (oft spontanes Abklingen im Erwachsenenalter).

Therapie: Roborierende Maßnahmen.

Proteinurie bei Fanconi-Syndrom mit Funktionsstörung des proximalen Tubulus (s. Abb. 29) s. Cystin-Lysin-Arginin-Urie (bei hypophosphatämisch glykosurischem Zwergwuchs (Abs. 8.3.2., Tabelle 27, S. 103).

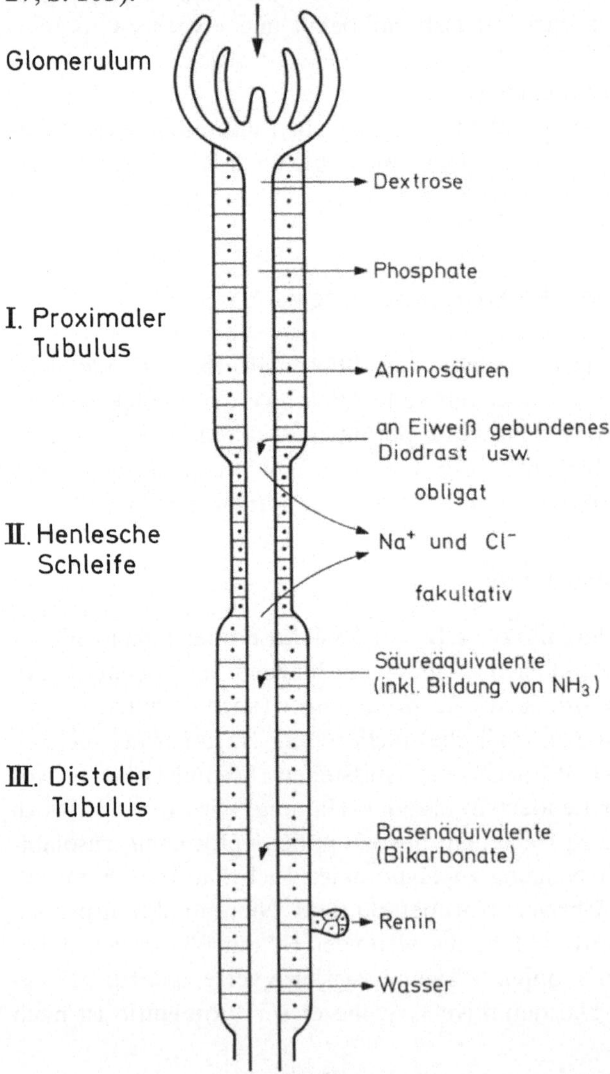

Abb. 29. Schematische Darstellung des Nephrons und einiger seiner Funktionen (nach FANCONI, aus Fanconi/Wallgren: Lehrbuch der Pädiatrie. Basel: Benno Schwabe 1954)

13.2. Nephrotisches Syndrom

Das nephrotische Syndrom, beim jungen Kind auch als genetische, kryptogenetische oder Lipoidnephrose bezeichnet, beruht auf Vorinfektion meist mit (nicht Antistreptolysinbildung induzierenden) Streptokokken oder Pneumokokken: Fibrinoide Verdickung der Basalmembranen in den Glomerula mit vermehrter Eiweißdurchlässigkeit, sekundär: Degeneration der Tubuluseptithelien. Ausgedehnte, „weiche" Ödeme besonders im Gesicht (Augenlider), an den Beinen und der Lendengegend (oft Aszites) infolge Hypoproteinämie bei starker Albuminurie (bis zu rund 5%!). Pathognomonische Eiweißverschiebungen im Serum entsprechen denen beim „enteralen Eiweißverlustsyndrom" (s. Abs. 8.3.1., S. 97); deshalb werden beide Erkrankungen auch als primäre Eiweißstoffwechsel-Störung mit unterschiedlicher Organmanifestierung (!) angesehen: Serumeiweiß-Konzentration sehr weit absinkend, Albumine, β- und γ-Globuline stark vermindert, α_2-Globuline relativ vermehrt; BSG stark beschleunigt. Blutlipide, besonders Cholesterin stark erhöht (bis 300–500 mg%: milchiges Serum), Lipoidurie („Malteserkreuze" im polarisierten Licht). Harnmenge entsprechend der Ödembildung abnehmend, spezifisches Gewicht bis über 1030 (bezogen auf Urometer-Eichung bei 15°C. Pro 3°C, die der Urin bei Bestimmung über 15°C hat, dem abgelesenen Wert ein um 0,001 höheres spezifisches Gewicht zurechnen!). Im Sediment oft hyaline, selten auch granulierte Zylinder. Die Krankheit dauert oft jahrelang, es erfolgen mehr oder minder starke Remissionen. Infolge γ-Globulin-Verminderung neigen die Kinder zu Infekten; dadurch meist Rezidive mit Fieberanstiegen bedingt.

Diff.-Diagnose: Diabetische und andere nephrotische Nephropathien.

Prognose: Bei „reiner" Nephrose meist Heilung; bei Mischformen mit Nephritis: eher schlecht; Restschäden, die evtl. bis zur Urämie führen.

Therapie: Bettruhe. Kortikoide anfangs hochdosiert, später 1–2mal/ Woche um je 5 mg reduzieren, bis die Proteinurie gerade unterdrückt wird, dabei Antibiotika-Schutz; i.v. Ersatz der Bluteiweiße (Serum- und Plasmapräparate wirkungsvoller als nur Albuminlösungen!). Diät: salzarm, solange Ödembereitschaft (Hypoproteinämie) besteht;

eiweiß- (Magerquark, Eier, Fleisch, Fisch), kohlenhydrat-, vitamin-
reich, anfangs fettarm! Gesamtflüssigkeit pro Tag: (solange Ödeme
bestehen) *mindestens* 400 ml plus die der Harn- und Stuhlmenge des
Vortages. Ausgiebige, „großzügige" Sulfonamid- und Antibiotika-
Gaben bei jedem Infekt. Individuelle Cortison-„Erhaltungs"-Dosis
wenigstens 2–3 Jahre lang (bei Rezidivfreiheit!) beibehalten, dann
erst „ausschleichend" abbauen. Fokalsanierung unter Antibiotika-
Schutz notwendig. (Die frühere Masern-Exposition und -Infektion
war nur therapeutischer Notbehelf, bevor Kortikoide zur Verfügung
standen; ist bei Cortison-resistenten Verläufen sinnlos. Dann: Endoxan o. ä. versuchen.) Diuretika fast stets überflüssig.
Bei *lower-nephron-nephrosis* bestehen distale Tubulusschäden (z. B.
nach Verbrennungen, Verschüttungen: „Crush-Syndrom"; Blut-
gruppen-Inkompatibilität) mit schwerem Nierenschock bis zur Olig-
oder Anurie bzw. Urämie. Durch Nierengifte (z. B. Sublimat) kann es
zu (diffuser) *Nephrotoxis* mit Schädigungen aller (proximalen) Tubuli
kommen, infolge Schocks zur *Tubulorhexis* mit unregelmäßig ver-
streuten Tubulusschäden (durch Sauerstoffmangel; je nach örtlicher
Durchblutungsdrosselung) und quantitativen Funktionsstörungen.

13.3. Nephritis

Akute, hämorrhagische (Glomerulo-) Nephritis ist eine (gegen hä-
molysierende Streptokokken [z. B. Scharlach, Angina] gerichtete)
allergische Reaktion mit gesteigerter Eiweiß- und Erythrozyten-
Durchlässigkeit der Glomerula sowie (infolge gestörter Glomerulum-
Durchblutung) verminderter Elimination „harnpflichtiger Substanzen", Wasser und Elektrolyte (besonders Kalium), die in Extrem-
fällen zur Urämie führt. Die Nephritis „haftet" erst bei Kindern ab
etwa 3 Jahren Alter, beim älteren Kinde ist sie eine der häufigsten
Nierenerkrankungen, oft auch mit nephrotischen Symptomen kombiniert. – Sie beginnt mit Fieber, Anorexie, Übelkeit, Blässe, Kopf-
weh; nach Ausbildung „fester" Ödeme (bevorzugt Augenlider;
prätibial) Entleerung blutigen, „fleischwasserfarbenen" Harns, in
dessen Sediment reichlich Erythrozyten, Leukozyten, granulierte und
(einige) hyaline Zylinder sind. Die Proteinurie (bei reiner Nephritis)
übersteigt kaum 300–500 mg%. Durch Wasserretention (Gewichtszunahme!) werden die Ödeme verstärkt. Durch Ausscheidungsin-

suffizienz (von Phosphor- und organischen Säuren) entstehen Azidose und Azotämie (Kreatinin- und Rest-N-Anstieg im Blut). Nieren-Clearance und andere Funktions-Teste sind eingeschränkt. Blutdruck steigt (beim Kleinkind nicht obligat) infolge allgemeiner Gefäßkonstriktionen bis über 200 mm Hg (Herzbelastung!, -Insuffizienzgefahr!). BSG deutlich beschleunigt (ihre Normalisierung gilt als Hauptkriterium der Heilung, die jedoch Wochen bis Monate benötigt).

Diff.-Diagnose: Hämaturie; Herdnephritis; Nephrose.

Prognose: Relativ günstig (je ca. 1% letal bzw. chronisch-degenerativ; rund 10% heilen mit leichten, selten progredienten Defekten).

Therapie: Bettruhe bis zur Normalisierung der Blut-Kreatinin-Werte, der BSG, der Harnbefunde und der Nieren-Clearance. Dann unter laufenden Kontrollen allmählich belasten, aufstehen lassen. Penicillin (anfangs hoch dosiert). Diät: Anfangs kochsalz-, eiweißfrei. Zuerst begrenzte Flüssigkeit (400 ml Minimum plus Ausscheidungsmenge des Vortages) mit 5–10% Dextrose mit Zitronensaft; dann einige Obst(-saft)-Tage, kohlenhydrat- und fettreich (Wasserreis mit salzfreier Sahne oder Qualitätsmargarine), Zwieback. Nach Normalisierung der täglichen Harnmenge und Kreatinin-Konzentration im Blut Kartoffel-Eier-Diät (Eiweiße $^2/_3:{}^1/_3$): 1 g Protein/kg K.-Gew./Tag. (*Cave:* Sulfonamide bei Nierenfunktions-Schäden!) „Herdsanierung" (Tonsillektomie, Zahnextraktionen) unter Penicillin-Schutz. Manchmal Digitalis oder Strophantin erforderlich.

Prognose: Bei Kombination mit Nephrosesymptomen getrübt.

Hierbei *Therapie-Versuch* mit Kortikoiden indiziert.

Löhleinsche Herdnephritis, eine metastatisch-embolische Bakterienverschleppung von einem „Fokus", führt zu geringen, gleichartigen Harnbefunden wie Glomerulonephritis, jedoch nicht zu Blutdruckanstieg oder Ödemen u.s.w., da ein großer Teil der Nephrone intakt bleibt.

Prognose: Gut.

Therapie: Bettruhe, Penicillin; Fokussanierung. Diät nicht erforderlich.

Nephritis bei *Purpura Schoenlein-Henoch* s. Abs. 12.2., S. 169.

Stille Urämie (Azotämie) ist ein Versagen der Nieren-Ausscheidungsfunktion mit Aufstau der stickstoffhaltigen harnpflichtigen Substanzen (Harn-[stoff-]vergiftung): z.B. bei Schrumpfniere infolge chronischer Glomerulonephritis. Anfänglich Allgemeinsymptome wie bei Nephritis; dann Harnfoetor ex ore, Entzündung der Magen-Darm-Schleimhäute (Gastroenteritis) sowie der Serosen (z.B. Peritonitis), Anstieg von Kreatinin und Rest-N (bis über 100 mg%) im Blut. Retention organischer Säuren, Verdrängung der Bikarbonate und somit der Alkalireserven; dadurch Azidose (Kußmaulsche Atmung), Koma; oft Krämpfe.

Diff.-Diagnose: Meningitis; Epilepsie. Coma diabeticum oder hepaticum; Intoxikationen.

Prognose: Ungünstig.

Therapie: Peritoneal- oder Hämodialyse; Aderlaß, Blut-Austauschtransfusion. Zur Diureseanregung Wärme auf Nierengegend; Flüssigkeit (ohne Kalium!). Ggf. Ziel: Nierentransplantation.

Eklamptische, Pseudo-Urämie bei hohem Blutdruck und Ödemen; weitgestellte, lichtreaktionsträge Pupillen, positiver Babinski; Bradykardie, Puls hart; sonst wie bei der stillen Urämie. Starke Reninausschüttung bei mangeldurchbluteten Glomerula und Hypertonie führen zu vasokonstriktorischer Hirnhypoxie und (oft) Hirnödem. Im Blut: Calcium vermindert, Kalium und Phosphat erhöht. Da einige Nierenanteile noch funktionstüchtig sind: keine Azotämie.

Prognose: Im Anfall: dubiös, nach Überstehen: nicht schlecht.

Therapie: Sedierung und Entwässerung! Aderlaß (bis zu 10% des Blutvolumens [= ca. $^1/_{130}$ des K.-Gew.]). Liquor (langsam) ablassen bis Druckausgleich. Calcium i.v., Novocain i.v. oder Periduralanaesthesie! Herz-Kreislaufstützung. Ultima ratio: Operativ (einseitige) Nierendekapsulation.

Auch *Kochsalzmangel* kann ein der *Urämie* ähnliches Bild hervorrufen: Jedoch dabei Blutdruck stark erniedrigt, schlechter Gewebsturgor (Gewichtssturz!), kleine, flache Atmung; Oligo- bis Anurie. Histopathologisch: *hypochlorämische Kalknephrose* (Kalkschollen in Tubuli). Serum-Chlor-Konzentration prüfen!

Prognose: Gut.

Therapie: I. v. Kochsalzzufuhr (10–20 ml 5–10%ig) behebt rasch die bedrohliche Symptomatik.

Oculo-cerebro-renales Syndrom (Lowe), Alport-Syndrom (familiäre Gehör- plus Nierenschäden] und *renaler Zwergwuchs* s. Abs. 8.3.2., Tabelle 27, S. 103. *Diabetes insipidus* s. Abs. 8.6.1., S. 113. Eine *Hämaturie* ist Symptom vieler Erkrankungen, die nicht die Nie-

ren selbst betreffen: z.B. anaphylaktoide Purpura, Blutungsübel,
(Ulkus-)Schleimhautmetaplasie der Blase; Harnsteine u.s.w.

13.4. Erkrankung der ableitenden Harnwege

Erkrankungen der ableitenden Harnwege sind besonders bei jungen
Kindern (Knaben weniger als Mädchen) häufig; hier jedoch Zystitis
und Pyelitis kaum voneinander abgrenzbar. Für *Zystitis* sprechen:
Pollakisurie mit Brennen bei Miktion; viel Schleim im Harnsediment;
für *Pyelitis:* (fast septisch) hohes Fieber, Schmerzen im Nierenlager.
Deshalb werden in dieser Altersgruppe beide Krankheiten oft unter
dem Begriff: *Pyurie* zusammengefaßt: Anorexie, Erbrechen, Fieber,
oft fahlgelbe Hautfarbe. Zur Harnbefundung möglichst nur Mittel-
strahlurin verwenden, auch beim jungen Kinde unschwer zu erlan-
gen.

(Die ersten „Tropfen" Harn am paratgehaltenen sterilen Gläschen vorbei-
laufen lassen; dann bei weiterlaufender Miktion den folgenden Urin auf-
fangen. Bei frisch dazu ausgezogenen, mit leicht gespreizten Beinen auf
dem Rücken liegenden Säuglingen gelingt dieses Verfahren auch relativ gut,
weil durch den Kältereiz am entblößten Abdomen [evtl. zusätzlich leichtes
Blasen auf die Bauchhaut] die Miktion gut ausgelöst wird. Die neuerdings
mancherseits empfohlene suprapubische Blasenpunktion dürfte bei etwas
Geduld kaum eine wirkliche Indikation haben, außer bei bewußtlosen o.ä.
Kindern.)

Im Harnsediment finden sich massenhaft Leukozyten (normal: unter
$15/\mu l$ in gut durchmischtem frischen Harn [s. Abs. 1.8.1., S. 26]) und
ein dementsprechender Eiweißgehalt, reichlich (meist sich noch leb-
haft bewegende) Bakterien, oft auch Erythrozyten; bei (aszendieren-
der) *Pyelonephritis* auch Zylinder sowie eingeschränkte Nieren-
Funktionsproben (z.B. Kreatinin-Clearance).
Diff.-Diagnose: Nephropathie; Nierentuberkulose; bei chronischen
und oft rezidivierenden Pyurien: Mißbildungen, Steine.
Prognose: Gut.
Therapie: Bettruhe. Antibiotika, Sulfonamide je nach Erreger und
Resistenzbestimmung; bis dahin „blind": Breitbandpenicilline,
Bactrim/Eusaprim.
Prophylaxe: Vermeidung nicht streng indizierten Katheterisierens
und dann möglichst steril (einschließlich steriler Handschuhe)!
Kalikopapillitis ist eine Sonderform der kindlichen Pyelitis: (Mikro-)

Hämaturie, Pyurie, ohne glomeruläre Insuffizienz; selten dabei tubuläre Beteiligung. Bei entsprechendem Verdacht (Harn-[sediment-] befund): i.v. Röntgenkontrast-Untersuchung der Nierenbecken (evtl. auch retrograde Pyelographie); im positiven Falle: deutliche Verplumpung der Nierenkelche.

Prognose: Gut, obgleich oft recht langwierig.

Therapie: Sanierung evtl. „Foci"; Antibiotika, Sulfonamide nach Erreger-Resistenzbestimmung, die sich öfters bei der (meist viele Monate) langen Behandlung ändert. Manchmal noch die „alte" Mandelat-Schaukel-Therapie sinnvoll.

Bei chronischer Pyurie und/oder Mikrohämaturie muß stets nach einer evtl. Nierentuberkulose gesucht werden (!), nach Konkrementen, Blutungsübeln, Alport-Syndrom, Vitamin A- sowie C-Mangel.

13.5. Nierenmißbildungen und -tumoren

Bei therapieresistenter bzw. öfters rezidivierender Pyurie nach Konkrementen sowie *Mißbildungen des Nierentraktes* suchen (Röntgen-Kontrastdarstellungen i.v., Blasen-Reflux, retrograd mit Miktionsurogramm: z.B. Zysten, Doppelnieren, Stenose, Aussackungen). Verlegung des Uretervolumens (Stein, Schleimhautfalte) oder Kompressionen (Tumor, atypisches Gefäß) bedingen eine *Hydronephrose;* in der i.v. Röntgen-Kontrastdarstellung manchmal eine monströs erscheinende Ausweitung des Ureters bzw. auch des Nierenbeckens und eine evtl. bereits insuffizient gewordene Nieren-Ausscheidungsfunktion (des i.v. Kontrastmittels).

Prognose: Von Lokalisation und Ausmaß der Veränderung abhängig.

Therapie: Urologochirurgisch.

Zystennieren (erbbedingt) treten beiderseits auf.

Prognose: Dubiös.

Therapie: Hintanhaltung von Insuffizienz oder Infektion. Evtl. Nierentransplantation.

Nierentumoren (bevorzugt embryonalgewebliche Mischgeschwülste) sind nicht selten, z.B. der (maligne) *Wilms-Tumor.* (*Cave:* Jede vermeidbare Palpation, da sie eine Frühmetastasierung provoziert!) Oft bleiben diese Neoplasmen auffallend lang „stumm" und werden evtl. als Zufallsbefunde entdeckt; wachsen raumfordernd-verdrängend und den Bauchumfang stark vergrößernd.

Prognose: Recht dubiös.

Therapie: Operation mit Zytostatika- *und* Strahlenbehandlung. Dennoch bei der Mehrzahl der Patienten binnen 1–5 Jahren Rezidive.

13.6. Erkrankungen der Genitalorgane

Hypo- und Epispadie: Eine angeborene Mißbildung mit Orificium externum an Ober- oder Unterseite des Penis, wobei das Präputium auf der betroffenen Seite gespalten sein kann.

Therapie: Bei stärkerer Dislokation des Orificium oder weit offener Urethra: Operation (evtl. schon im Kleinkindalter).

Wegen der Verklebung des Präputiums mit der Glans des Säuglings (s. Abs. 1.8.2., S. 26) ist eine *Phimose* praktisch erst im Kleinkindalter diagnostizierbar, wenn sich bei der Miktion kein Harnstrahl bildet und das Präputium sich segelförmig bläht. *Paraphimose:* Einklemmung der Glans im zurückgestreiften und nicht reponiblen Präputium.

Therapie: Operation. Bei Phimose möglichst ins höhere Schulkindalter verschieben, um eher plastisch als zirkumzidierend operieren zu können.

Balanitis: Vorhaut-Entzündung (meist bei mangelhafter Hygiene).

Therapie: Feuchte Kamillentee-Umschläge oder physiologische Kochsalzlösung. Nach Abklingen der Schmerzen evtl. stumpfes Lösen der Vorhaut mit Sonde. (*Cave:* Blutungen wegen sekundärer Narbenverwachsungen.)

Blasenhalsstenose (angeboren) oder ein klappenartiger *Ventilverschluß* der Harnröhre blockieren die Miktion; Harnrückstau bis ins Nierenbecken.

Prognose: Entsprechend dem Funktionsausfall der Nieren.

Therapie: Versuch, mit sterilem Katheter das Hindernis zu überwinden; mißlingt das: Operation (Blasenfistel; später Plastik).

Bei *Kryptorchismus (Hodenhochstand)* liegen die Testes in der Bauchhöhle (bzw. im oberen Leistenkanal). Öfter dürfte Hodendysplasie zur Dystopie führen, als umgekehrt!

Prognose: Atypisch liegende Hoden degenerieren leicht.

Therapie: Wenn der Hoden bis zum 3.–4. Lebensjahr nicht im Leistenkanal bzw. in der Skrotalwurzel liegt (Pendelhoden): 1–2 Choriongonadotropin-Kuren (je 12 Injektionen à 1000 I.E., 2 pro

Woche). Bei Ausbleiben des Erfolges: Operation am Ende der 2. Kur.

Hydrozele (Wasserbruch: im durchscheinenden Otoskop-Licht rot aufleuchtend) ist in den ersten 4 Lebensjahren keine Seltenheit; bildet sich meistens spontan zurück.

Diff.-Diagnose: Leistenbruch.

Therapie: Beim Säugling: Hochlagern des Skrotums durch eng zusammengelegte Windel. Schnürende Stauung durch Kleidung vermeiden. Falls monatelang keine Besserung, evtl. Verstärkung auftritt: Punktion, evtl. mehrmals; bei Erfolgslosigkeit: Radikaloperation.

Orchitis (Hodenentzündung) (bevorzugt bei Mumps) ist vor der Pubertät sehr selten.

Therapie: Bettruhe; Hodenhochlagerung; kühle, feuchte, lockere Umschläge; Antibiotika.

Hodentorsion (Stieldrehung) tritt bevorzugt in der Pubertät bei maldeszendiertem Hoden auf. Akut starke Schmerzen und Schwellung.

Therapie: Baldigst operieren! Sonst droht Hodennekrose.

Die *Mastopathia adolescentium (Gynäkomastie)* ist eine hormonelle Dysfunktion der Pubertätszeit bei Knaben.

Therapie: Keine, Spontanrückbildung. (Nur im Extremfall: kosmetische Operation.)

Diff.-Diagnose: Klinefelter-Syndrom!

Zwitterbildungen s. Abs. 8.6.5., S. 117.

Bei Mädchen manchmal vorkommende *Verklebung der Labien* sollte in jungen Jahren stumpf mit der Sonde gelöst werden, da sich später sonst ein Hämatokolpos bildet.

Vulvovaginitis gonorrhoica durch Schmierinfektion (gemeinsames Bad) ist schon beim Säugling möglich. Gonokokken-Nachweis gelingt meist leicht.

Prognose: Gut.

Therapie: Penicillin; Sulfonamide.

Bei unspezifischer Vulvovaginitis sind Fremdkörper (z.B. Oxyuren; Grashalme) auszuschließen (mittels [elektrischen] Otoskops). Trichomonaden möglich.

Therapie: Penicillin; Sulfonamide. Sitzbäder mit Kamille und $KMnO_4$. Bei Trichomonaden: Clont.

14. Hals-Nasen-Ohren-Erkrankungen

14.1. Ohrenerkrankungen

Eine *Otitis externa (Gehörgangsentzündung)* geht von Gehörgangs-
furunkel, Fremdkörper oder Eitersekretion aus dem Mittelohr aus.
Prognose: Gut.
Therapie: Fremdkörperentfernung mittels kleiner Winkelsonde
(nach Schleimhaut-abschwellenden Ohrentropfen); bei Eiterung im
Gehörgang: lokal Penicillin, Chloramphenicol, Tyrothricin mehrmals
täglich. Gazestreifen locker einlegen.
Otitis media (Mittelohrentzündung) ist eine der häufigsten Erkrankungen junger Kinder (infolge der dann noch kurzen, weiten Tuba
Eustachii) als Komplikation vieler grippaler, rhinopharyngealer Infekte, besonders z. B. bei Grippe, Masern, Scharlach, Angina. Starker
Ohrschmerz bei leichtem bis hohem Fieber läßt sich aus dem ständi-
gen Wimmern des Kindes sowie seinem unrastigen Hin- und Her-
drehen des Kopfes vermuten; manchmal dabei Erbrechen, Meningismus. Kleine Kinder greifen oft an das kranke Ohr. Druck auf den
Tragus des Säuglings (bei dem der Gehörgang noch knorpelig ist) löst
starken Schmerz aus. Otoskopisch: Trommelfell ohne Reflex, matt-
verquollen, gerötet, bisweilen vorgewölbt; bei Grippe darauf evtl.
Blutpunkte oder -blasen. Bei Säuglingen nicht selten Spontanperforation mit anschließendem „Ohrenlaufen".
Prognose: Gut.
Therapie: Bettruhe. Örtlich (milde) Wärmeapplikation (*Cave:* Überhitzung des Kopfes!). Lokal: Einträufeln schmerzlindernder Ohrentropfen (bei Trommelfellperforation: Antibiotikalösung). Intern:
Penicilline, Sulfonamide. Bei Vorwölbung des Trommelfells (mit
hohem Fieber und stärkerem Meningismus): Parazentese mit anschließender Antibiotika-Instillation. Bei therapieresistenter Eiter-
sekretion: Erreger züchten, Resistenzbestimmung durchführen, um
gezielt zu behandeln, wie das auch die (heute seltene) *chronische
Otitis media* erfordert. Hierbei täglich sorgfältige Reinigung des
Gehörganges, ggf. mit H_2O_2 3 %ig (*Cave:* Ohrspülungen!).
Diff.-Diagnose: Mittelohr-Tuberkulose.
Wird der Knochen mitbefallen, bildet sich ein Cholesteatom: Operation. Selten kommt es zur *Mastoiditis* mit Schwellung besonders

hinter dem Ohrläppchen, so daß die Ohrmuschel fast senkrecht vom Kopf absteht.

„Okkulte" Mastoiditis kommt vor bei Säuglingen mit schweren (toxischen), rasch zu hochgradiger Dystrophie führenden Ernährungsstörungen, ohne erkennbare typische „Ohrsymptome"! Otologische Röntgen-Spezialaufnahme.

Prognose: Unbehandelt dubiös.

Therapie: (Probe-)Anthrotomie ist kein „schwerer" Eingriff für Säuglinge; kann (indirekt) lebensrettend sein. Breitbandantibiotika (erreichen jedoch manchmal nicht den Mastoidherd).

(Innenohr-)*Schwerhörigkeit* oder *Taubheit* können angeboren sein (z.B. bei Röteln-Embryopathie [s. Abs. 6.4.2., S. 75], Alport-Syndrom [s. Abs. 8.3.2., Tabelle 27, S. 104; Abs. 13.3., S. 178], Kretin [s. Abs. 8.6.3., S. 114], angeborener Lues [s. Abs. 16.4., S. 218]) oder erworben (z.B. nach tuberkulöser Meningitis [s. Abs. 16.6.3., S. 225 u. f.]; Streptomycin-Schädigung). Neuerdings ist mit otologischen Spezialuntersuchungen auch schon beim jüngeren Säugling eine Taubheit erkennbar.

14.2. Rachenerkrankungen

Eine *Pharyngitis (Rachenkatarrh)* des Säuglings kann ein Äquivalent der Halsentzündung älterer Kinder bedeuten. Oft als *Rhinopharyngitis* mit Schnupfen kombiniert: Tonsillen und Gaumensegel entzündlich geschwollen, hochrot; meist (hohes) Fieber, Erbrechen. Verschiedene Formen der *Angina* (katarrhalis, lacunaris, follicularis, ulcerosa) entsprechen denen des Erwachsenen und dauern etwa 1–2 Wochen.

Diff.-Diagnose: Plaut-Vincent-, Scharlach-Angina, Diphtherie, Pfeiffersches Drüsenfieber.

Prognose: Gut.

Therapie: Bei hohem Fieber: Antipyretika-Zäpfchen. Penicillin, Sulfonamide. Ausreichend Flüssigkeit (Säfte, Kindertee) geben; rauhe, „kratzige" Nahrung vermeiden (stimuliert Brechreiz). Bei älteren Kindern: Mund-desinfizierende Lutschtabletten. 2–3 Wochen nach Angina: Harnkontrolle auf Albuminurie (Gefahr eines Nierenschadens).

Kinder vom lymphatischen Status (s. Abs. 7.1., S. 81) neigen zu *rezidivierender Tonsillitis;* die Mandeln sind chronisch hypertrophisch, tief zerklüftet; aus den Krypten läßt sich trübseröses, eitriges Sekret ausdrücken.

Therapie: Bei großen, Dyspnoe auslösenden (als „Fokus" für rheumatische oder Nierenerkrankung anzunehmenden) Tonsillen: Tonsillektomie (evtl. unter Penicillin-Schutz). (Tonsillotomie wegen Regeneration des lymphatischen Gewebes sinnlos.)

Beim *Peritonsillarabszeß* liegt die Eiterung im Gewebe um die Tonsillenfaszie, beim *Retropharyngealabszeß* (nur bei jüngeren Kindern) hinter der Rachenhinterwand (deutlich einseitig!). Sprache kloßig, Schlucken sehr schmerzhaft. Erste Form kann zu „Mundsperre" führen. Diagnosesichernde Palpation unerläßlich (mit „Fingerpanzer"-bewehrtem Finger oder nach festem Anpressen der Kopfseite des Kindes an den eigenen Rumpf und Eindrücken der kindlichen Wange mit langangelegtem Zeigefinger zwischen seine weitgeöffneten Molarenreihen).

Prognose: Gut.

Therapie: Im Stadium der Infiltration: Antibiotika, Sulfonamide; bei deutlicher Fluktuation: Stichinzision mit spitzem Skalpell (ab $^1/_2$ cm von der Spitze mit Leukoplast umwickelt!). (Wegen Aspirationsgefahr: keine Anästhesie, sofort nach Inzision kindlichen Kopf tiefhalten, Gesicht nach unten).

Angina Plaut-Vincent (anaerobe Spirochäten und fusiforme Bakterien) führt zu (meist einseitigem) grauweiß schmierig überzogenen Tonsillenulkus, evtl. auf Gaumenbögen, Uvula, Wangen- und Zahnfleischschleimhaut übergreifend. Die Eitermembran ist leicht (!) wegwischbar, Geschwür sehr schmerzhaft; regionäre Lymphknoten geschwollen. Starker Foetor ex ore.

Diff.-Diagnose: Diphtherie (Pseudomembran fest haftend.); leukämische Angina, Lues, Tuberkulose.

Prognose: Gut.

Therapie: Penicillin (parenteral); hochdosiert Vitamin B-Komplex und C.

Bei *hypertrophischer Rachenmandel* (palpatorisch: großes schwammiges Polster an Rachenhinterwand), die als Reservoir für rezidivierende Bronchitiden und Rhinopharyngitiden (bevorzugt beim Kleinkinde) in Betracht kommt: Adenotomie.

Bei (Verdacht auf) *Säuren-* oder *Laugenverätzung* oder *Verbrühung* ist unverzüglich eine Einweisung auf eine Fachstation erforderlich (zur Einleitung der Anti-Schockbehandlung: Cortison!).

14.3. Erkrankungen der Nase

Beim Säugling (trinkt und atmet simultan!) kann eine *Rhinitis (Schnupfen, Koryza)* zu erheblichen Trinkstörungen und schweren (fortgeleiteten) Komplikationen (Otitis media, Pharyngitis, Bronchopneumonie, Infektdyspepsie) führen; beim älteren Kinde verläuft sie wie beim Erwachsenen. Serös-schleimiges (Virus-Infekt) oder eitriges (bakteriell) Sekret infiziert den Rachen (*Rhinopharyngitis*); bei Befall tieferer Nasenbereiche: „Schniefen" (bevorzugt inspiratorisch).

Diff.-Diagnose: Diphtherie, Lues connata (meist blutiger Schnupfen), bei letzter „Schniefen von Geburt an".

Prognose: (ohne Komplikationen): Gut.

Therapie: Abschwellende Nasentropfen; bei Eiter-Sekretion: Sulfonamid-Nasentropfen. Bei allergischer Rhinitis (Heuschnupfen): Cortison-Nasentropfen (wie beim Erwachsenen). (*Cave:* Nasenspray beim jungen Kinde!) Intern: Arbid, Rhinoinfant, Rhinopront.

Prophylaxe: Vermeidung jeden Kontaktes des Kindes mit „erkälteten" Personen. (*Cave:* Abküssen lassen des Säuglings [bei Taufe] von „lieben Tanten".) *Fremdkörper* (Erbsen, Bohnen, Glasperlen, Murmeln u.a.), die junge Kinder sich nicht selten in die Nase stecken, soll nur der Facharzt entfernen! (*Cave:* Versuch, mit Pinzette solch runden Fremdkörper fassen zu wollen.) Allenfalls nach Schleimhautabschwellung (Adrenalin-Präparat lokal) mit stumpfen Häkchen von retrograd herausziehen.

Nasenbluten (Epistaxis) kann beim Säugling Lues oder Diphtherie bedeuten, beim älteren Kinde hämorrhagische Diathese (auch lokalisiert am Locus Kiesselbachii; s. Abs. 12.2., Tabelle 24, S. 164), Leukämie oder Fremdkörper.

Therapie: Bei allgemeiner diffuser Blutung: Rückenlagerung des Kindes. Nasenflügel zusammendrücken. Hämostyptika lokal (z.B. Clauden, Fibrospum, Stryphnon). In schwersten Fällen: Bellocq-Tamponade. Bei Borkenbildung: Wattetampon mit Vaseline oder (Oliven-)Öl. Bei rezidivierender engbegrenzter Blutungsquelle: Verschorfung.

186

Sinusitis frontalis ist beim Kinde nur selten (Entwicklung der Stirnhöhlen erst beim Schulkind), die *Sinusitis maxillaris* relativ häufig; oft als „Herd" für weitgehend therapieresistente Bronchitiden (*Sinubronchitis*). Anfangs Rhinitis, später Kopfschmerzen, Fieber; bei *Sinusitis ethmoidea:* auch Lidödem. Druckempfindlichkeit am nasalen Augenwinkel. Diagnose nur röntgenologisch sicher zu stellen („Trübung", „Verschattung" der Höhle).
Diff.-Diagnose: Dakryozystitis (beim Säugling). Erysipel; Fremdkörper in der Nase.
Prognose: Gut, wenngleich oft längerfristige Behandlung nötig.
Therapie: 3–6 Wochen lang: mehrmals täglich Nasentropfen (mit Sulfonamid oder Antibiotikum), Kamillendampfbäder; Rotlicht o. ä. Intern: Antibiotika (hier besonders auch Erythromycin) und/oder Sulfonamide. Nur als Ultima Ratio beim Kinde: Spülungen oder gar Radikaloperation.

14.4. Erkrankungen des Kehlkopfes

Beim *Stridor connatus:* Abnorme Kehlkopf-Weichheit, Störungen seiner Innervation, Fehlbildungen im Halsbereich, Glossoptose (z. B. beim Pierre-Robin-Syndrom), wodurch Inspiration wie abgehackt aufhört, jedoch nur selten Erstickungsgefahr.
Diff.-Diagnose: Stimmband-Polyp oder -Membran; Hämangiome im Gebiet der Zungenwurzel oder des Kehlkopfes.
Prognose: Bei Mißbildungsätiologie: je nach deren Behebungsmöglichkeit; bei reiner Kehlkopfweichheit: gut (Spontanabklingen in 1–2 Jahren).
Therapie: Opisthotonische Rückenlagerung mindert oft Stridor. Bei mechanischer Behinderung Operation; bei Hämangiom: Kortikoid-Versuch; Strahlenbehandlung.
Akute Laryngitis (z. B. infolge grippalen Infektes, Masern): Heiserkeit, (meist akut einsetzender) inspiratorischer Stridor, trockener, bellender Husten; Kleinkinder werden bevorzugt befallen. Bei exsudativer Veranlagung (s. Abs. 7.3., S. 86) besteht, oft mehrere Nächte nacheinander, bereits bei banalen (Virus)-Infekten ein *Pseudocroup,* heutzutage zunehmend als *Laryngo-Tracheo-Bronchitis* bezeichnet. Tagsüber Symptome meist gering, in frühen Nachtstunden dann inspiratorischer Stridor mit keuchendem, bellendem Husten (oft retro-

sternale Schmerzen: „wund", „rauh") und mit für Kind (und Eltern)
sehr beängstigender Dyspnoe. Hochgradige Heiserkeit.

Diff.-Diagnose: Fremdkörperaspiration. „Echter" Diphtherie-Croup
(hierbei: Aphonie, meist Rachenmembranen; protrahierter Beginn,
jedoch kontinuierliche Verschlimmerung). Laryngospasmus.

Prognose: Meist gut; im akuten Stadium evtl. Tracheotomie lebensnotwendig.

Therapie: Im Anfall: Sedierung; Sauerstoffzugabe zur Atemluft,
Frei- bzw. Frischluft (Balkon, offenes Fenster). Bronchitiskessel,
Aerosol, feuchte Tücher aufhängen, Wasser zum Verdampfen bringen (dazu evtl. einige Tropfen ätherischen Öles: Menthol, Eukalyptus). Calcium. Hydrocortison i.m.! Evtl. Antihistaminika. Notfalls
Intubation! Tracheotomie (Klinikeinweisung!). Zur Abschirmung
gegen kurzfristige Rezidive (bakterielle Sekundärinfektion): Antibiotika; Sulfonamide. Atosil, Melrosum, Risinetten, Emser Pastillen;
Inhalieren (Kamillentee bzw. -extrakt mit Emser-Salz). (Vorsichts-
halber: Rachenabstrich auf Diphtheriebazillen untersuchen lassen!)

Branchiogene Zysten und *laterale Halsfisteln* (manchmal bis zum
Lungenhilus reichend!) sind embryonale Mißbildungen.

Therapie: Operatives Herauspräparieren.

15. Erkrankungen der tiefen Luftwege und Lungen (ausschließlich Tuberkulose)

15.1. Erkrankungen der Trachea und der Bronchien

Tracheitis s. vorstehenden Abs. 14.4.: Laryngo-Tracheo-Bronchitis.
Fremdkörper in tieferen Luftwegen kommen röntgenographisch
nicht immer zur Darstellung; müssen bei pfeifendem Stenosegeräusch, aufgrund der Anamnese oder bei sich in wenigen Tagen bil-
denden (evtl. partiellen) Emphysemen oder Atelektasen der Lungen
vermutet bzw. ausgeschlossen werden! Ohne spontanes Aushusten:
HNO-ärztliche Extraktion.

Diff.-Diagnose: Pseudocroup, Spasmophilie; tuberkulöser Lymphknoteneinbruch.

Prognose: Entsprechend der Entfernbarkeit des Fremdkörpers.

Therapie: Bronchoskopie, Extraktion. Kortikoide und Antibiotika.

Die akute *Bronchitis* oder *Tracheo-Bronchitis* ist bei Kindern, besonders mit florider Rachitis, exsudativer Diathese oder Adenoiden häufig, hier besteht auch erhöhte Gefahr einer Lungenaffektion (Bronchopneumonie). Meist bei katarrhalischem Nasen-Rachen-Infekt plötzlich trockener Husten; oft einige Tage Fieber; sich dann lösendes Sputum (auskultatorisch mittel- bis grobblasige, trockene bis feuchte Rasselgeräusche) von jungen Kindern verschluckt. Erkrankung klingt meist binnen 1–2 Wochen ab, rezidiviert nicht selten, kann chronisch werden. Röntgenbild: Vermehrte Streifenzeichnung (bei Virus-Ätiologie: betont „basales Dreieck" neben Herzschatten).

Diff.-Diagnose: Prodromale Masernbronchitis; Pertussis; Bronchopneumonie; Tuberkulose.

Prognose: Recht gut.

Therapie: Bettruhe; Expektorantien (bei Kleinkindern möglichst ohne Codein); thorakale Einreibungen mit „perkutan wirksamen", hustenstillenden, hyperämisierenden Salben werden – des Geruches ihrer ätherischen Öle (Eukalyptus, Menthol) wegen – vom Kinde angenehm empfunden. (Eine manchmal dabei auftretende Dyspnoe, einst dem Menthol angelastet, ist eine primäre spastische Komponente der Bronchitis, die bei Freiluftbehandlung rasch abklingt.) Erhalten ältere Kinder zur Nacht ein Codein-haltiges Präparat, muß am Tage ein Codein-freies Sekretolytikum gegeben werden, um die Expektoration zu fördern. (*Cave:* „Hustenstillende Expektorantien"!) Bei günstigem Wetter: Freiluftbehandlung (in zweckmäßiger, witterungs-adaptierter Kleidung). Zur Anregung der tiefen Durchatmung: bei jungen Kindern Abgußbäder (s. Abs. 5.2.3., S. 61). Bei eitrigem Sputum sowie hohem Fieber: Sulfonamide, Antibiotika; kühle Wadenwickel bzw. (zur Nacht) fiebersenkende Suppositorien.

Bei chronisch werdender oder rasch rezidivierender *Bronchitis:* nach Sinusitis (maxillaris) fahnden: *Sinubronchitis* (s. Abs. 14.3., S. 187). Ist sie röntgenographisch ausgeschlossen: Klima-Kuren Ostsee, (Mittel-)Gebirge; allgemeinroborierende Maßnahmen. Bei Vorhandensein von Adenoiden: Adenotomie.

Selten entsteht aus der *Tracheo-Bronchitis* ihre *maligne, akut stenosierende* Form.

Prognose: Kann ernst werden.

Therapie: Hydrocortison und Calcium parenteral; Breitband-Antibiotika, Sulfonamide (hochdosiert). Ggf. Spasmolytika. Frischluft, Luftanfeuchtung (feuchte Tücher aufhängen). Kamillenlösung plus Emser Salz inhalieren. Bei Glottisödem evtl. Intubation oder Tracheotomie lebensnotwendig.

Kapilläre, spastische oder *asthmoide Bronchitis (Bronchiolitis)* setzt bei dazu neigenden (besonders rachitischen) jungen Kindern akut (im Rahmen einer Virusinfektion) mit Fieber, Blässe bis Zyanose, inspiratorischem Nasenflügelatmen und verlängertem, erschwerten (auskultatorisch: pfeifendem) Exspirium ein. Frequenter, kleiner Puls; rasche, oberflächliche Atmung. Lungen überbläht (Rippenzwischenräume weiter als Rippen breit), perkussorische Tympanie. (Oft fehlen auskultierbare Rasselgeräusche.) Infolge Stauung im kleinen Kreislauf: Stauungsleber. Die hypoxämische Dyspnoe kann zu Bewußtseins- und Nierenfunktionsstörungen (Albumin-, Zylinder-, Leukozyturie) führen. Röntgenographisch: Lungenüberblähung, kleinfleckige (stauungsbedingte) Lungenzeichnung, manchmal kleine Atelektasen. Häufig Ausbildung einer (sekundären) Bronchopneumonie.

Diff.-Diagnose: Miliartuberkulose; Asthma; zerebral ausgelöste Dyspnoe. Pneumonie.

Prognose: Evtl. dubiös. Neigt bei dazu disponierten jungen Kindern zu Wiederholungen bei jedem Luftwegsinfekt.

Therapie: Freiluft; Hydrocortison, Calcium parenteral; Spasmolytika- (z.B. Perphyllon-)Suppositorien. Sulfonamide, Antibiotika. Zur „Ableitung des Blutes in die Haut": Complamin (Senfpackungen veraltet). Sauerstoffzugabe zur Atemluft. Kardiaka. Sedativa (um die die Atemnot-verstärkende Angst zu mindern).

Bronchialasthma ist rein allergisch, aber auch emotionell bedingt und durch Infekte und chemische oder physikalische Reize ausgelöst.

Durch Bronchiolo-Spasmus: typische, exspiratorische Dyspnoe; beim Kinde jedoch meist protrahierter als beim Erwachsenen. Im Blut oft leichte Leukozytose, evtl. mit Linksverschiebung. Röntgenbild: tiefstehendes Zwerchfell, Lungen überbläht (evtl. mit leicht vermehrter Streifenzeichnung), kleiner Herzschatten. Auskultatorisch: verlängertes Exspirium, Pfeifen, Giemen, Brummen; perkussorisch: Schachtelton der Lungen. Nachts Dyspnoe meist stärker, jedoch kann der *Status asthmaticus* längere Zeit ein keuchend-stöh-

190

nendes Exspirium verursachen (Angstsituationen der Kinder durch Atemnot!).

Prognose: Relativ günstig (etwa 75% der Kinder, meist die neurovegetativ bedingt asthmatischen, heilen bis zur Pubertät). Im Status: evtl. ernst.

Therapie: Hydrocortison, Adrenalin, Asthmolysin parenteral. Spasmolytika, (Psycho-)Sedativa (manchmal nützen Antihistaminika). Bei Status: Luminal und/oder Atosil-Verophen bzw. -Protactyl. Bei auslösendem (fieberhaftem) Infekt: Antibiotika; Sulfonamide. Freiluft bzw. Sauerstoffzusatz. Inhalations-Spray, Bronchitis-Kessel (Emser Salz in Kamillentee). Langzeitbehandlung im Intervall erforderlich. Klimakuren: Hochgebirge, See (besonders Inselaufenthalt); Roborierung. Atemgymnastik! Vitaminreiche Kost. (Bei psychogener Auslösung: Konfliktausräumung, evtl. durch den Psychosomatiker.)

Bronchiektasen finden sich bei angeborenen Schäden (z. B. Mukoviszidose) oder erworben (z. B. nach Pertussis, bei chronischer Bronchitis, vernarbenden Lungenprozessen): Große (dreischichtige) Sputumexpektorationen (besonders morgens); beschleunigte BSG, Fieber; Trommelschlegelfinger, Uhrglasnägel (Hpoxämie; Stauungen im kleinen Kreislauf). Dystrophie. Auskultatorisch: der aktuellen Situation entsprechend negativ bis reichlich (grobblasige) Rasselgeräusche. Zur Bestimmung der Ausdehnung des Prozesses: Röntgen-Bronchographie.

Diff.-Diagnose: Tuberkulose, Lungenabszeß.

Prognose: Dubiös bis schlecht (je nach Ursache und Ausmaß).

Therapie: Antibiotika, öfter auch mittels Spray lokal. Freiluft (See oder Höhenkurorte). Atemgymnastik; regelmäßig Quinckesche Hängelage. Pneumektomie nur bei begrenzt lokalierter, stationärer Ausdehnung indiziert.

15.2. Lungenerkrankungen

Bronchopneumonie ist eine häufige Folge von „Erkältungskrankheiten" beim Säugling und Kleinkind, besonders bei Frühgeborenen sowie resistenzschwachen und debilen Kindern: Virus- oder Bakterieninfektion, jedoch auch reine Aspirationsursachen (Schleim, Nahrung, Erbrochenes). Steigende Atemfrequenz, periorale Zyanose, meist hohes Fieber (kann beim Säugling jedoch fehlen); inspiratorisch Nasenflügelatmen (oft als Frühsymptom); verminderter Appetit, oft Begleitdyspepsie. Auskultatorisch zuerst unauffällig oder (beim Säugling bevorzugt paravertebral bzw. in der Flankengegend) Bronchialatmen, dann feinblasige, klingende Rasselgeräusche; perkussorisch seitengleich, unauffällig.

Röntgenbild: (Klein)fleckige, relativ scharf begrenzte Infiltratschatten, vikariierendes Emphysem nicht erkrankter Bezirke.

Diff.-Diagnose: Tuberkulose; Pertussis; Stauungslunge; Bronchiolitis.

Prognose: Überwiegend gut; Frühgeborene gefährdeter.

Therapie: Hochdosiert (Breitband-)Antibiotika, Sulfonamide bis einige Tage nach Entfieberung. Freiluft; Sauerstoffzugabe. Ernährung durch Nasen-Magensonde, notfalls (in Klinik) parenteral.

Bei Meteorismus bzw. paralytischem Ileus (beim Säugling keine seltene Komplikation!): Luftansammlung aus dem Magen durch Sonde ablassen; Darmrohr; (evtl. mehrmals täglich) Bepanthen, Prostigmin i.m. Bei Herzinsuffizienz: Digitalis oder Strophantin; ggf. Sedativa. Bei gleichzeitiger Rachitis (Verlauf wesentlich gefährlicher!): sofort Vitamin D-Stoß (halb i.m., halb oral). (Begleitdyspepsie s. Abs. 10.2.1.b., S. 127). *Cave:* Polypragmasie! Dem Kind möglichst viel Ruhe lassen! (Medikamentengaben möglichst mit Mahlzeiten kombinieren. Mehr kleine Nahrungsportionen statt weniger, großer.) Vitamin C-Gaben hier in ihrer Wirksamkeit umstritten.

Interstitielle, plasmazelluläre Pneumonie s. Abs. 6.1.2., S. 67.

Croupöse, lobäre Pneumonie tritt erst ab Kleinkindalter auf, ist heute seltener geworden. Erreger die gleichen wie beim Erwachsenen. Initial manchmal hohes Fieber mit Fieberkrampf (= Äquivalent des Schüttelfrostes beim Erwachsenen). Oft anfangs Bauchschmerzen und Erbrechen (evtl. Fehldiagnose „Appendizitis"); manchmal Meningismus, Apathie, jedoch normaler Liquorbefund. Nasenflügelatmen. In den ersten Tagen Bronchialatmen, später Knisterrasseln, Klopfschallverkürzung. Leukozytose (15000–25000/µl) mit „Linksverschiebung", oft auch toxischer Granulation der Neutrophilen. BSG stark beschleunigt. Im Harn: Urobilinogen vermehrt, Aceton positiv, Chloridausscheidung fast negativ. Röntgenbild: Infiltratschatten bis zur Größe eines Lungenlappens, manchmal mehrere gleichzeitig. Meist nach 1 Woche kritische, seltener lytische Entfieberung.

Diff.-Diagnose: Appendizitis; Meningitis.

Prognose: Günstig; nur bei sekundärem Empyem getrübt.

Therapie: Bettruhe. Sulfonamide, Antibiotika. Manchmal Kardiaka. Aufsteherlaubnis erst nach Normalisierung des Röntgenbefundes (Rezidiv-Gefahr).

Bei Säuglingen und geschwächten Kleinkindern kommt evtl. eine *primär abszedierende Pneumonie* vor. (Heute seltener geworden; im allgemeinen: gelbe Staphylokokken!) Anfangs ziemlich unauffällig, bald schweres toxisches Bild, oft infolge Spontanperforation eines Abszesses: Pleuraempyem. Nach klinischer Heilung sind nicht selten Lungen-Emphysemblasen über längere Zeit (röntgenographisch) nachweisbar, die jedoch spontan allmählich verschwinden. Auch metastatisch, embolisch oder infolge Fremdkörperaspiration können Lungenabszesse auftreten; sie zeigen beim Kinde einen ähnlichen Verlauf.

Prognose: Meist günstig.

Therapie: (Breitband-)Antibiotika, Erythromycin; Sulfonamide. (Nur sehr selten beim Kinde operative Abszeßeröffnung nötig.)

Atypische (Virus-)Pneumonie tritt selten, dann jedoch meist epidemisch auf. Verlauf schleichend, wesentlich milder als bei üblichen Pneumonien, von denen sie schwer abgrenzbar sind. Ursächlich kann das Psittakose-Virus von Papageien, Kanarienvögeln, Hühnern, Tauben u.s.w. auf Menschen übertragen werden.

Diff.-Diagnose: Alle Pneumonieformen.

Prognose: Gut.

Therapie: Breitbandpenicilline.

Pilz-bedingte *Pneumonien,* z.B. Aktinomykose sind selten und diff.-diagnostisch schwer abgrenzbar. Die *Soor-Pneumonie* ist als Komplikation bei Intensivbehandlung der Leukose (und Organtransplantationen) gefürchtet.

Prognose: Ernst.

Therapie: Bei Soor: Nystatin, Moronal (auch als Inhalations-Spray). Sonst Griseofulvin-Präparate (Fulcin, Likuden). Canesten.

Eosinophiles Infiltrat (bei Askaridiasis) s. Abs. 10.9., Abb. 24, S. 148.

15.3. Pleuraerkrankungen

Rippenfellentzündung tritt meist sekundär bei Lungeninfektionen auf.

Trockene Pleuritis verursacht Schmerzen beim Husten; bei tiefer Inspiration geringes Reibegeräusch bei einem Teil der Kinder. Die *exsudative Pleuritis* mit oft großen Pleuraergüssen beginnt meist mit (evtl. wochenlang anhaltendem) hohem Fieber. Perkussorisch erhebliche Dämpfung; Atemgeräusch und Stimmfremitus abgeschwächt. Befallene Thoraxseite bleibt in Atemexkursion deutlich zurück. Ausmaß des Ergusses röntgenographisch abgrenzbar.

Diff.-Diagnose: Tuberkulöse Pleuritis.

Prognose: Gut.

Therapie: Bettruhe bis Entfieberung. Abpunktieren des Ergusses; Instillation von Fibrinolytikum. (Evtl. Jodanstrich nach Jodvorprobe.) Warme Wickel; Rotlicht-, Sollux-Bestrahlungen. Bei schmerzhaftem Husten: Paracodin-Tropfen. Intern: Antibiotika, Sulfonamide. Atemgymnastik! Grundleiden behandeln, das die Pleuritis ausgelöst hat.

Interlobärpleuritis zeigt im Röntgenbild öfter nur unscharf begrenzten Dreieckschatten, die *Pleuritis mediastinalis* eine Spornbildung des Mittelschattens in der Röntgenaufnahme; beide sind nur röntgenologisch diagnostizierbar. *Symptomatik, Prognose* und *Therapie:* wie zuvor.

Rippenfell(ver)eiterung (Pleuraempyem) entsteht durch bakterielle Durchwanderung oder Perforation von einem Lungenherd, selten nur metastatisch verursacht. Die Symptomatik entspricht weitgehend der der exsudativen Pleuritis.

Prognose: Heute nicht mehr schlecht.

Therapie: Abpunktieren des Eiters, Instillation von Nebacetin, Penicillin (ggf. nach Antibiogramm), Fibrinolytikum in die Pleurahöhle. Zwischenzeitlich Saugdrainage des Pleuraspaltes. Intern Breitband-Antibiotika, Sulfonamide (gemäß Erregerresistenz-Bestimmung), Atem-, später Krankengymnastik; Kurzwellenbehandlung. (Nur selten operative Maßnahmen beim Kinde notwendig.)

Infolge Pleuraeinrisses (z.B. bei Pertussis) oder Platzens einer Emphysemblase kann ein *Spontanpneumothorax* auftreten. Röntgenologisch: Typische Konfiguration der kollabierten Lunge, völlig strukturfreier Pneumothoraxraum. Bei Adhäsionssträngen Diagnose erschwert. Auskultatorisch: kein Atemgeräusch. Perkussorisch: Tympanie.

Prognose: Gut.

Therapie: Absaugen der Luft (vorsichtige Saugdrainage oder Fingerling-Ventil) bei schwerer Mediastinalverdrängung oder Atemnot infolge Ventilpneumothorax. Kleine Luftvolumina werden spontan resorbiert. (Ggf. Antibiotika-Abschirmung gegen Sekundärinfektion.)

16. Infektionskrankheiten

Bei Infektionskrankheiten können sich die Epidemiologie bzw. der Charakter der Erkrankung im Laufe der Zeit wesentlich ändern (Pathomorphose), was Folge entsprechender Schutzimpfungen (z.B. Tuberkulose, Poliomyelitis) und anderer Hygienemaßnahmen, moderner Therapie (z.B. beim Scharlach), möglicherweise auch eines Wandels der Erregereigenschaften (evtl. z.B. Diphtherie) sein kann. Dennoch darf die Expositionsprophylaxe gefährdeter Kinder als Schutz vor Infektionen nicht außer acht gelassen werden.

16.1. Akute exanthematische Infektionskrankheiten

16.1.1. Bakteriell bedingte exanthematische Infektionskrankheiten.
Erreger der *Scarlatina* sind bestimmte, β-hämolysierende Streptokokken, die erst nach gewissen Transformationen durch Bakteriophagen (wie auch bei Diphtherie!) das typische *Scharlach*-Bild auslösen können. Ansteckung durch Kontakt mit Erkrankten, Überträger oder Tröpfcheninfektion, Rachen oder Wunden sind die wichtigsten Eintrittspforten. Er tritt sporadisch und epidemisch auf; hinterläßt (meist) eine lange Immunität. Inkubationszeit: 1–7 Tage. Prädilektionsalter: 3.–10. Lebensjahr; Säuglinge erkranken praktisch nie. Infektiosität Erkrankter überdauert exanthematisches Stadium, besonders bei eitrigen Komplikationen (z.B. Otitis; dadurch gelegentlich „Heimkehrfall" [Erkrankung eines Familienangehörigen nach Rückkehr des „Geheilten"]). Beginn meist mit hohem Fieber (Fieberkrampf; bei Schulkindern evtl. Schüttelfrost), Erbrechen,

Tabelle 36. Übersicht über die spezielle Symptomatik der akuten exanthematischen Infektionskrankheiten

	Scharlach Scarlatina	Masern Morbilli	Röteln Rubeola	Ringelröteln Exanthema variegatum, Erythema infectiosum	Dreitagefieber-Exanthem, Exanthema subitum	Pocken Variola	Windpocken Varizellen
Inkubationszeit in Tagen	2–7 (1–9)	9–11 (8–16)	14–21 (12–23)	7–16	2–7	10–13 (6–21)	14–20 (8–28)
Prodromi	Feuerrote Angina, hohes Fieber (evtl. Fieberkrampf)	Konjunktivitis, Bronchitis, Rhinitis, Koplik'sche Flecken	Geringe katarrhalische Symptome	Keine	Hohes Fieber (Fieberkrampf), geringe katarrhalische Symptome	Hohes Fieber, Katarrhe, Kreuzschmerzen	Praktisch keine
Beginn des Exanthems	Brust, Achselhöhlen, Hals, Nates, Leistenbeugen	mit 2. Fieberanstieg, Gesicht, Hals, hinter den Ohren	Gesicht, Hals, hinter den Ohren	Gesicht (Schmetterlingsfigur)	mit Fieberabfall: Rumpf	Gesicht, sich kaudalwärts ausbreitend	Rumpf; Gesicht wird wenig, Schleimhäute, behaarter Kopf meistens befallen
Exanthemform	Sehr kleinfleckig, nicht konfluierend	Kleinfleckig, bald konfluierend, erhaben	Rundliche Fleckchen mit blassem Hof, nicht konfluierend	Streckseiten der Extremitäten: Ring-, Girlandenform (rot → blaurot)	blaßrot, rubeoliform	Blaßrot, etwas erhaben, roseolaartig, dann Blasenbildung	Blaßrote, kleine Flecken, die bald runde/ovale Papeln/Blasen bilden

Besonderheiten des Exanthems und Krankheitsverlaufs	Nase-Mund-Dreieck bleibt frei, Himbeerzunge	Koplik'sche Flecken, Zweigipflige Fieberkurve	Lymphknotenschwellung besonders im Nacken	Munddreieck, Hände u. Füße bleiben frei	Gesicht bleibt frei	Annäherend gleiches Entwicklungsstadium aller Effloreszenzen	Effloreszenzen in verschiedenen Entwicklungsstadien („Sternkarte"). Hände u. Füße bleiben frei
Komplikationen	Myokarditis, Otitis, Nephritis	Otitis, Enzephalitis	Arithritis, leichte Enzephalitis	Keine	Keine	Sept. Prozesse, Pneumonie, Enzephalitis	Sekundärinfektionen, Nephritis, Enzephalitis
Blutbild	Leukozytose, Eosinophilie, Lymphopenie	Leukopenie, Aneosinophilie	Geringe Leukopenie, über 4% Plasmazellen	Geringe Leukopenie, Eosinophilie	Starke Leuko- und Neutropenie, Lymphozytose		

Kopfschmerzen, Angina mit (zum harten Gaumen scharf abgesetzt) flammend rotem Enanthem und regionären Lymphknotenschwellungen. Zunge dick weißlich belegt. Nach 1–3 Tagen beginnt (anfangs evtl. juckendes) Exanthem dort, wo Haut an Haut liegt: Analspalte, Achselhöhlen, Leistenbeugen, Brust, Hals und ganzen Körper überziehend; Aussparung des Nasen-Mund-Kinndreiecks (manchmal als „Spätexanthem" verzögert). Rote, bis stecknadelkopfgroße, wenig über Hautniveau erhabene, nicht konfluierende Fleckchen (durch feine, subikterische Zeichnung getrennt bleibend). Wenn weißlich-helle Bläschen auf den Follikeln: *Scarlatina miliare;* bei scheckigem Exanthem: *Scarlatina variegata.* Im Blutbild: Leukozytose (oft toxische Granulation), meist Eosinophilie und relative Lymphopenie. Initiale Albuminurie fieberbedingt. Toxische Leberschädigung (Urobilinogen [Aceton] im Harn positiv) bedingt leicht ikterisches Hautkolorit (durch Wegdrücken des Exanthems [Glasspatel; Straffen der Haut] nachweisbar); Rumpel-Leede-Phänomen infolge toxischer Haut-Kapillarschädigung positiv. Am 3.–4. Krankheitstage reinigt sich die Zunge vom Rande her: deutliche Papillenschwellung („Himbeerzunge"). Das Exanthem blaßt 1–3 Tage nach Ausbruch ab; nach wenigen Tagen lytische Entfieberung, beginnende Heilung. 2.–3. Krankheitswoche fein- bis groblamellöse Schuppung (über 8–14 Tage; besonders an Händen und Fußsohlen). Intensität und Vollständigkeit der Symptome sehr variabel (Angina und Schuppung jedoch fast stets). (Früher als Komplikation öfters eine echte, aber leicht verlaufende Diphtherie [Bakteriophagen-Einfluß?].) Eine toxische *Scarlatina fulminans* kann zur Toxikose führen, mit Petechien, Delirien, Koma, Krämpfen, Karditis, Kreislaufschwäche (prädisponiert: exsudativ veranlagte Kinder).

Septischer Scharlach: Nekrotisierende (diphtheroide) ulzeröse Angina, evtl. peritonsilläre Abszedierung, nekrotisierende Otitis media einschließlich des das Antrum umgebenden Knochens (Ertaubung), Sinusitiden, bakteriämische Metastasen. Ohne Penicillin-Therapie oft in 3.–5. Krankheitswoche „zweites Kranksein" (= toxischer, toxoallergischer 2. Teil der Krankheit): Erneut hohes Fieber, Lymphnodulitis (besonders am Hals derbe Schwellung), Otitis media (Tendenz zum Chronischwerden), Sinusitiden, evtl. erneut Exanthem; benigne symptomatische Scharlacharthritis bzw. -Rheumatoid (kleine Gelenke bevorzugt); Karditis (meist nur kurzfristige EKG-

198

Veränderungen); gefürchtete (hämorrhagische) Nephritis. Um letzte möglichst früh zu entdecken: während der gesamten Erkrankung und Rekonvaleszenz häufig Blutdruck und Harnbefunde kontrollieren!
Diff.-Diagnostik: Alle exanthematischen Erkrankungen (s. Tabelle 36, S. 196), auch Serum-, Arzneimittelexantheme.

Evtl. Schultz-Charlton-Auslöschphänomen prüfen: (0,1–0,3 ml) antitoxisches Scharlachserum oder Rekonvaleszentenserum i.c. führt in 6–12 Std zum Abblassen des Exanthems im Injektionsbereich. Negativer Ausfall schließt Scharlach nicht sicher aus, positiver gilt als beweisend spezifisch.

Prognose: Gut; bei septischer, toxischer Form manchmal ernst.
Therapie: Bettruhe; Isolierung. Bei komplikationsfreiem Verlauf: 8–10 Tage Penicillin. Nach 4 und 8 Tagen je ein Desinfektionsbad und in frisches Zimmer unter Belassen *sämtlicher* Sachen (zur Desinfektion) im vorherigen. Nie 2 Patienten verschiedener Behandlungsstadien zusammenlegen: Kreuzinfektion würde neuerlichen Therapiebeginn von Anfang an (!) erfordern. In schweren Fällen: γ-Globulin parenteral, besser antitoxisches Scharlach-Serum(-Konzentrat).
Prophylaxe: Inkubierte Familienangehörige: 1wöchige Penicillin-Sicherheitskur; Desinfektionsbad, kompletter Wäschewechsel; Kinder in dieser Zeit kein Schulbesuch u.s.w.

16.1.2. Virus-bedingte exanthematische Infektionskrankheiten. *Masern (Morbilli)* entstehen durch Tröpfcheninfektion der Schleimhäute, fast stets der Konjunktiven. Die Infektiosität eines Patienten besteht sicher bereits ab katarrhalischem Prodromalstadium bis zum Abklingen des Exanthems. Krankheit en- oder epidemisch, hinterläßt lebenslange Immunität (zwischenzeitliche; stumme Boosterung mit Wildstammviren); Säuglinge im 1. Trimenon erkranken nur, wenn ihre Mütter keine Masern hatten. Inkubationszeit bis zu den Prodromi: (9–)11 Tage, bis zum Exanthem weitere 3(–4) Tage; γ-Globulin-Prophylaxe nach 3. Infektionstag kann es um 1 Woche verzögern. Katarrhalisches Stadium: Fieberhafte (meist Antipyretika-resistente!) Rhino-Pharyngitis, Tracheobronchitis, Konjunktivitis (große Lichtscheu). Gesicht verquollen. Mehrzahl der Kinder bekommt 2–3 Tage nach den ersten Prodromi auf der Wangenschleimhaut (Höhe der Zahnkronen) weiße, kalkspritzerartige, rot umrandete, wenige Tage anhaltende Fleckchen (zuerst von Murvay, dann von

Reubold beschrieben): „Koplicksche Flecke"; gleichzeitig rotes Enanthem mit polymorphen Flecken an Wangen, Gaumen, Rachenring. Nach 1–2tägigem, fieberfreiem Intervall unter erneutem, jetzt hohem Fieberanstieg (charakteristische, aber nicht pathognomonische „Kamelkurve") typisches Exanthem: Beginnend hinter den Ohren, am Hals, im Gesicht, sich in 1–2 Tagen über den ganzen Körper bis zu den Füßen ausbreitend; anfangs kleine, rundliche, später polymorphe, rote, über das Hautniveau erhabene Flekken, die in 12–24 Std zu größeren, scheckigen Plaques konfluieren, dazwischen freie Hautpartien. Eine evtl. Hämorrhagie hierbei ohne prognostische Bedeutung. Nach 3–5 Tagen klingen die Symptome ab, das Exanthem in der Reihenfolge seiner Ausbreitung; es hinterläßt für 8–14 Tage eine gelblich-braune Pigmentierung; manchmal auch eine feinlamellöse Schuppung. Bleibt das Fieber über 3 Tage hoch, ist mit Komplikationen zu rechnen. – Leukozyten im Blut anfangs leicht vermehrt, während der Exanthemzeit vermindert (relative Lymphozytose), Eosinophile fehlen. Im Harn Diazoreaktion und Eiweißprobe (infolge Fiebers) positiv. Im EEG fast stets eine (meist symptomfreibleibende) Allgemein-Veränderung des Kurvenverlaufs in Form von Verlangsamungen. Der Masernverlauf kann von mitigiert (rubeoliform) bis zur malignen Form mit toxischen Zeichen (Bewußtseinstrübung, Hyperpyrexie, Krämpfe, Kreislaufversagen, „nach innen geschlagenem" Exanthem) reichen. Komplikationen durch Sekundärinfekte: Tracheobronchitis, evtl. mit schwerem Pseudocroup, Pneumonie; eitrige Otitis media (Tendenz zum Chronischwerden); infolge herabgesetzter Resistenz (z.B. dabei temporäres Negativwerden der Tuberkulin-Hautreaktionen!) erhöhte Anfälligkeit auch für Scharlach, Diphtherie. Neuroallergisch ausgelöste (?) Masern-Enzephalitis (1–2% der Kinder) meistens relativ benigne, wenngleich auch mit bleibenden Defekten; rund 10% letal.
Diff.-Diagnose: Alle exanthematischen Erkrankungen (s. Tabelle 36, S. 196).

Prognose: In unkomplizierten Fällen: gut, andernfalls dubiös bis ernst. (*Cave:* Appendektomie bei Masern: hohe Mortalität!)
Therapie: Bettruhe; symptomatisch. Grelles Licht abblenden.
Prophylaxe: Aktiv-Impfung (s. Abs. 5.1.3., S. 55); γ-Globulin-Injektion am 1.–2. Inkubationstag (Passivschutz hält nur 4–6 Wochen an). Komplikationen artentsprechend behandeln.

Wahrscheinlich mögliche Spätkomplikation (selten): viele Monate nach Abklingen der Masern: Subakute sklerosierende Leukenzephalitis (van Bogaert).

Prognose: Infaust.

Röteln (Rubeola) werden von Kind zu Kind (direkt) übertragen. (Infektiosität ab Prodromalstadium, bis Exanthem abblaßt.) Inkubationszeit: 14–21 Tage. Erkrankung hinterläßt lebenslange Immunität. Katarrhalisches Prodromalstadium (Lymphknotenschwellung am Nacken, Hinterkopf, Mastoiden) geht dem Exanthem einige Tage voraus. Es beginnt (mit geringem Fieber) im Gesicht („Schmetterlingsfigur"), hinter den Ohren, breitet sich an 1 Tag über den ganzen Körper aus; besteht aus blaßroten, rundlich-ovalen Fleckchen mit weißlichem Saum, kein Konfluieren; gleichartiges Enanthem bereits im Prodromalstadium an Wangenschleimhaut möglich. Blutbild: Leukopenie mit relativer Lymphozytose, Plasmozytose (bis 20%!). Nach wenigen Tagen klingen alle Zeichen ab. Komplikationen: Selten leichte Arthro- oder Enzephalopathie.

Diff.-Diagnose: Alle exanthematischen Erkrankungen, besonders Masern (morbiliforme) und Scharlach (skarlatiniforme Röteln). S. Tabelle 36, S. 196.

Prognose: Gut.

Therapie: Bei Fieber Bettruhe; sonst symptomatisch.

(*Röteln-Embryopathie Gregg:* s. Abs. 6.4.2., S. 75.)

Ringelröteln (Exanthema variegatum, Erythema infectiosum) treten erst ab Kleinkindalter (selten) auf. Inkubationszeit: 7–16 Tage. Ohne Prodromi, leicht febrile Temperatur, geringe katarrhalische Symptome: scharf begrenzte, rote, große, symmetrische Flecken im Gesicht, Mundpartie ausgespart („Schmetterlingsfigur"), die später bläulich-rot werden. 1 Tag später gleiche Flecken auf den Streckseiten der Extremitäten, Nates, unter weiterer Ausdehnung von der Mitte her abblassend: dadurch blaurote Ring-, Girlanden- und Landkartenformen. Hände, Füße nie, Rumpf selten befallen. Blutbild: Geringe Leukopenie, Eosinophile etwas vermehrt. In 6–10 Tagen klingen alle Erscheinungen ab; es bleibt eine ständige Immunität.

Diff.-Diagnose: Alle exanthematischen Erkrankungen (s. Tabelle 36., S. 196).

Prognose: Gut.

Therapie: (Bei Fieber) Bettruhe.

Dreitagefieber-Exanthem (Exanthema subitum) tritt recht häufig auf, nur bei Kindern unter 4 Jahren, hinterläßt eine bleibende Immunität. Inkubationszeit: 2–7 (–14) Tage. Nach 3–4tägigem, plötzlich (oft mit Erbrechen, Fieberkrampf) beginnendem, hohem Fieber bei leichter katarrhalischer Otitis, Pharyngitis und/oder Bronchitis kommt es im Fieberabfall zu einem blaß-roten, eher rubeoli- als morbiliformen Exanthem am Rumpf, selten auch an den Extremitäten, nie im Gesicht. Im Blut starke Leukopenie mit hochgradiger Lymphozytose (einschließlich Monozyten über 80–90%; keine Plasmazellen!).

Diff.-Diagnose: Alle exanthematischen Erkrankungen (s. Tabelle 36, S. 196).

Prognose: Gut.

Therapie: Bei Fieber: Bettruhe.

Windpocken sind äußerst infektiös, ihre Viren sogar mit Luftzug übertragbar, gehen aber außerhalb des Organismus rasch zugrunde. Gleiche Erreger können beim immungeschwächten Erwachsenen *Herpes Zoster* auslösen, bzw. von solchen Herpes-Patienten Kinder mit Varizellen infizieren. Inkubationszeit: 2–3(–4) Wochen. Infektiosität vom Tage vor Exanthembeginn bis Abfall der letzten Pockenkruste. Die Krankheit hinterläßt meist eine lebenslange Immunität. Bei nur mäßigem Fieber (ohne sichere Prodromi) stecknadelkopf- bis linsengroße, blaßrote Flecken, die sich rasch zu runden bis ovalen, juckenden Papeln und Bläschen mit schmalem, rotem Saum umbilden, deren wäßrig-klarer Inhalt (bald trüb) eintrocknet. Befallen zuerst Rumpf (schubweise aufschließend), auch Extremitäten (Hände und Füße bleiben frei!), behaarter Kopf (!), weniger stark Gesicht, auch Schleimhäute (!). Das Nebeneinander verschiedener Stadien ergibt das Bild einer „Sternenkarte". Die Krusten (Schildchen, Schorfe) fallen nach 2–3 Wochen ab und hinterlassen rötliche Flekken für mehrere Wochen. (*Cave:* Abkratzen der Schorfe: dann Narbenbildung, evtl. Sekundärinfektion.) Selten vor/während dem Exanthem ein flüchtiger, skarlatiniformer „Rash". Seltene Komplikation: Nieren-, ZNS-Entzündungen.

Diff.-Diagnose: Variolois, Alastrim; Impetigo, Strophulus; Urtikaria; Herpes.

Prognose: Gut. Gefährlich beim Neugeborenen (sehr selten), bei Kindern während einer Langzeit-Kortikoid-Therapie sowie bei Zusammentreffen mit Masern (infolge Immunsuppression).

Therapie: Bettruhe. Juckreizstillende Puder. Bei Infektion kortikoid-
behandelter Kinder, wenn noch Zeit dafür: Ausschleichen mit Kortikoiden. γ-Globulin i.v. Brechen Varizellen während höher dosier-
ter Kortikoidbehandlung aus: Cortison-Dosis verdoppeln!, Antibiotika-Schutz; hohe Dosen γ-Globulin i.v. und i.m. – Bei Herpes
Zoster: Vitamin B-Komplex, lokal Anaesthetika-Puder (Vakzine-
Antigen-Injektion hilft angeblich).
Prophylaxe: (Notfalls) γ-Globuline versuchen.
Echte Pocken (Blattern, Variola) sind eine höchstinfektiöse Seuche,
in letzten Jahren wurden mehrere Endemien eingeschleppt; hinterläßt lebenslange Immunität. Inkubationszeit: 10–13 Tage. Prodromi:
Hohes Fieber, (typische) starke Kreuz- und Gliederschmerzen,
katarrhalische Allgemeinsymptome. In ersten 3 Tagen oft flüchtiger,
morbiliformer „Rash" (besonders am Rumpf); dann bei nachlassen-
dem Fieber kleinfleckiges, rötliches Exanthem, im Gesicht beginnend, sich kaudalwärts ausbreitend, auch Schleimhäute werden befallen. Binnen 1–2 Tagen entwickeln sich aus den Maculae linsen- bis
erbsengroße, oft gekammerte, mattglänzende, weißgraue Blasen, in
der Mitte einsinkend („Pockennabel"). Am 8.–9. Tag steigt das Fieber wieder hoch, Pusteln vereitern (Suppurationsstadium) mit nach-
folgender Eintrocknung. Nach weiteren 2 Wochen Abfallen der Krusten unter typischer Narbenbildung. Bei Pocken alle Effloreszenzen
in etwa *gleichem* Entwicklungsstadium!
Sehr leichte Verlaufsform: *Alastrim (Variola minor);*
schwere, ʰämorrhagische und/oder konfluierende Form: *Variola
major.*
Variolois: Sehr leichte Form bei restlicher, früherer Impfimmunität.
(Absoluter Impfschutz hält 5–10 Jahre an.)
Diff.-Diagnose: Windpocken, Strophulus.
Prognose: Ernst (bis 30% Letalität).
Therapie: Strengste Quarantäne! (Schon bei Verdacht!) Bettruhe;
γ-Globulin i.v. Im Frühstadium: Marboran. Breitbandantibioti-
kum, Sulfonamide. Sonst symptomatisch.
Prophylaxe: Schutzimpfung. Expositionsprophylaxe.
Differentialdiagnostische Übersicht der wichtigsten akuten exan-
thematischen Infektionen s. Tabelle 36, S. 196.

16.2. Akute Infektionskrankheiten ohne obligates Exanthem

16.2.1. Bakterielle Krankheiten dieser Gruppe. *Diphtherie-*(Löffler)
Bazillen bedürfen (wie Scharlachstreptokokken) einer Transforma-
tion durch Bakteriophagen, um die typische, heute seltene Erkrankung auszulösen; werden besonders durch Tröpfcheninfektion vom
Erkrankten bzw. Bazillenträger, seltener durch infizierte Gegen-
stände übertragen; aktuelle Abwehrlage des Infizierten entscheidet
mit über den Ausbruch der Krankheit. Diphtherie hinterläßt nur eine
vorübergehende Immunität, die auch durch „stille Feiung" möglich
ist. Die Lokalisation des Krankheitsherdes ist mit einer Inkubation
von wenigstens 2 Tagen unterschiedlich, wobei die Bazillen nur unter
einer fibrinösen Pseudomembran auf der Schleimhaut wachsen, diese
ulzerieren, dann ihre (bei verschiedenen Typen gleichen) Toxine ins
Blut und Gewebe abgeben. – Beim Neugeborenen bevorzugt Nabel-,
beim jungen Säugling hauptsächlich Nasen-Diphtherie: Serös-eitri-
ger, meist blutiger Schnupfen.
Diff.-Diagnose: Nabelulkus bzw. Rhinitis, Lues connata. Fremkör-
per.
Prognose: Gut.
Bei älteren Kindern tritt meistens *Rachen-Diphtherie* auf, deszen-
diert leicht zum Kehlkopf und Bronchialbaum: Fieber nur gering,
Tonsillen geschwollen mit festhaftenden, gelblichweißen Pseudomembranen; Übergreifen auf Nachbargewebe; beim Versuch, sie zu
entfernen, blutet es. Regionäre Lymphknoten druckschmerzhaft
geschwollen; Kinder machen trotz relativ geringer Schluckbeschwer-
den einen schwerkranken Eindruck. Sehr selten ist heute die maligne
Form: Peritonsilläre (kloßige Sprache) und dicke perilymphnoduläre
Ödeme („Cäsaren-Hals"); grünlichbraune Mißfärbung der Pseudomembranen („Rachenbräune"), typischer, faulig-süßlicher Foetor ex
ore, Erbrechen, Kollaps, Apathie, manchmal (Schleim-)Hautblutun-
gen. Überziehen die Pseudomembranen die Stimmlippen (besonders
beim Großsäugling und Kleinkind), entsteht ein echter „*Croup*" (s.
Pseudocroup, Abs. 14.4., S. 187): Zuerst Heiserkeit, dann Aphonie,
bellender Husten, hochgradiger, inspiratorischer Stridor, schwere
Atemnot (Angst!), Zyanose, letztlich Erstickungstod. Andere Diph-
therie-Lokalisationen: Mittelohr, Augenbindehäute, Genitale, Wunden. Selten Bakteriämie; gefürchtet toxische Karditis (Nekrose vieler

Herz-Muskelfasern: Frühtod 8.–10. Krankheitstag, Spättod 4.–6. Krankheitswoche), nephrotisches Syndrom; Neuritiden, Paresen (Lähmungen des Gaumensegels [3–6 Wochen Schluckstörungen], der Augenmuskeln [Strabismus, Akkomodationsstörungen], seltener der peripheren Muskeln [Bauch, Beine]).

Diff.-Diagnose: (Scharlach-)Angina, infektiöse Mononukleose; Peritonsillar-, Retropharyngealabszeß; Pseudocroup, Fremdkörper; Hodgkin, Leukämie.

Prognose: Manchmal ernst (Letalität früher 5–30%, heute besser). Komplikation mit Masern sehr ungünstig. Bei Herzschäden: sehr dubiös. Übrige Fernschäden: nicht schlecht.

Therapie: Bei Verdacht (schon *vor* Eintreffen des bakteriologischen Abstrichresultats!) *sofort* Antitoxin-Serumkonzentrat (500–1000 A.E./kg K.-Gew., je zur Hälfte i.v. und i.m.), um noch freie Di-Toxine zu neutralisieren (Wirkung nach 12–24 Std sichtbar)! (Unterlassung ist ärztlicher „Kunstfehler"!) Wiederholung der Serumgabe (nach 12 oder mehr Tagen): Prophylaxe der Serumkrankheit berücksichtigen (s. Abs. 17., S. 231). Hochdosiert Breitbandpenicillin. Nasen-Rachen-Di: Lokal Antiseptika (Nasendusche, -spray); Lutschtabletten; Inhalationen, Aerosole. Croup: Freiluftbehandlung, ggf. Sauerstoffzugabe; relativ frühzeitig Intubation oder Tracheotomie (lebensrettend!). Bettruhe bis 10 Tage nach völligem Abklingen aller Symptome bzw. 6 Wochen nach Komplikationen; Aufsteherlaubnis nicht vor EKG- und Harnbefund-Normalisierung! Nach Myokarditis: Kinder ca. 6 Monate vom Turnen und (Leistung-)Sport befreien.

Prophylaxe: Schutzimpfung. Isolierung Verdächtiger. Nach wahrscheinlicher Inkubation: 2000–3000 A.E. Di-Heilserum (nicht vom Pferd!) i.m.

Keuchhusten (Pertussis, Bordet-Gengou) wird durch Tröpfcheninfektion (Anhusten) übertragen. Infektiosität besonders in den ersten Krankheitstagen groß, klingt bis zur 6.–7. Woche ab. Die Erkrankung führt meist zu bleibender, möglicherweise 5–6 Monate nach der Krankheit nur noch zellulärer (!) Immunität. Deshalb findet kein diaplazentarer Antikörperübergang von Mutter auf Feten statt, somit Neugeborenes bereits infektionsgefährdet. Lebenslange Immunität bedarf wohl „stiller Booster-Feiung", sonst im höheren Alter wieder infizierbar („hartnäckige Altersbronchitis" ohne typi-

schen Stickhusten, für nicht-immunisierte Kinder infektiös!). Inkubationszeit 1–2 Wochen. Verlauf unterschiedlich schwer. Nach 1–2 wöchigem, katarrhalischen Prodromalstadium mit allmählich zunehmendem, anfangs uncharakteristischem Husten folgt das Stadium convulsivum mit typischem Krampfhusten (nachts häufiger als tags): Tiefe, initiale Inspiration, dann zahlreiche stakkato-artige (keckernde) Hustenstöße mit folgender Apnoe und Zyanose bei Glottis- und Bronchialmuskelkrampf; lösen sich plötzlich, tiefe „keuchende", „ziehende", krähende Inspiration; mehrere derartige Anfälle kurz nacheinander: „Reprise". Zungenvorstrecken (Zungenbändchen-Ulkus), Schweißausbruch; Expektoration zähen, glasigen Schleims, öfter auch Erbrechen. Gesicht solcher gequält, erschöpft aussehender Kinder gedunsen, Augen tränen, Lider geschwollen, oft Blutungen in Konjunktiven. Kein Fieber. Reprisen (diagnostisch) meist leicht provozierbar durch Spateldruckreiz am Zungengrund und Rachenring bzw. leichtes laterales Reiben am proximalen Tracheaansatz mit der Halshaut. – Bronchitische Symptome nur wenig nachweisbar. Röntgenographisch: Streifige Verdichtung der Hili, Streifenzeichnung in Lungen-Unterfelder („basales Dreieck"). Blutbild: Schon früh Leukozytose (bis evtl. über 50 000/μl) mit relativer Lymphozytose (60–85%). BSG normal. Bei Säuglingen und Kindern mit Rachitis droht eine (oft hartnäckige) Pertussis-Pneumonie, während welcher Reprisen öfter deutlich nachlassen. Toxische oder hämorrhagische Enzephalitis (mit Krämpfen, Paresen, Bewußtlosigkeit) möglich. Bei tuberkulösen Kindern evtl. inaktive Herde aktiviert, positive Tuberkulin-Hautempfindlichkeit temporär vermindert bis negativ! Bei starkem Husten Bronchiektasen- oder Hernien-Bildung möglich. Nach 2–6wöchiger Dauer abklingender Übergang ins 2–4wöchige Stadium decrementi.
Diff.-Diagnose: Pertussiformer Husten bei Bronchiallymphknoten-Tuberkulose. Tracheitis; Pankreasfibrose mit Bronchiektasen; Pseudocroup; Laryngospasmus; spastische Bronchitis.
Prognose: Meistens gut. Säuglinge und Dystrophe sind gefährdeter.
Therapie: Breitbandantibiotika (möglichst frühzeitig!). Hyperimmunserum. Viel Frischluft! Vermeidung „rauher", Rachen reizender Kost. Sedativa oft günstig; zur Nacht Paracodin-Präparate. Bettruhe nur bei Fieber bzw. Komplikationen. Höhenflüge. Druckkammern

und Gärkellerbesuche helfen nur im Stadium decrementi psychotherapeutisch (neuropathischen Kindern und (Eltern!).

Prophylaxe: Expositionsschutz. Impfung im 1. oder 2. Lebensjahr.
3–5 Wochen anhaltender passiver Schutz durch Hyperimmunserum
dicht nach der Infektion.

Typhus abdominalis ist beim Säugling und Kleinkind wesentlich
leichter, oft atypischer als später. Inkubationszeit 1–2(–3) Wochen,
en- oder epidemischer Verlauf. Beim jungen Kinde können Symptome fehlen oder schwächer sein: Fieber-Kontinua, relative Bradykardie, Lymphopenie, Benommenheit, Roseolen (bevorzugt an
Bauch, Oberschenkeln, Rücken), Milzschwellung, Typhus-Zunge
(2streifig belegt: Rand und Raphe rot, Zungenrücken braunborkig,
rissig, trocken, 2. Woche ganz belegt; 3.–4. Woche „Reinigung“,
intensive Rötung); evtl. (erbs)breiartige Stühle. Komplikationen
(z. B. blutendes Darmulkus, Perforation; Meningitis, Pneumonie,
Osteomyelitis, Myokardschäden) beim jungen Kind sehr selten. Deshalb bei geringstem Verdacht (hartnäckige [fieberhafte] Dyspepsie):
Bakterienkultur aus Blut (auf Galle), ab etwa 12. Krankheitstag aus
Stuhl bzw. Harn und Seroreaktion Gruber-Widal.

Prognose: Gut.

Therapie: Krankenhaus, Quarantäne. Bettruhe. Breitband-Penicillin,
Sulfonamide; evtl. Chloramphenicol (ausnahmsweise!). Antidyspep-
tische Diät. Eine „Heilung“ ist erreicht, wenn (ohne weitere Medikation) 3 Stuhlproben (in je 2-tägigen Anständen) nacheinander bak-
terologisch negativ sind.

Prophylaxe: Strikte Nahrungs- und Wasserhygiene. Ggf. Schutzimpfung mit „TAB“-Mehrfachimpfstoff. Strenge Isolierung Erkrankter;
Überwachung der Bakterienträger, -ausscheider.

Paratyphus (epi-, endemisch) als akute Dyspepsie oder typhusartig
(jedoch öfter Roseolen) kann beim jungen Kinde eine schwere
Exsikkose und Toxikose (s. Abs. 10.2.1., S. 130) auslösen. Erreger-
(Typen-)züchtung aus dem Stuhl. Gruber-Widal-Reaktion. Inkubationszeit: 1–10 Tage.

Prognose: Günstig, wenngleich die Krankheit oft hartnäckig ist.

Therapie: Bettruhe. Reichlich Flüssigkeit mit Elektrolyten. Diät wie
bei Dyspepsie. Medikamentöse Behandlung würde (nach neuester
Ansicht) Heilung (Resistenzbildung) verzögern. (Sonst wie bei Typhus.)

Prophylaxe: Wie bei Typhus abdominalis.

Dysenterie (bakterielle Ruhr; Shiga-Kruse, Flexner, Sonne), durch Schmierinfektion (einschließlich Insekten) übertragen, hinterläßt keine längere Immunität. Inkubationszeit: 1–7 Tage. Unter meist mäßigem Fieberanstieg plötzlich Kopf- und Bauch-(Kolon-)schmerzen. Wäßrige, schleimig-blutige, evtl. eitrige Stühle (bis über 20/Tag), oft Tenesmen. Beim Säugling Exsikkose- und Toxikosegefahr (s. Abs. 10.2.1., S. 130). Akute Darmsymptome klingen nach 1 Woche ab oder verlaufen unter dem Bilde der Colitis ulcerosa. Nicht selten Komplikationen: Meningoenzephalopathie, Myokardschäden, seltener Ohr-, Lungen-, Nierenbeteiligung. Bakteriennachweis im *frischen* Stuhl. Serologisch: Titeranstieg, Gruber-Widal-Reaktion.

Diff.-Diagnose: Invagination; später Kolitis, Darmtuberkulose, -polypen.

Prognose: Proportional der Schwere der Krankheit gut bis dubiös.

Therapie: Bettruhe; parenterale Flüssigkeits- und Elektrolytzufuhr. Schrittweiser Nahrungsaufbau, Diät. Sorgfältige Hautpflege des Gesäßes (Öl-Wattetupfer). Darmwirksame Sulfonamide, Antibiotika, Adsorbentien; gegen Tenesmen: Spasmocibalgin, evtl. sogar Opiumtinktur, Pantopon (!).

Prophylaxe: Strenge Isolierung und Hygiene Erkrankter.

Die *Bangsche Krankheit (Febris undulans)* findet sich sehr selten bei Kindern; typhusartig mit hohem Fieber, relative Bradykardie. Inkubationszeit: 1–3 Wochen. Hepatosplenomegalie; Stühle oft blutig; Leukopenie mit relativer Lymphozytose. Manchmal schleichend-chronischer Verlauf. Komplikationen: Arthritis, Osteomyelitis, Meningitis; seltener Nephritis. Erregernachweis in Blutkultur; Agglutinationsprobe.

Diff.-Diagnose: Typhus, Paratyphus.

Prognose: Gut.

Therapie: Bettruhe. Darmwirksame Antibiotika (z.B. oral Streptomycin), Sulfonamide.

Prophylaxe: Milch nicht roh, nur pasteurisiert verwenden.

Listeriose (Granulomatosis infantiseptica), eine Zoonose (Listeria monocytogenes), die auch von Haustieren auf Menschen übertragen wird, verläuft beim Erwachsenen unter dem Zeichen eines „grippalen" Infektes mit Rücken- und Nierenschmerzen sowie Durchfall. Intrauterin auf den Feten übertragene Erreger gelangen ins Fruchtwasser, von da in die Lungen; Abort oder Frühgeburt (grünliches Fruchtwasser). Bei subpartaler Infektion: meist Meningitis; manchmal Organ- und Hautlisteriome, leichtes Exanthem. Neugeborenes: Icterus prolongatus; Sepsis; Dyspnoe; Meningismus, Krämpfe; Trinkschwäche. Erregernachweis im Mekonium, Blut, Harn, Liquor bzw. bei der Mutter (einschließlich Antikörpertiter, die nicht diaplazentar passieren!).

Diff.-Diagnose: Morbus haemolyticus neonatorum, Lues connata, Toxoplasmose, Colimeningitis, Geburtstraumen.

Prognose: Schlecht.

Therapie: Hochdosiert Penicillin *und* Erythromycin i.v. in Dauer-Tropfinfusion. Notfalls (ausnahmsweise!) Tetracyclin (Chloramphenicol).

Prophylaxe: Vorsorgeuntersuchung Gravider. Keine rohe Milch trinken.

Toxoplasmose ist ebenfalls eine menschenpathogene Zoonose (Protozoon: Toxoplasma Gondii) und wird bevorzugt mit rohem Schweinefleisch (Steak, Schinken, Wurst, Gehacktes) aufgenommen. Die Infektion des älteren Kindes oder Erwachsenen („erworbene" Toxoplasmose) verläuft meistens blande, evtl. „grippaler" Infekt mit Lymphknotenschwellungen, selten Exanthem, meningoenzephale Zeichen, Hepatitis, Ophthalmopathie. Bei intrauteriner Infektion des Feten (nur bei frischer Erstinfektion der Graviden! Andernfalls nur Aborte): Mikrophthalmie, Chorioretinitis, Nystagmus, Enzephalopathie, evtl. intrazerebrale Verkalkungen, Krämpfe, Mikro- oder Hydrozephalus, xanthochromer Liquor mit Pleozytose und Eiweißvermehrung; evtl. Leberschaden, verstärkter Neugeborenen-Ikterus.

Diff.-Diagnose: Morbus haemolyticus neonatorum; Zytomegalie; Lymphnodulitis jeder Ursache; Hepatitis; eitrige Meningitis.

Prognose: (nach fetaler Infektion): Mäßig bis ungünstig: nur Defektheilung (oft mit Frühtod).

Therapie: Gravide: (Langzeit-)Sulfonamide. Erworbene Toxoplasmose bei Mädchen bzw. wenn beim Säugling noch Aktivität besteht (Sabin-Feldman-Serofarbtest über 1:256 bzw. um über 2 Titerstufen ansteigend *und* KBR erhöht): Supronal oder (Langzeit-)Sulfonamide *und* Daraprim.

16.2.2. Virus-bedingte Infektionskrankheiten ohne obligates Exanthem. *Mumps (Parotitis epidemica*, Ziegenpeter, Wochentölpel u. a.) entsteht meistens durch Tröpfcheninfektion; kleine Epidemien, bevorzugt bei Vorschulkindern; Infektiosität ab wenige Tage vor der Parotisschwellung bis sicher noch 9–10 Tage danach. Inkubationszeit: 11–22(–30) Tage. Dann lebenslange Immunität. Nach leichten (oder ohne) Prodromi für wenige Tage meist hohes Fieber, druckschmerzhafte, teigige Schwellung einer Parotis, 1–3 Tage später auch der anderen, evtl. auch (nur) der Submaxillar- und/oder Sublingualdrüsen für je etwa 5–7 Tage. Blutbild: Leukopenie, dann Leukozytose und relative Lymphozytose (Milzschwellung). Recht oft begleitende, leichte (meist benigne) Meningoenzephalitis (Liquor: geringe, vorwiegend lymphozytäre Pleozytose bis 1000/3; Eiweißvermehrung), manchmal als einziges Mumps-Symptom manifest. Mitbeteiligung von Brustdrüsen, Pankreas (Diastase im Blut und Harn erhöht), Leber oder – fast nur nach der Pubertät – (Neben)-Hoden (Sterilität!) als Komplikation. Positive KBR sichert die Diagnose.

Diff.-Diagnose: Maligne Diphtherie; Parulis; akute Lymphnodulitis; Pfeiffersches Drüsenfieber.

Prognose: Gut.

Therapie: Bettruhe. Breikost (ggf. fettarm; leicht verdaulich), für die ersten Tage Wattepackung auf Parotisgegend. (Tetracyclin [*nach* Zahnwechsel!], Rekonvaleszentenserum beschleunigen angeblich Heilung, verringern Komplikationen.) Bei Orchitis: feuchte Umschläge, Hochlagerung des Skrotums.

Prophylaxe: Isolierung Erkrankter.

Pfeiffersches Drüsenfieber (Mononucleosis infectiosa, Monozytenangina) tritt sporadisch oder in kleinen Epidemien auf, wobei der Infektionsmodus ungeklärt ist. (Erreger sollen mit dem des [afrikanischen] Burkitt-Lymphosarkoms verwandt/identisch sein.) Inkubationszeit: 1–2(–3) Wochen. – Plötzlich hohes, nicht Kontinua-bildendes Fieber (wenige Tage bis mehrere Wochen) mit lytischem Abfall. Angina mit sehr unterschiedlicher Morphe. Halslymphknoten (kaum druckempfindlich) geschwollen (keine Abszedierung), oft auch die paratrachealen, abdominalen, inguinalen Lymphknoten sowie die Milz. Beim Fieber auch Brechreiz, Kopfschmerz, seröse Meningitis. Manchmal rubeoli-, morbilli-, scarlatiniformes oder urtikarielles Exanthem, leichte, seröse Meningitis. Pathognomonisches Blutbild (nicht gleich anfangs): Leukozytose (bis 40000/µl) mit Monozytose (bis 90 % Lympho- und Monozyten, deren Kerne oft gekerbt, eingebuchtet, entrundet sind, exzentrisch liegen; Plasma zartblau mit feinster, Skabiesgang-artiger Zeichnung: „Drüsenfieberzellen"). Serologisch: (nicht obligat) positiver (über 1:64) Paul-Bunnel- (= Hanganatziu-Deicher-)Antikörpertest (der auch bei Scharlach, Typhus sowie nach Pferdeserum-Injektion positiv reagieren kann). – Zuvor positiver Tuberkulin-Hauttest kann interkurrent negativ ausfallen!

Diff.-Diagnose: Alle Lymphknotenschwellungen, ggf. mit Exanthem. Agranulozyten-(Leukose-)Angina, Diphtherie, Hodgkin.

Prognose: Gut.

Therapie: Bettruhe; Antipyretika; sonst symptomatisch. Bei schwerem Verlauf: Breitband-Penicillin. (Evtl. Endoxan, das beim Burkitt-Tumor heilend wirkt.)

Influenza (Grippe) tritt epidemisch (Tröpfcheninfektion) auf; Viren A, B und C führen zu gleichen Symptomen: Nach Inkubationszeit von 1–3 Tagen plötzlich Abgeschlagenheit, Frösteln, Kopf-, Muskelschmerzen, hohes Fieber, Rhinopharyngitis, (Tracheo-)Bronchitis (Bronchiolitis, Pseudocroup), Konjunktivitis; oft sekundär: Sinusitis, Otitis media; Pneumonie (mit Tendenz zur Abszedierung und Pleuraempyem); bei kleinen Kindern: Begleitdyspepsie; manchmal polymorphes, bald abblassendes Exanthem. Meist längere Rekonvaleszenz. Blutbild: Anfangs Leukozytose, in Leukopenie mit Aneosinophilie und relativer Lymphopenie übergehend (sonst bei Viruskrankheiten gewöhnlich Lymphzytose!). BSG beschleunigt.

Diff.-Diagnose: Prodromi verschiedener Infektionskrankheiten. „Erkältung" („grippaler" Infekt).

Prognose: Epidemie-unterschiedlich: von gut bis etwa 5% Mortalität.

Therapie: Bettruhe. Freiluft. (Ältere Kinder evtl. schwitzen lassen.) Vitaminreiche Kost, Säfte. Symptomatisch. Bei eitrigen Komplikationen: Antibiotika, Sulfonamide. Bei gleichzeitiger Rachitis sofort Vitamin D-Stoß.

Prophylaxe: Expositionsschutz. Aktive Schutzimpfung sehr umstritten (trotz gegenteiliger Reklame! Viren ändern in 3 Jahren ihr Antigenspektrum. Noch kein Impfstoff gegen Virus C): Nur etwa 30–50% Wirksamkeit.

Poliomyelitis (Heine-Medin, epidemische Kinderlähmung) tritt epidemisch, bevorzugt im Sommer und Herbst auf. Hinterläßt Typenspezifische (I = Brunhilde, II = Lansing, III = Leon) Immunität, einschließlich bei „stiller Feiung" (infolge Erkrankungen in der nächsten Wohnumgebung). Virusaufnahme: Rachen oder Darmkanal. Übertragungsmodus nicht geklärt, sicher sind Kontaktinfektionen. Inkubationszeit: 2–14 (– über 40) Tage.

Zweiphasiger Krankheitsverlauf beginnt nach unspezifischer „Vorkrankheit" (z.B. „Erkältung", Dyspepsie; Operation, besonders Tonsillektomie; körperliche Strapazen) mit wenige Tage dauerndem „Initialstadium": Fieber, Erbrechen, Kopf-, Hals-, Bauchschmerzen. Dann 1–3 Tage „Latenzstadium" (teilweise fieberfrei); unter neuerlichem Temperaturanstieg meningitisches, „präparalytisches Stadium": Kopf-, Arm-, Beinschmerzen, Hyperaesthesien, Meningismus; zuerst gesteigerte, dann erlöschende Sehnenreflexe. Nach weiteren 1–2 Tagen: „Adynamisches", nach abermals 2–10 Tagen „paralytisches Stadium": Bei sinkender Temperatur asymmetrische schlaffe Lähmungen der Extremitäten, aber auch des Rumpfes; meist nicht alle Muskelgruppen befallen. Bei spinaler Form manchmal aufsteigende Paresen (wie bei Landry-Paralyse), bei bulbärer (Hirnnervenbefall) viel ungünstiger; auch enzephalitische Formen möglich. Nie objektiv nachweisbare Sensibilitätsstörungen! Die Erkrankung kann in jedem Stadium zum Stehen kommen. Erste Rückbildung der Parese bereits nach wenigen Tagen der Rekonvaleszenz beginnend, aber auch noch $1–1^1/_2$ Jahre später Spontanbesserungen möglich. Evtl. definitive Rest-Lähmungen fast stets wesentlich geringer als im paralytischen Stadium, aber mit Wachstumsrückstand der betreffenden Glieder verbunden. Diagnostisch wichtig (prognostisch nicht verwertbar) Liquorbefund: Druck oft erhöht; Pleozytose zwischen 20–50/3 und 3000–5000/3 Leukozyten/µl, anfangs Segmentkernige, später Mononukleäre; Eiweißgehalt erhöht, auch über den Gipfel der Pleozytose weiter ansteigend; Zucker normal. – Prüfung im meningitisch-präparalytischen Stadium: Handdruck gegen eine Kopfseite des auf harter, glatter Unterlage sitzenden Kindes, s. Abb. 30.

Zur entsprechenden Prüfung beim auf dem Rücken liegenden Kinde durch Hochziehen an den Armen: s. Abb. 31.

Das „spine-sign" (Rückgratzeichen) bereits früh positiv: Bei Wieder-

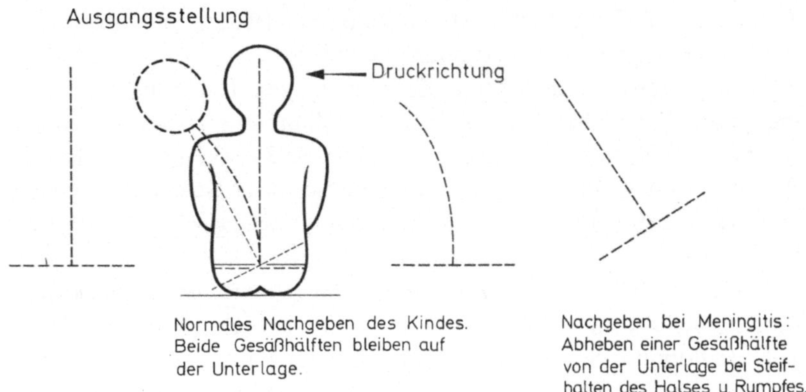

Abb. 30. Prüfung auf Meningismus beim Poliomyelitis-verdächtigen, sitzenden Kind

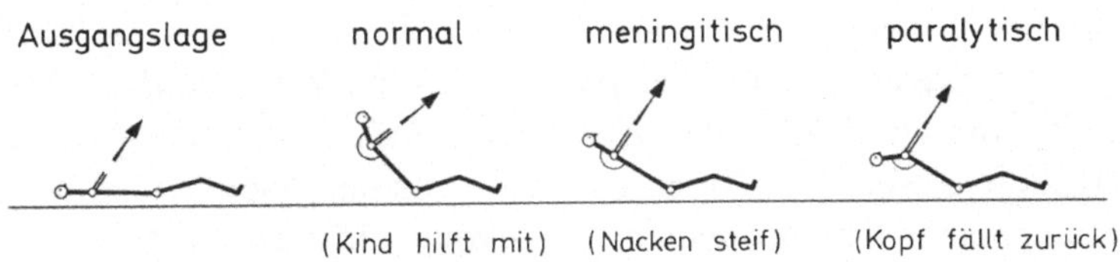

Abb. 31. Prüfung auf Meningismus am liegenden Kind

aufrichten nach Rückenbeugen: Schmerzen im Rücken, Lenden- und Kreuzbeingegend und Beinen. Lasègue-Zeichen streng bilateral positiv. Auch „Dreifuß-Zeichen" positiv: Beim passiven Aufsetzen des Kindes durch Anheben am Rücken hat es plötzlich Kreuzschmerzen, stützt sich mit den Armen nach rückwärts ab, beugt Kopf und Nacken weit zurück. – Im Rachenspülwasser Viren in der 1. Woche nachweisbar, im Stuhl oft bis zu 3 Monaten. – Pathologisch-anatomisch: Im ZNS entzündliche Infiltration in der grauen und weißen Substanz sowie in den Ganglienzellen besonders der Vorderhörner des Rückenmarks und der Medulla oblongata (umgebende Ödeme, teilweiser Zerfall von Nervenzellen). Ödeme und Infiltrate können ohne Residuen abklingen.

Diff.-Diagnose: Grippaler Infekt; Meningoenzephalitis; Polyradikulitis (symmetrisch!), Polyneuritis (Sensibilitätsausfälle), Paresen anderer Ursache (z.B. Trauma, Diphtherie).

Prognose: Letalität 2–20% der paretischen Patienten. Öfters Defektheilungen. Bei Hirnnervenparesen dubiös.

Therapie: Bettruhe. Symptomatisch: geeignete Lagerung bei Lähmungen. Künstliche Atmung bei Atemlähmung (Eiserne Lunge, Intubationsbeatmung). Frühe, unermüdliche Krankengymnastik der Paresen nach Abklingen der akuten Phase unter Stärkung der Kooperation beim Patienten. Orthopädisch-chirurgische (Spät-)Behandlung.

Prophylaxe: Salk-Impfung mit Mehrfachimpfstoff *und* Schluckimpfung („Aktiv") nach Sabin (s. Abs. 5.1.3., Tabelle 22, S. 56). Notfalls γ-Globulin, Serum Durchimmunisierter parenteral. (Polioimpfung in eine Epidemie hinein bringt *kein* erhöhtes Impfkomplikations-Risiko.)

Polyradikulitis s. Abs. 21.5., S. 253.

Coxsackie-Viren (über 24 Typen bekannt) können „grippale", einer abortiven, nicht paralytischen Poliomyelitis ähnliche Krankheitsbilder verursachen, ferner *Herpangina* sowie *Polyradikulitis, Myalgia epidemica (Bornholmsche Krankheit):* Inkubationszeit 2–12 Tage; oft akut einsetzend: Brechreiz, Kälteschauer, Fieber, minuten- bis stundenlange Pleurodynien, qualvolle Inspirationsbeschwerden, Muskelschmerzen der Brustwand und Extremitäten; manchmal seröse Meningitis. Infektionsmodus wie bei Poliomyelitis.

Diff.-Diagnose: Pleuropneumonie; Akutes Abdomen; Poliomyelitis; Grippe.

Prognose: Jenseits der Neugeborenenperiode: gut.

Therapie: Symptomatisch.

Herpangina: Akut, hochfieberhaft oder im Verlaufe „grippaler Infekte" auftretend; für wenige Tage bilden sich helle, kleine Bläschen mit rotem Saum auf Rachenring samt Tonsillen.

Prognose: Gut.

Therapie: Symptomatisch. Munddesinfizientien.

Herpes s. Abs. 18.3.2., S. 235.

16.3. Nicht (durch Menschen) „ansteckende" Infektionskrankheiten

Aktinomykose. Der Strahlenpilz Actinomyces durchdringt die Schleimhaut des Verdauungskanals und befällt Bauch, Lungen oder Submaxillar-Drüsen (brettharte Infiltrate, Abszedierung, Fistelbildung; im Eiter gelbe „Körnchen“: „Drusen“). In den Lungen tuberkuloseähnliche, im Bauch fistelnde, tumorartige Veränderungen.

Diff.-Diagnose: Tuberkulose.

Prognose: Bei oberflächlichem Herd: gut, bei Lungen-, Bauchbefall: ernster.

Therapie: Langzeitbehandlung mit Penicillin, Sulfonamiden.

Beim *Wundstarrkrampf (Tetanus)* gelangt durch die Nabelwunde des Frischgeborenen oder durch (besonders) Quetsch-, Brand-, auch Bagatellwunden (z.B. Nagel-Eintreten) der Tetanus-Bazillus in den Körper, wo er anaerob wächst; sein Toxin ist typisch nerventoxisch. Inkubationszeit: 3–14 Tage (bis einige Monate). – Prodromal Kopfschmerzen und Fieber, später tonische Krämpfe (Kaumuskulatur: Trismus; mimische Muskeln: Risus sardonicus); manchmal Muskulatur neben der Wunde befallen, ferner Nacken-, Rücken-, Extremitätenmuskulatur. Bei Befall der Atem- und Glottismuskeln: Lebensgefahr. Äußere Reize (Lärm, Licht, Berührung) provozieren erneut Krampfanfälle.

Diff.-Diagnose: Beim Neugeborenen: geburtstraumatische Hirnblutung; Meningoenzephalitis; Tetanie; Fieberkrämpfe.

Prognose: Recht ernst: bis zu 50% Mortalität bei Kindern.

Therapie: Wundexzision, H_2O_2-Spülungen. Hohe Dosen Tetanus-Antitoxin (i.v. und i.m.) 1 Woche lang täglich. Intensivpflege! Medikamentös: Sedativa bis Dauerschlaf. Evtl. Intubationsbeatmung, Muskelrelaxantien; Breitbandantibiotika.

Prophylaxe: Primäre, sorgfältige Wundversorgung, insbesondere bei Straßenschmutz- und/oder Pferdedung-Verunreinigungen. Tetanus-Toxoid-Aktiv-Schutzimpfung (s. Abs. 5.1.3., Tabelle 22, S. 56), ggf. Auffrischung mit Tetanus-Toxoid bzw. -Fluid.

Erysipel (Wundrose) kann bereits Neugeborene (durch Nabelwunde, Genitale) befallen. Erreger: hämolytische Streptokokken. Inkubationszeit: wenige Stunden bis Tage. (Keine Immunitätsbildung, eher sogar verstärkte Wiedererkrankungs-Disposition.) – Steiler Fieberanstieg (Fieberkrampf bzw. Schüttelfrost); scharf begrenzte Rötung, Schwellung um Eintrittspforte (jegliche [Schleim-]Hautwunde) mit peripherer Ausbreitung, während Zentren schon wieder abblassen. Brennen, Schmerzen der betroffenen Partien. Evtl. multiple Abszedierungen, Phlegmone.

Diff.-Diagnose: Sonnenbrand; Erysipeloid (Rotlauf).

Prognose: Gut.

Therapie: Penicillin, Erythromycin.

Blutvergiftung erfolgt durch Bakteriämie verschiedenster Arten: Strepto-, Staphylo-, Pneumo-, Meningo-, Gonokokken, Typhus-, Colibakterien u. a. m. Eintrittspforten: beim Neugeborenen die Nabelwunde, später Haut und Schleimhäute, Tonsillen, Lungen. Oft von einer Herdbildung irgendwo im Körper Bakterienstreuung und Metastasierung mit fakultativer *Sepsis,* die von Virulenz und Masse der Erreger sowie Abwehrlage des Kindes abhängt. Vielgestaltige Symptomatik: Schwerkrankes Aussehen, Fieber, Tachykardie, graulivides Hautkolorit, Fieberkrämpfe bzw. Schüttelfrost, Erbrechen, Dyspepsie, Unruhe, Meteorismus, Somnolenz, Ikterus, Ödeme, Exantheme bzw. (petechiale) Hautblutungen, Anorexie, Exsikkose, (weiche) Milzschwellung, Nephritis, Hepatitis, Myokarditis u. s. w. Blutbild: Leukozytose (mit toxischer Granulation) und „Linksverschiebung"; BSG stark beschleunigt.

Diff.-Diagnose: Entsprechend der unterschiedlichen Symptomatik, z. B. Typhus, Tuberkulose, Toxikose.

Prognose: Je jünger das Kind, je später die gezielte Therapie, desto ungünstiger.

Therapie: Initial Breibandpenicillin und Sulfonamide, bis (evtl. wiederholte) Erregerzüchtung aus dem Blut und Resistenzbestimmung der betreffenden Keime eine gezielte Medikation erlaubt.

Prophylaxe: Strengste (Nabel-)Asepsis bei Neugeborenen. Intensive Behandlung jedes Eiterherdes.

Malaria wurde in den letzten Jahren zunehmend bei uns eingeschleppt. Anamnese und typische zyklische Fieberanfälle, Milztumor, Anämie ergeben Diagnose; mikroskopischer Erregernachweis im Blutausstrich (entnommen im Fieberanstieg, oder „dicken Tropfen"). Infektion und Krankheitsverlauf wie beim Erwachsenen.

Prognose: Jetzt gut.

Therapie: Bettruhe. Reichlich Flüssigkeit. Resochin und Primaquine; Daraprim, Quensyl.

Prophylaxe: Vernichtung der Anopheles-Larven! Täglich Resochin in Gefahrengebiete.

Lyssa (Rabies, Tollwut) der Wildtiere (Füchse, Rehe u. a.) ist in den letzten Jahren erheblich angestiegen; auch (sogar schutzgeimpfte!) Hunde, Katzen und andere Haustiere können die Krankheit durch

Biß oder Lecken auf Menschen übertragen; auch durch Berührung von an Lyssa verendeten Tieren (eingetrockneter Speichel am Fell!) möglich. Inkubationszeit: 15 bis über 30 Tage; Serumgabe kann sie verlängern.

Nach unspezifischen Prodromi (Fieber, Kopfschmerz, Erbrechen): starke Schmerzen an der (Biß-) Eintrittsstelle, Speichelfluß, Schweißausbrüche, Hydrophobie, Lähmungen oder Krämpfe.

Prognose: Infaust, bei bis zuletzt erhaltenem Bewußtsein!

Therapie als Prophylaxe: Sorgfältige Wundexzision, -desinfektion. Bei geringstem Verdacht: Initial Tollwut-Serumgaben um die Wunde herum (3 Tage lang); akute Lyssa-Schutzimpfung (Mehrfach-Injektionsgaben inaktivierter, Entenalantois-gezüchteter Lyssa-Viren). (Bei erneuter Infektion binnen $^1/_4$–$^1/_2$ Jahr genügt 1 Booster-Impfung.)

Cytomegalia infantium ist auch eine Virus-Zoonose; beim größeren Kinde erscheinungsfrei. Verursacht Fetopathie: *Einschlußkörperchen-Krankheit:* Schwerer Icterus neonatorum, Hepatosplenomegalie, Thrombopenie, Purpura, Melaena, hämolytische Anämie; evtl. Chorioretinitis, Mikrozephalie, intrakranielle Verkalkungen. Bei Befall junger Säuglinge: akute bis chronische Ernährungsstörungen; Ekzem. – Pathognomonisch: Einkernige Riesenzellen („Eulen-“, „Fischaugen“) im Speichel, Harn- (Liquor-)Sediment. Virusnachweis im Harn, KBR prüfen.

Diff.-Diagnose: M. h. n., Gallengangsverschluß; Toxoplasmose, Lues connata; Galaktoseintoleranz.

Prognose: Beim Neugeborenen: infaust. Jenseits des 1. Trimenons: gut.

Therapie: γ-Globulin. Versuch mit Kortikoiden. Sonst symptomatisch.

Katzenkratzkrankheit s. Abs. 12.4., S. 172.

16.4. Lues connata

Die *Lues connata, angeborene Syphilis,* vor dem 2. Weltkrieg in Deutschland praktisch ausgerottet, ist nach zwischenzeitlich starker Zu- und Wiederabnahme jetzt wieder etwas häufiger. Primärerkrankung bei Kindern selten; entspricht der des Erwachsenen. – Bei angeborener Lues liegt „Stadium II“ vor, weil in der 2. Hälfte der Gravidität von der kranken Mutter Spirochäten diaplazentar auf den Feten übergehen und sofort in großer Zahl in sein Blut und die Organe gelangen (Fetopathie). Neben initial symptomfreiem Typ, bei dem die Manifestation der Erkrankung meist erst im Verlauf des 1. Trimenons offenbar wird, kennt man einen parietalen (Haut-, [Nasen-] Schleimhautbefall) und viszeralen Typ: schwerste Form mit besonders starkem Milz-, Leber- und Nierenbefall. Anamnestische Angabe vorangegangener Aborte mens V bis VI oder Totgeburten (besonders mazerierter Früchte) bereits suspekt. Nur selten ist das Neugeborene einer syphilitischen Mutter gesund, weniger selten symptomfrei. Symptome (nicht alle obligat): Hellbraun gefleckte, schmutzig-fahle, graue Haut („Milchkaffeefarbe“), Anämie, schlechtes Gedeihen bis Atrophie; Nabel-, (Schleim-)Hautblutungen; chronischer (eitrig-sanguinolenter) Schnupfen (Schniefen ab Geburt); Rhagaden an Nase, Lippen, After; speckig-glänzende, pralle, rote Infiltrate an Fußsohlen und Handtellern, hier (später) besonders eine groblamellöse Schuppung; Paronychien; Pemphigus: solitäre bis zahlreiche kleine bis pfenniggroße Eiterblasen am ganzen Körper; indolente Lymphknotenschwellungen; Condylomata lata im Analbereich; derbe Milz- und Leberschwellung; „Pneumonia alba“ (röntgenologisch einer Bronchopneumonie ähnlich, klinisch symptomarm); nephrotisches Syndrom; nach einigen Wochen: typisches makulopapulöses Exanthem; Osteochondritis (Röntgenbild: unregelmäßige Verkalkungsgrenzen, Aufhellungen zwischen Epi- und Diaphysen), Zerstörung bis Abriß der Epiphysen, Parrotsche Pseudoparalyse (akut auftretende schlaffe Scheinlähmung einer Extremität infolge Schonung wegen großer Bewegungsschmerzhaftigkeit); Periostitis (Röntgenbild: Begleitschatten, Doppelkonturierung, besonders an Diaphysen und Calcaneus), Osteomyelitis; Hydrozephalus (aresorptivus), Meningitis, Chorioiditis luica. Spätestens 6 Wochen nach der Geburt: positive Wassermann-Reaktion (WaR) und Cardiolipin-Titer. – Unbehandelte konnatale Lues führt zur (sehr seltenen) Lues tarda: Sattelnase, „Säbelbeine“, Hutchinsonsche Trias: Innenohrschwerhörigkeit, Tonnenform der oberen (bleibenden) Schneidezähne mit halbmondförmiger Einbuchtung der Zahnschneide, Keratitis parenchymatosa (wolkige Trübung der Cornea bis zur Erblindung; bei früher Therapie reversibel). Nach 10–20 Jahren: Nervensyphilis (Tabes dorsalis), selten spezifische Enzephalitis.

Diff.-Diagnose: des Pemphigus: Pemphigoid, Epidermolysis bullosa hereditaria (selten!, prognostisch schlecht). Dermatitis, Ekzem; bei blutiger Rhinitis: Diphtherie, Hämophilie; rachitische Knochenveränderungen.

Prognose: Wegen nicht selten verspäteter Therapie: Letalität noch 10–15 %, bei rechtzeitiger Behandlung günstig.

Therapie: Penicillin-Kur mit vorsichtigst einschleichender Dosis (*Cave:* Herxheimer Reaktion: akuter Spirochätenzerfall mit lebensgefährlicher Toxikose!), aber letztlich mindestens (10–)14tägiger vollwirksamer Dosierung (insgesamt nicht unter 3,5 Mio. E. Penicillin beim jungen Säugling). Kontrolle der WaR-Tendenz und des Cardiolipin-Titers; bei dessen Abfall mit weiterer Penicillin-Kur abwarten, andernfalls erneute Kur ansetzen. Nach „Heilung" wird WaR nach 3–6 Monaten negativ. Wenigstens 3jährige Überwachung und Nachkontrollen des Kindes!

Prophylaxe: WaR bei der Vorsorge-Untersuchung *jeder* Graviden ansetzen. Jede Frau, die jemals Syphilis hatte (besonders seropositive, aber auch „geheilte"!), soll zu Beginn der 2. Schwangerschaftshälfte eine Penicillin-Sicherheitskur machen, wenn sie ein gesundes Kind erwarten will (das aber auch eine Sicherheitskur durchmachen soll!).

16.5. Rheumatische Erkrankung

16.5.1. Rheumatisches Fieber. Das rheumatische Fieber ist in den letzten Jahren wesentlich seltener geworden. Ätiologisch ist es noch nicht endgültig geklärt; seine Erscheinungsformen sind: (Akute) Polyarthritis, Karditis und Chorea (minor) rheumatica. Die rheumatoide Arthritis (chronische Polyarthritis) umfaßt das Still-Syndrom und die Subsepsis allergica (Wissler) (s. Abs. 19.1.2., S. 241). Hiervon sind abzugrenzen die bei Kindern sehr seltene Spondylarthritis ankylopoetica (Bechterew), sowie die eitrige, tuberkulöse und symptomatische (allergische, nicht eitrige) Arthritis. – Die Jones-Mindest-Forderung nach 2 „Starkzeichen" oder 1 „Starkzeichen" plus 2 „Schwachzeichen" zur Stellung der Diagnose ist heute nicht mehr aufrecht zu erhalten, da auch zahlreiche Abortiv-Fälle mit larviertem Verdacht eines Rheuma-Rezidivs vorkommen; unerkannt können sie zu endokarditischen Fehlern und damit Dauerschäden führen. „Starkzeichen" sind: Karditis, flüchtige oder ausgeprägte Polyarthritis, Chorea minor, rheumatische Hautknötchen, Erythema anulare oder marginatum; „Schwachzeichen": Fieber, Müdigkeit, Schwäche, Gewichtsabnahme, Anämie, häufiges Nasenbluten, beschleunigte BSG, verlängertes PQ oder QT im EKG, C-reaktives Protein (CRP), erhöhter Anstistreptolysin-Titer (AST über 1:160), anamnestisches bzw. familiäres Rheuma-Vorkommen. Die Erkrankung betrifft häufig Kinder in den ersten Schuljahren und weist das Bild eines chronischen Infektes mit Herz- und Gelenksymptomen auf; führt auch zu den (histologisch) spezifischen Aschoffschen Knötchen. Verursacher: β-hämolysierende Streptokokken (meist Gruppe B), oft noch zur Zeit der rheumatischen Manifestation (wenige Wochen nach einer Angina o. ä.) im Rachenabstrich nachweisbar, führen zum Anstieg des AST. Jedoch sicher auch allergische Vorgänge für das Zustandekommen der typischen Erkrankung von entscheidender Bedeutung. Als konstanteste Zeichen bei sonst initial uncharakteristischem Fieber: hohe BSG (außer bei Chorea minor), deutliche Anämie. Nur bei höchstens 10% dieser Kinder charakteristische, flüchtige, blasse, oft ringförmige Erythemesäume (bevorzugt am Rumpf) oder urtikarielle bis multiforme Erytheme.

Akute *rheumatische Polyarthritis:* Oft nur flüchtige Schmerzen und Schwellungen (Zeit der Ergüsse) aller Schweregrade der großen Gelenke der Extremitäten; Lokalisation der Beschwerden wechseln oft sprunghaft, gleichzeitig mehrere Gelenke befallen. Übergang in chronische Formen (s. Abs. 19.1.2., S. 241) noch umstritten. – Die foudroyante (primär letale) *rheumatische Karditis* kommt heute nicht mehr vor, leichtere (auskultatorisch, röntgenologisch, im EKG nachweisbare) Schäden des Peri-, Myo- oder/und Endokards (z. T. mit Rhythmus- und Erregungsrückbildungs- bzw. Überleitungsstörungen) noch relativ oft. – Die *Chorea minor* als rheumatisch-neuroallergische Enzephalitis (besonders Hirnstamm) ist bei Mädchen häufiger als bei Knaben, oft mit Karditis, selten mit Polyarthritis, kaum mit BSG-Beschleunigung. Beginnt schleichend mit zunehmender motorischer, psychischer Unruhe, in wenigen Wochen starke Muskelhypotonie (Gelenkhyperflexibilität, „Schlangenmensch"), Ataxie, charakteristische unkoordinierte, ausfahrende und überschießende Zwangsbewegungen (bei schlafendem, sich unbeobachtet fühlendem Kind wesentlich weniger). Gordon-Reflex oft positiv. In 2–3 Mona-

ten klingen diese Zeichen ab (Handschrift des Patienten ein gutes
Spiegelbild des Ausmaßes der jeweiligen Veränderungen). – *Rheu-
matische* (bis erbsgroße, derbe) *Knötchen* in der Haut, besonders
über den Sehnen, sind beim Kinde selten.
Diff.-Diagnose: „Grippale Infekte", Serumkrankheit, Scharlach;
Leukämie; andere Arthritiden; Osteomyelitis. Herzfehler.
Prognose: Im allgemeinen gut, selten bleibende Herzschäden (evtl.
Frühinvalidität).
Therapie: Strenge, evtl. wochenlange Bettruhe, bis BSG normalisiert
ist. Herzbelastungen vermeiden (einsteigernde Aufsteherlaubnis).
Medikamentös: Penicillin und Kortikoide; Salizylsäure (Salizylamid),
Pyramidon, Irgapyrin, Butazolidin (Blutbildkontrollen auf Granulo-
zytopenie, evtl. Hämaturie! reversibel). 3–5 Jahre Rezidiv-Prophy-
laxe („Metaphylaxe") z.B. mit monatlicher Langzeit-Penicillin-In-
jektion (Mega-Einheiten). Bei Chorea minor: möglichst Einzelzim-
mer („ansteckendes Benehmen"). (Psycho-)Sedativa. Vitamin B_6.
Prophylaxe: plus Nachbehandlung der akuten Phase: Fokalsanierung
(Zähne, Tonsillen, Nebenhöhlen, Appendix). Roborierende Maßnahmen.

16.5.2. Chronische Formen. (*Still-Syndrom, Subsepsis allergica Wissler* s. Abs. 19.1.2., S. 241.) Zu den chronischen Verlaufsformen des
rheumatischen Formenkreises gehören auch die *Kollagenosen:
Lupus erythematodes* (beim Kinde selten) und *Dermatomyositis.* Der
erste zählt heute zu den Autoimmunkörperbildungen (Antikörperbildung gegen körpereigene Eiweiße); geht mit Fieber, hoher BSG,
typischen Exanthemen (im Gesicht: Schmetterlingsfigur, an Rumpf
und Extremitäten: morbilliform, mit entzündlichen, schuppenden
Partien), Anämie, Leukopenie, evtl. auch Nierensymptomen (z.B.
Hämaturie), Hepatosplenomegalie sowie Gelenk- und Herzaffektio-
nen einher. Nachweis der „L.e-Zellen" bzw. des „-Faktors" im Blut.
Prognose: Langfristig gesehen: ungünstig.
Therapie: Kortikoide unter Penicillin-Schutz, Resochin, Imurel,
Endoxan, 6-Mercaptopurin, Methotrexat und andere Zytostatika.
Dermatomyositis (Lilakrankheit) führt unter Fieber zu einer (vom
Gesicht nach kaudal fortschreitenden) typischen Hautverfärbung mit
Ödemen und (Muskel-)Schmerzen. Betroffene Muskelpartien atro-
phieren allmählich.

Diff.-Diagnose: Sklerodermie (zentripetal progressiver Gefäß-Binde-
gewebsbefall mit ungünstiger Prognose); progressive Muskeldystrophie; Neuritiden, Myalgia epidemica (Probeexzision!).
Prognose: Dubiös.
Therapie: Kortikoide bei Penicillin-Schutz. Immunsuppressiva. Phy-
sikalisch, krankengymnastisch (orthopädisch).

16.6. Tuberkulose

Der Erreger des Morbus Koch (Typus humanus und bovinus) kann
Kinder jeden Lebensalters befallen (Staub-, Tröpfchen-, Lebensmit-
tel-, Milch-, Butter-, Schmierinfektion), wobei die Erkrankung des
Säuglings besonders gefährlich ist. Die Lungen sind zu rund 95% die
Eintrittspforte, ferner Darmschleimhaut, Tonsillen, obere Luftwege,
Haut. Vor Einführung der Tuberkulose-Schutzimpfung Neugeborer-
ner waren fast 50% aller Kinder bis zum Ende der Pubertät infiziert,
ein nur wesentlich geringerer Teil erkrankte daran. Körperkonstitu-
tion, evtl. Begleiterkrankungen (z.B. Masern, Keuchhusten) und Virulenz der Erreger bestimmen Ausmaß und Schwere der Erkrankung.

16.6.1. Tuberkulin-Hautproben. Geben Aufschluß, ob das Kind
Antikörper gegen Tuberkulose besitzt, ohne Auskunft darüber zu
gewähren, ob diese Antikörper auf BCG-Impfung (s. Abs. 5.1.3.,
S. 57), Tuberkulose-Infektion oder gar -Erkrankung beruhen.
Positiver Ausfall einer Tuberkulinprobe bei nicht-geimpftem Kleinkind bedeutet jedoch mit großer Wahrscheinlichkeit eine aktive Erkrankung, denn in diesem frühen Alter führt die Infektion fast stets
dazu, und vor Ablauf von rund 2 Jahren dürfte sie kaum „ausheilen".
Proben werden ca. $^1/_4$ Jahr nach Impfung des Neugeborenen bzw.
6 (3–8) Wochen nach entsprechender Infektion („Inkubationszeit")
positiv (nach Impfung für 5–10 Jahre) nach Infektion länger wäh-
rende spezifisch allergische Hautreaktion gegen in die Haut einge-
brachtes Tuberkulin). Während miliarer Tuberkulose, Masern sowie
Keuchhusten kann der positive Ausfall vorübergehend schwinden
(Anergie). Folgende Tuberkulin-Hautproben heute üblich: *Tuber-
kulin-Salbenprobe* (nach Moro): In die mit Äther gut entfettete Haut
(bevorzugt Sternum) wird ein hanfkorngroßes Stück diagnostische
Tuberkulinsalbe („Moro", „Hamburger forte", „Tuberkulin-S") in

einem etwa markstückgroßen Bezirk gut eingerieben (kein Schutz-verband). Die Reaktion ist positiv, wenn nach 48–72 Std an dieser Stelle einige stecknadelkopfgroße, rote Knötchen erkennbar sind. Eine gleiche Reaktion kann erzielt werden mit dem Tuberkulin-Pfla-ster, das – mit Tuberkulin-Salbe beschickt – auf die entfettete Haut geklebt wird. (Ablesen der Reaktion nach 24 Std ohne Aussage-kraft!)

Kutane Tuberkulinprobe nach Pirquet (mit Pirquet-Bohrer durch einen auf die Haut gegebenen Tropfen Tuberkulinlösung) wird kaum noch durchgeführt; sie ergibt gleichartige Reaktion wie nachstehende i.c. Teste. Bei negativer Salbenprobe sollte die nächststärkere Te-stung *intrakutan* nach *Mendel-Mantoux* unternommen werden: Streng i.c. (am zweckmäßigsten an der Außenseite des Unterarmes) wird (mit feiner Kanüle) 0,1 ml gereinigtes Alttuberkulin („GT") in 1‰iger Lösung (= 0,1 mg Tuberkulin) injiziert (Quaddel-Bildung!). Positiver Ausfall: nach 48–72 Std hier ca. 10 × 10 mm große, gerö-tete Infiltration palpabel. Falls negativ, wird bei besonderer Indika-tion der gleiche Test mit 1%iger Lösung (= 1 mg Tuberkulin) wie-derholt. Würde als erstes mit der stärksten Konzentration getestet. droht bei hyperergisch reagierenden Kindern ein Ulkus an der Injek-tionsstelle! (*Cave: Sub*kutane Tuberkulin-Injektion! Risiko einer Sofort-Schock-Reaktion!)

Die Tubergen-Testung ist eine i.c. Vielfach-Punktion der Haut mit Tuberkulin-präparierten Stempel-artigen Instrumenten.

16.6.2. Stadieneinteilung der Tuberkulose. Viele Tuberkulose-Erst-infektionen verlaufen unerkannt, gelegentlich „zufällig" entdeckt (kalkdichter, scharfbegrenzter Schatten im Lungen-Röntgenbild). Eine fortschreitende Tuberkulose-Erkrankung verursacht unter-schiedliche Reaktionen des Organismus. – Verschiedene Stadien: Eine Ersterkrankung eines bislang noch nie mit Tuberkelbakterien Infizierten ist die *Primär-Tuberkulose,* Krankheitsherd (*Primärherd*) liegt an Eintrittsstelle der Erreger, umfaßt auch regionale Lymph-knoten (Primärkomplex). Erste klinische Symptome sind nachweis-bar, wenn eine Tuberkulinallergie ausgebildet ist; erkranktes Organ zeigt „Herdreaktionen": Fieber (1–4 Wochen), oft als „grippaler In-fekt" fehlgedeutet; erhöhte BSG, Leukozytose mit relativer Lym-phozytose, Appetitmangel, Abgeschlagenheit, Müdigkeit, Nachtschweiße; organtypische Reaktion (z.B. Husten bei Befall der Bronchen oder deren Lymphknoten). Zu dieser Zeit evtl. (nicht spezifisches) Erythema nodosum. Färberischer, kultureller oder tierexperimenteller Tuberkelbakterien-Nachweis (aus Sputum, Magensaft, Stuhl, Liquor, Ergüssen u.a.) kann in frischen Fällen bis zu 50% glücken. (Histologisch auch: Langhanssche Riesenzellen in Probeexzisionsmaterial.) – *Sekundär-Stadium:* (Hämato- oder lymphogene) Bakterien-Aussaat vom Primärkomplex und Ansiedlung in verschiedenen Organen: Miliare spezifische Knötchen (Miliartuberkulose; exsudative Pleuritis, Meningitis tuberculosa u.a.). Dabei charakteristisch: Lokalisation der neuen Herde (fern der Eintrittspforte), allergische Überempfindlichkeitszeichen, Fehlen von Lymphknotenschwellungen. Streuen nur wenig Bakterien und hat der Organismus bereits ausreichend Antikörper gebildet (Immunität erreicht), kann das Sekundär-Stadium unterbleiben. – *Tertiär-Stadium:* Solitäre Organlokalisation mit Tendenz zu produktiven Veränderungen, chronischem Fortschreiten und Zurücktreten allergischer Überempfindlichkeit (z.B. Phthise, Nieren-, Knochen-, Hauttuberkulose), vor der Pubertät sehr selten. (Ob Erreger aus Primärkomplex oder exogener Wiederinfektion stammt, ist nur selten nachweisbar.)

16.6.3. Erkrankungen des Primär-Stadiums. Bei meist geringem Auskultationsbefund (außer den vorgenannten Zeichen) besteht hartnäckiger Husten (über Wochen bis Monate), bei katarrhalischer Begleitinfektion uncharakteristisch, bei Kompression großer Bronchen durch Lymphknotenschwellung eigenartig bitonal (hoher plus tiefer Ton), evtl. ein exspiratorischer (asthmoider) Stridor, ohne daß das Kind dadurch wesentlich beeinträchtigt scheint. Nach Ausbildung der Tuberkulin-Allergie: perifokale, unspezifische Reaktionen (um regionäre Lymphknoten ausgedehnter als um Primärherd): Hyperämie, Ödeme, Exsudat, Atelektasen („epituberkulöse Infiltration"); kaum perkussorische, keine auskultatorischen Befunde. Röntgenographisch: hantelförmiges, „bipolares" Primärkomplex-Stadium. Evtl. den ganzen Lungenlappen betreffend kann die Infiltration später völlig (narbenlos) resorbiert werden. Nur der eigentliche, käsignekrotische Primärherd (bis erbsgroß) verkalkt narbig oder sklerosiert. Der Primärherd kann durch andere „schattengebende" Organe im Röntgenbild verdeckt sein; vergrößerte Hiluslymphknoten lassen sich (evtl. im „schrägen Durchmesser") röntgenologisch darstellen. Infiltrate ergeben (unscharf begrenzte) wolkige Verschattungen. Aber erst der Verlauf mit allmählichem Aufhellen (binnen mehrerer Monate), der kalkdichte Primärherd und der gleichzeitige klinische Verlauf (z. B. abnehmende BSG, positiv gewordene Tuberkulin-Probe) erlauben dann (neben evtl. Bakterien-Nachweis) die Sicherung der Diagnose. Bei länger anhaltender Bronchuskompression durch verkäste Lymphknoten oder deren Durchbruch in den Bronchus und somit (evtl. monate- bis jahrelang) bleibenden Atelektasen bilden sich indurierende Lungenparenchymveränderungen oder durch Schrumpfung lokale (benigne) Bronchiektasen. Deshalb bei Lymphknoteneinbruch Bronchoskopie und Entfernung obturierender Massen, um die Atelektase bald zu beheben. Durchgebrochenes tuberkulöses Material kann durch Aspiration zur *„bronchogenen Streuung"* (auch zur Gegenseite des Thorax) führen und neue spezifische Lungenherde (*„post-primäres Stadium"*) bilden; sie sehen einer Bronchopneumonie ähnlich und führen beim jungen, geschwächten Kinde möglicherweise zur Primärherdphthise. – Liegt der Primärherd in den oberen Luftwegen oder im Mund-Rachen-Bereich (über kariöse Zähne, Mundschleimhautläsionen, Tonsillen), kann durch Befall regionärer Lymphknoten eine *primäre Halslymph-knoten-Tuberkulose* zu tumorigen, nicht schmerzhaften, fest mit der Umgebung verbackenen Lymphomen führen, die zu Kolliquation und Fistelbildung neigen. Die Rückbildung der Ödeme sowie die verkalkende Ausheilung käsiger Herde kann jahrelang dauern. *Primäre Abdominal-Tuberkulose* verläuft uncharakteristisch (z. B. Fieber, Enteritis, Leibschmerzen), kann aber zu tumorösen, durch Bauchdecken palpablen Lymphknotenpaketen führen (Tabes mesaraica), zu Abmagerung und massigen, hellen Fettstühlen. Evtl. Verkalkungen zeigen eines Tages einen Primärherd. Eine sekundäre Bauchtuberkulose entsteht auch durch Verschlucken tuberkulösen Sputums oder hämatogen.

Primäre Haut- und *Schleimhauttuberkulose* (kaum schmerzhafte Ulzerationen, miliare, lupusähnliche, bräunliche Knötchen in der Umgebung) entsteht bevorzugt an Extremitäten bzw. Wangen. Bei chronischer, therapieresistenter Otitis muß man an eine *tuberkulöse Otitis media* denken, die jedoch auch sekundär vom Rachenraum her entstanden sein kann.

16.6.4. Erkrankungen des Sekundär-Stadiums (Ohr- und Darm-tuberkulose s. vorstehenden Absatz).

Die bekannteste Form der Sekundär-Tuberkulose ist die *Miliartuberkulose,* die hämatogene Aussaat großer Erregermengen unter Durchbrechen der (infolge des Primärkomplexes entstandenen) Immunität bzw. der insuffizienten Abwehrresistenz. In allen Organen bilden sich hirsekorngroße (miliare), röntgenographisch am leichtesten in den Lungen nachweisbare Tuberkel. Dabei Fieber, Dyspnoe und Zyanose. Charakteristische Symptome fehlen. Die Tuberkulinallergie ist evtl. negativ geworden. Das Lungen-Röntgenbild zeigt das Bild des „Schneegestöbers": Alle Felder von kleinen, unscharf begrenzten, weichen Flecken übersät. Ophthalmoskopisch oft Tuberkel der Chorioidea nachweisbar. Unbehandelt stirbt das Kind meist in wenigen Wochen bis Monaten. – Häufig, aber nicht obligat gleichzeitig (besonders im Kleinkindalter) kommt es zur *Meningitis tuberculosa* durch hämatogen oder von einer Gehirn-Tuberkulose verschleppte Tuberkelbakterien zu den Hirnhäuten. Tuberkelknötchen können sich auf der ganzen Oberfläche, bevorzugt an der Hirnbasis bilden. Schleichend beginnen Kopfschmerzen, akustische Überempfindlichkeit, Erbrechen, Fieber, Meningismus und fast pathognomische Wesensveränderung: Verschlafen, mürrisch, launisch („Kind sitzt in der Ecke und nimmt alles übel"). Liquor-Druck erhöht, Eiweißgehalt vermehrt (Spinnwebgerinnsel [fälschlicherweise oft als pathognomonisch bezeichnet!], in dem mikroskopisch oft Tuberkelbakterien zu finden sind); Liquor-Pletzytose: anfangs Segmentkernige, später fast nur Lymphozyten; Liquorzucker anfangs weit (unter Hälfte der Blutzucker-Konzentration) gesunken, Kochsalzgehalt auch vermindert (s. Abs. 21, Tabelle 37, S. 244).

Tuberkulöse (serofibrinöse) Pleuritis tritt eher im Schul- als im Kleinkindalter auf: Beginn mehrere Monate nach Bildung des Primärkomplexes, auf lymphogenem Wege Pleurahöhlenbefall derselben Seite, seröses Exsudat mit fibrinösen Belägen der Pleura, Tuberkelbildungen. Temperaturanstieg, stechende Brustschmerzen, rasch ausgedehnte Ergußbildung (mit Lungen- und Mediastinumverdrängung zur Gegenseite), in dem die Lymphozyten bald die Segmentkernigen überwiegen. Initial pleuritische Reibegeräusche auskultierbar, dann bald Aufhebung des Atemgeräusches und massive (perkussorische) Dämpfung. Oft (tierexperimentell) Nachweis von Tuberkel-

226

bakterien aus Exsudat (Pleurapunktion) möglich. Meist in wenigen Wochen lytische Entfieberung, Nachlassen der Beschwerden. Allmähliche Resorption des Exsudates, Adhäsions- bzw. Schwartenbildung. Manchmal auch oder nur Interlobärpleuritis (Röntgenbild: dreieckige fahnen- oder wimpelförmige Verschattung). Der Pleuritis äquivalent ist die *tuberkulöse Peritonitis* (hämato- oder lymphogen), die völlig entsprechende Symptome (mit deutlicher Zunahme des Bauchumfanges) verursacht (Narbenstrang-Ileus!).

Eine hämatogene Tuberkelbakterien-Aussaat in die Haut kann zum *Skrofuloderm* (indolente, blau-livide, bis haselnußgroße Infiltration der Subkutis bis Kutis, meistens auf Wangen oder Extremitäten mit Nekrotisierungs- und Abszedierungstendenz mit anschließender narbenbildender Abheilung) führen, oder zu *papulösen Tuberkuliden* (einzelne oder multiple, verstreut oder in Gruppen angeordnete, bräunliche bis rötliche, flache, intrakutane Knötchen bis zu Erbsengröße, mit zentraler Delle), die erst nach mehreren Wochen heilen bzw. zentral nekrotisieren, verkrusten und dann narbig abheilen (papulonekrotische Tuberkulide). Die oft schubweise auftretenden (positiver Moro-Salbenprobe ähnlichen) Knötchen, die oft eine kleine aufsitzende Schuppe oder Bläschen tragen und am Rumpf meist gruppenweise angeordnet sind, nennt man *Lichen scrofulosorum*. Bei exsudativer, allergischer oder lymphatischer Diathese der Kinder kam es früher nach Tuberkulose-Erkrankung oft (während der epituberkulösen Infiltration) zur (heute sehr seltenen) *Skrofulose* mit großen, teils unspezifischen, katarrhalischen, chronischen, therapieresistenten, ekzematösen bis impetiginösen Symptomen, oft bis zur Pubertät dauernd: Rhinitis mit Schwellung der Nase und Oberlippe (scrofa = Schweineschnauze), ekzemartige Veränderung der Gesichtshaut einschließlich der Augen mit *Keratitis phlyctaenulosa* sowie starken Halslymphknoten-Schwellungen mit Tendenz zur käsigen Einschmelzung und Fistelbildung.

16.6.5. Erkrankungen des Tertiär-Stadiums. Die *tertiäre Lungentuberkulose, -schwindsucht, -phthise* tritt selten vor der Pubertät auf, wenn bei irgendwie geschwächter Resistenz durch Streuung von altem Herd oder Superinfektion ein neuer, spezifischer Lungenherd mit Neigung zu chronisch produktivem Fortschreiten entsteht. Bevorzugt in den oberen Lungenlappen kommt es (nach z. B. Masern,

Keuchhusten bzw. unter dem Bilde hartnäckigen, fieberhaften, grippalen Infektes) zu etwa kastaniengroßen, unscharf begrenzten Infiltrationen (bevorzugt: infraklavikuläre Herde), im Röntgenbild öfter wolkig und nicht sehr dicht, erst allmählich zu lauten Rasselgeräuschen führend, wenn der Prozeß sich zur lobär-käsigen Pneumonie ausweitet, mit Neigung zur kavernösen Einschmelzung (Röntgen: Tomographie). Unter remittierendem Fieber: kachektischer Verfall.

Tertiäre Nierentuberkulose (selten vor der Pubertät) zeigt eine rezidivierende, hartnäckige Pyurie mit Mikrohämaturie ohne auffallenden Bakterienbefund. Harn (im Tierversuch) auf Tuberkelbakterien untersuchen.

Knochentuberkulose kann schon beim Säugling auftreten, eher jedoch beim (älteren) Schulkinde. Die häufigste Form ist die *Spina ventosa*, eine schmerzlose, spindelförmige Auftreibung eines oder mehrerer kleiner Röhrenknochen der Hände oder Füße, schleichend unter nur geringem Fieber entstehend. Darüberliegende Haut livide verfärbt; diese spezifischen Abszesse perforieren oft. – Die *tuberkulöse Spondylytis* wird meist erst im weit fortgeschrittenem Stadium bemerkt; sie führt zu Stauch- und Klopfschmerz der Wirbelsäule (manchmal auch als „Nabelkoliken" gedeutet!) mit typischer Schonhaltung. Beim Einbruch von Wirbelscheiben: Charakteristischer Gibbus, evtl. nervale Kompressions-Symptome, Senkungsabszesse. – Die *Coxitis tuberculosa* ist die häufigste Gelenktuberkulose, die vom Femurkopf ausgehend das Gelenk befällt: Belastungsschmerz, Bewegungseinschränkung (besonders der Außenrotation), Schonhaltung (in Abduktionsposition), Hinken (Scheinverkürzung des Beines). – Bei der hämatogenen *Kniegelenkstuberkulose* durch Erguß oder Fungus (intraartikuläre Granulationen: *Tumor albus*) ist das Gelenk stark aufgetrieben.

Tertiäre Hauttuberkulose entspricht der der Erwachsenen. *Lupus vulgaris* ist beim Kinde selten.

Diff.-Diagnose der verschiedenen Manifestationen: Ähnliche Bilder unspezifischer Erkrankungen desselben Organs: Pneumonie, evtl. Lungenabszeß; Boecksches Sarkoid; (eitrige) Meningitis; Ileus, Enteritis, Nabelkoliken; Osteomyelitis; Coxitis, Arthritis u. s. w.

Prognose: Bei Primär-Tuberkulose heute gut, bei Dystrophen ungünstiger. Bei miliarer Aussaat: unbehandelt praktisch infaust; bei rechtzeitiger Therapie nicht mehr schlecht; bei Meningitis öfter

Defektheilung (Mortalität noch rund 6–8%). Bei Pleuritis: gut, scheint aber die tertiäre Lungentuberkulose zu begünstigen. Bei Hauttuberkulose: gut, nicht immer ohne Narben. Bei Lungenphthise Aussicht heute nicht mehr schlecht. Bei Nierentuberkulose muß die Niere (wenn die andere gesund ist!) geopfert werden; dann gute Prognose; bei beidseitigem Befall: schlecht. Bei Knochentuberkulose: gut, bei Gelenkbefall muß eine Versteifung in Kauf genommen werden.

16.6.6. Therapie und Prophylaxe. Nicht BCG-geimpfte, Tuberkulin-positive Kinder unter 4 Jahren in *jedem* Fall tuberkulostisch behandeln (s. Abs. 16.6.1., S. 222). Bei mildem Krankheitsverlauf und gutem häuslichen Milieu können die Kinder zu Hause behandelt werden. (Gute Kost! Freiluft-Liegekuren ohne Sonnenbestrahlung, bis BSG normalisiert ist. Große Exsudate abpunktieren, aber nicht ohne wirkliche Indikation.) Bei kavernösen Prozessen wird in der Klinik eine aktive Behandlung notwendig (Pneumothorax; evtl. Operation, Narbenlösung). Medikamentös: INH, PAS, Thiosemicarbazon, bevorzugt kombiniert mit Myambutol und Rifampicin; Streptomycin nur bei strengster Indikation (*Cave:* Hirnnerv-Schäden!). Evtl. zusätzliche Kortikoid-Gaben, z.B. bei Meningitis. – Bei Knochenprozessen: Ruhigstellung; kontrollierte Vitamin D-Gabe. Lymphknoten- oder Senkungsabszesse: Inzision am tiefsten Punkt. Lymphknotenherde möglichst in toto exzidieren.

Prophylaxe: Expositionsprophylaxe durch strenge Vermeidung räumlichen und persönlichen Kontaktes junger Kinder mit Kranken mit offener Tuberkulose, Umgebungsuntersuchungen! Lebensmittelhygiene (besonders Milch, Butter, rohes Fleisch einschließlich Wurst). Hygiene (Vermeidung von Schmier- und Staubinfektionen). Aktiv-(BCG-)Schutzimpfung im Neugeborenenalter! Verhütung, daß Tuberkulose-infizierte Kinder manifest erkranken! (Roborierende Lebenshaltung; Infektvermeidung); ggf. frühzeitige, prophylaktisch-diagnostische, $^{1}/_{2}$jährlich wiederholte Röntgenkontrolle (jedoch Durchleuchtung möglichst vermeiden [Strahlenbelastung!]), $^{1}/_{4}$jährlich Blutbild- und BSG-Kontrollen).

Potentiell infizierte, nicht BCG-geimpfte Kleinkinder $^{1}/_{4}$ Jahr lang prophylaktisch mit INH behandeln.

16.6.7. Besnier-Boeck-Schaumannsches Sarkoid *(Granulomatosis benigna)*. Ist recht selten und ähnelt histologisch sowie röntgenologisch der Miliartuberkulose (besonders Lungen befallen); auch Lymphknotenschwellungen. Trotz negativer Tuberkulin-Hautreaktion wird dieses Sarkoid von vielen als eine Form „benigner" Tuberkulose angesehen. Klinisch: Hyperkalzämie. Diagnose jedoch nur histologisch zu sichern (Probeexzision: Granulome in Form der Epitheloidzell-Tuberkel).

Prognose: Relativ gut: selten Spontanheilungen, jedoch nur sehr langsames Fortschreiten der Krankheit.

Therapie: Versuch mit Kortikoiden, ACTH, jedoch kein sicherer Erfolg vorauszusagen.

17. Allergische Erkrankungen

PIRQUET prägte den Begriff *Allergie* als eine (gegenüber Normergie) veränderte Reaktionsfähigkeit des Organismus mittels spezieller *Antikörper*, die er gegen *Allergene* bzw. *Antigene* (meistens körperfremde, eiweißartige Stoffe, jedoch manchmal auch körpereigene) gebildet hat. Verläuft eine Antigen-Antikörper-Reaktion symptomlos, liegt *Immunität* vor. *Idiosynkrasie* ist die allergische Reaktion bereits beim ersten Kontakt mit dem *Allergen* bei (angeborenem) Vorhandensein reagierender Antikörper. *Parallergie* bedeutet Änderung allergischer Reaktionsbereitschaft aufgrund einer für diese *un*spezifische, aber für eine andere allergische Reaktion spezifische Antigen-Antikörper-Reaktion (z. B. Negativ-Werden einer zuvor sicher positiven Tuberkulin-Hautreaktion bei Masern). Typisch allergische Haut-Reaktionen: Ödeme, Quaddeln, Hyperämie, Urtikaria, Ekzem; im Blut: Eosinophilie; in den Bronchen: Asthma; eine Sofortreaktion wäre der *anaphylaktische Schock;* eine Spätreaktion z. B. das rheumatische Fieber. (Allergische Reaktion gegen körpereigene Substanzen z. B. Dermatomyositis, eine sogenannte Autoimmunkrankheit, s. Abs. 16.5.2., S. 221.)

Prognose: allergischer Reaktionen im allgemeinen: Gut.

Therapie: Antihistaminika; Calcium (parenteral); Kortikoide. (Die zu vielen Infektionskrankheiten „gehörenden" Exantheme, z. B. Masern, sind ihrerseits nicht extra zu behandeln.) Ggf. auch oder nur symptomatisch.

Prophylaxe: Möglichst Vermeidung des Allergens (z.B. Erdbeeren bei deren individuell erkannter Allergenwirkung).

Serumkrankheit (-anaphylaxie) zeigt in ihrer Schwere eine gewisse Proportionalität zur Menge des injizierten Antigens. In seltenen Fällen (etwa 5% der Kinder) bereits nach der Erstgabe von Serum auftretend (Idiosynkrasie). Meistens 1–2 Wochen nach der Erstinjektion hat der Organismus Antikörper gebildet, die mit dem als Allergen wirkenden, dann noch im Körper vorhandenen Fremdeiweiß reagieren (Inkubationszeit). Nach der 2. gleichartigen Injektion öfter und nach kürzerer Inkubationszeit (1–7 Tage): Serumkrankheit; liegt der Abstand von der Erstinjektion zwischen 10 Tagen und 4–6 Monaten, tritt sogar leicht als Sofortreaktion ein *anaphylaktischer Schock* auf. (Beträgt Abstand unter 10 Tagen, wird Zweitgabe praktisch stets gut vertragen.)

Serumkrankheit: Meist Fieber; fast immer 1- bis mehrtägiges, unterschiedlich lokalisiertes Exanthem; urtikariell, morbilli-, seltener scarlatiniform, schubweise verlaufend, teilweise mit (Gesichts-)Ödemen; oft rheumatische Schmerzen, Lymphknotenschwellungen, manchmal Albuminurie, bei rund der Hälfte der Kinder Eosinophilie.

Prognose: (Fast stets) günstig.

Therapie: Hydrocortison, Calcium parenteral. Antihistaminika. Bei Schock (Blutdruckabfall) evtl. Adrenalin, Novadral, möglichst mittels i.v. Dauer-Tropfinfusion.

Prophylaxe: Keine unnötigen/vermeidbaren Seruminjektionen; „Fermo"-Seren nicht i.v.! Beachtung anamnestischer Angaben früherer „Serumspritzen".

Empfindlichkeits-Testung: 0,04–0,05 ml 10%ig mit physiologischer Kochsalzlösung verdünnten Serums streng *intrakutan* führen bei sensibilisierten Kindern binnen 15–30 min zur lokalen Quaddelbildung. Ggf. *Desensibilisierung:* In $^1/_2$–1stündigen Abständen einsteigernde Serumdosen s.c. (0,1 ml – 0,5 ml bis 1 ml – 2 ml – dann erst Restdosis). Bei Kenntnis der Spezies des 1. Serums: Artwechsel der folgenden Gabe (Pferd – Rind – Hammel).

Arzneimittelexanthem entsteht nicht selten z.B. nach Binotal, Istizin, Jod, Luminal, Mylepsin, Pyramidon, Sulfathiazol und anderen Sulfonamiden. Sehr verschiedenartig; Temperaturanstieg; Lymphknotenschwellungen. Bevorzugt Beine von solchen Exanthemen (mit-) befallen. Nach Sulfathiazol bevorzugt Erythema nodosum; aber auch

Knochenmarkschädigungen mit Veränderungen im peripheren Blutbild möglich!

Prognose: Gut.

Therapie: Sofort Absetzen des in Betracht kommenden Medikaments. Nur selten (symptomatische) Behandlung notwendig.

Erythema nodosum: Allergisches Symptom nach manchen Infektionen, z.B. Tuberkulose, Scharlach, bei Rheumatismus, Zahngranulom, chronisch eitrigen Tonsillen, aber auch z.B. nach Sulfathiazol u.a. Meist unter Temperaturanstieg – bei Kindern häufiger als beim Erwachsenen – livide, blaurote, erbs- bis faustgroße, schmerzhafte Knoten, symmetrisch besonders an der Vorderseite der Unterschenkel, die in wenigen Tagen bis Wochen (spontan) abklingen.

Prognose: Gut.

Therapie: Bettruhe. Evtl. Calcium; nur selten Kortikoide indiziert.

Nesselfieber (Urtikaria): Verschiedenste Ursache: z.B. Insektenstiche, Nesseln, Primeln, Erdbeeren, Krebs. Die bekannten, meist stark juckenden, blassen bis blauroten, linsen- bis handtellergroßen Quaddeln akut, oft schubweise, oft mit Temperaturerhöhung auftretend. Entsprechende urtikarielle Reaktion beim Kleinkinde: *Strophulus* (s. Abs. 7.3., S. 88). Eine andere Form, das flüchtige *Quinckesche Ödem*, tritt in weniger als einer Stunde auf: Lokalisiertes Ödem, bevorzugt im Gesicht (Lippen, Augenlider, Ohr), manchmal akut lebensbedrohlich bei Befall der oberen Luftwege (Kehlkopf)!

Diff.-Diagnose: Bei Strophulus: Varizellen.

Prognose: Gut.

Therapie: Calcium (parenteral), Antihistaminika; Hydrocortison. Bei bedrohlichem Rachen- oder Kehlkopfödem Tracheotomie lebensrettend!

Prophylaxe: Vermeidung aller (Nahrungs-)Mittel, die bereits einmal bei demselben Kinde eine Urtikaria ausgelöst hatten.

Seltene allergische Schleimhautreaktion: Die *pluriorifizielle Ektodermose* (Stevens-Johnson) mit katarrhalischen Entzündungen an allen Körperöffnungen, an denen die Haut in Schleimhaut übergeht, meist mit Fieber, Bluteosinophilie.

Prognose: Gut.

Therapie: Symptomatisch. Antibiotische oder Sulfonamid-Abschirmung gegen Sekundärinfektionen.

Akrodynie Feer s. Abs. 21.5., S. 253.

18. Hauterkrankungen

18.1. Angeborene Hauterkrankungen

Zu den *angeborenen Hauterkrankungen* gehören die in Lokalisation und Ausmaß verschiedenen *Naevi*. – *Pigment-Naevi* (können zum Melanosarkom entarten) sind weit im Gesunden zu exzidieren, bei *kavernösen Hämangiomen* Strahlentherapie (*Cave:* Wachstums- bzw. Gelenkzonen!); oft Spontanrückbildung in den ersten Lebensjahren. Teleangiektasien („Storchenbiß") bevorzugt im Nacken und an der Stirn/Nasenwurzel; blassen meist spontan ab.

Feuermal (Naevus flammeus) ist im Gesicht meist einseitig; relativ oft mit intrakraniellen Hämangiomen kombiniert (*Sturge-Weber*), die zu Krampfleiden führen können (*Prognose:* ungünstig).

Selten sind die angeborene *Ichthyosis congenita,* die *Epidermolysis bullosa hereditaria* (prognostisch ernst) sowie die *Cutis laxa* (ein Symptom des *Ehlers-Danlos*-Syndroms mit Überdehnbarkeit der Gelenke und Knotenbildungen in der Haut).

Prognose: Quoad vitam: nicht absolut ungünstig, quoad sanationem: ziemlich aussichtslos.

Therapie: Symptomatisch. Bei Ichthyosis und Epidermolysis bullosa (leichtere Form) bringen Vitamin A und langfristige Kortikoid-Gaben (unter antibiotischer Abschirmung) manchmal Besserung.

Mongolenfleck ist eine unscharf begrenzte, blaugraue Pigmentanomalie im Kreuzbeinbereich; verschwindet bis zum Kleinkindalter.

18.2. Anlagebedingte Hautkrankheiten

18.2.1. Allergische Hautaffektionen. (*Erythema nodosum, anulare, Urtikaria, Strophulus* und *Dermatomyositis*: s. voranstehende Kapitel, Abs. 17 und 16.5.2., S. 221.)

Prurigo kommt bereits beim Kinde vor, stecknadel- bis streichholzkopfgroße, juckende Knötchen, besonders an den Streckseiten der Extremitäten, schubweise auftretend.

Diff.-Diagnose: Skabies.

Therapie: Symptomatisch (wie bei Urtikaria). Evtl. Desensibilisierungsversuch.

Erythema exsudativum multiforme ist bei Kindern selten, meist mit rheumatischen Affektionen kombiniert, aber auch nach Medikamen-

ten oder bakteriellen Infektionen: symmetrisch, besonders an Streckseiten der Extremitäten, distalwärts; auch im Gesicht: hellrote Flekken und Papeln bis Pfenniggröße, zentral bald abblassend, dadurch Ring-, Girlandenformen. Manchmal kleine Bläschen auf den Papeln. Abklingen der Erscheinungen (trotz Rezidivierung) in 1–3 Wochen.
Diff.-Diagnose: Anaphylaktische Purpura.
Therapie: Bei erkennbarer Ursache ätiologisch, sonst symptomatisch (evtl. Cortison lokal).
Eine schwere *toxoallergische Epidermolysis* ist das *Lyell-Syndrom:* medikamentös, Erreger-, Toxin-bedingt.
Prognose: Dubiös.
Therapie: Absetzen evtl. schädigender Noxen. Kortikoide (unter Penicillinschutz).

18.2.2. Hormonell bedingte Hautaffektionen. Hormonell bedingt sind z.B. die *Neugeborenen-Komedomen* (s. Abs. 6.5.1., S. 75). – Die Pubertäts-*Akne* (*juvenilis*) besteht aus winzigen Retentionszysten bei Übersekretion der Talgdrüsen an den Haarfollikeln (manchmal mit Entzündungen), bevorzugt im Gesicht sowie auf Rücken und Brust.
Therapie (bis Spontanheilung Ende der Pubertät): Tägliche Waschungen mit heißem Wasser und Schwefel-Resorcin-Seife. Salizyl-Resorcin-Spiritus bzw. entsprechende Kombinations-Präparate. Bierhefe-Kur über einige Wochen. UV-Licht-Kuren.

18.3. Dermatitiden
Intertrigo, Wundsein, Windeldermatitis s. Abs. 7.3., S. 87.

18.3.1. Bakterielle Dermatitiden. Eine bakterielle Dermatitis ist die *Impetigo contagiosa:* Strepto- oder Staphylokokkeninfektionen oberflächlicher Hautschichten (z.B. infizierte Kratzeffekte oder Miliaria rubra = Schwitzbläschen) verursachen kleine Bläschen auf rotem Grunde mit kleinen Eiterkuppen; platzen bald, trocknen borkig ein.
Therapie: Salizylvaseline 2%ig; Desinfektionsbäder; lokal (in schweren Fällen intern) Antibiotika oder Sulfonamide. *Cave:* Präzipitatsalbe: Gefahr der Akrodynie Feer! s. Abs. 21.5., S. 253.
Multiple Hautabszesse (*Pseudo*-Furunkulose: Säugling hat noch keine Haarbalgdrüsen): Häufige Pyodermie junger Kinder, bevor-

zugt behaarter Kopf. Oft Spontanperforation, Verschmieren des Eiters. Ab Kleinkindalter: echte Furunkulose.

Therapie: Stichinzision (evtl. mit Thermokauter) nach Abdecken der Umgebung mit Vaseline. Lokal (in schweren Fällen auch intern) Antibiotika (z. B. Erythromycin, Breitbandpenicillin), Sulfonamide.

Pemphigoid und *Dermatitis exfoliativa neonatorum* s. Abs. 6.7., S. 80.

18.3.2. Viruserkrankungen der Haut. Eine bekannte Viruserkrankung der Haut ist der *Herpes labialis;* durch das Herpes-Virus besonders nach hohem Fieber hervorgerufene, dünnwandige, kleine Blasen auf rotem Untergrund an Mund- und Nasengegend, platzen leicht, trocknen krustig ein.

Therapie: Zinkpaste. Bei eitriger Sekundärinfektion: lokal Antibiotika, Sulfonamide.

Herpes Zoster (Gürtelrose) im Kindesalter recht selten; Erreger: Varizellen-Virus (s. Abs. 16.1.2., S. 202).

Eczema herpetiforme Kaposi ist eine seltene Mischinfektion von Herpesviren mit gelben Staphylokokken bei (generalisiertem) Säuglingsekzem. Herpes- bis varizellenförmige Bläschen schießen unter hohem anhaltendem Fieber am ganzen Körper auf.

Prognose: Nicht harmlos, evtl. ernst.

Therapie: Breitbandpenicillin, Erythromycin, Sulfonamide lokal *und* intern. Desinfektionsbäder (z. B. $KMnO_4$).

Eczema vaccinatum entsteht, wenn Kinder mit Ekzem, Impetigo, Intertrigo u. ä. noch vor der Immunität gegen Impfpocken von der eigenen frischen Impfstelle oder anderen frisch Geimpften durch Verschmieren von Pockenlymphe eine Impfpocken-Aussaat am Körper davontragen.

Prognose: Bei geringer Aussaat: gut; Generalisierung: sehr ernst.

Therapie: γ-Globulin-Injektionen; in ausgedehnten Fällen: Breitbandpenicillin zur Abdeckung gegen Sekundärinfektionen.

Molluscum contagiosum: Einzeln stehende, streichholzkopf- bis erbsengroße, derbe, wachsartige Knötchen mit kleiner, zentraler Delle, bevorzugt im Gesicht und Nacken.

Therapie: Ausdrücken des Knötcheninhaltes und Ätzen der Höhle mit $AgNO_3$.

Warzen (Verrucae) werden bei Kindern wie bei Erwachsenen behandelt; mit scharfem Löffel nach Anaesthesie; Ätzen; mehrfach täglich längere Zeit spülen in lauwarmer, 5–10 %iger Kochsalzlösung; Suggestiv-Therapie führt unerklärlicherweise manchmal auch zum Erfolg.

18.3.3. Mykosen. Mykosen der Haut kommen an allen Körperregionen vor; bevorzugt an Stellen mit entzündlich veränderter Haut (z. B. Intertrigo).

Trichophytien bzw. *Soor* bilden bevorzugt sich zentrifugal ausweitende, rötliche, schuppende, rundliche, am Rande leicht erhabene Herde, von zentral her abblassend. *Interdigitalmykosen* können stark juckende, schuppende Bläschen bzw. eine Hyperkeratose verursachen.

Therapie: Desinfektionsbäder; Antimykotika (bei Soor speziell Nystatin, Canesten).

Favus (Erbgrind): Winzige Schüsselchen am behaarten Kopf, führt, wie auch *Mikrosporie,* zum Haarausfall.

Therapie: Wie vorstehend. (Notfalls Röntgen-Epilationsdosis.)

18.3.4. Parasitäre Hautreizungen. Werden verursacht durch Kopf-, seltener Kleider-, Filz-*Läuse, Wanzen* und *Milben.* Wie beim Erwachsenen behandeln. Charakteristische Kratzeffekte weisen den richtigen Weg. *Skabies*milben graben, mit einer Lupe leicht sichtbare, typische Gänge in der Haut (bevorzugt zwischen den Fingern, an Handgelenken, Achselhöhlen, Penisschaft).

Therapie: Cuprex, Mitigal, Jacutin. Kleider-Entwesung.

18.4. Äußere oder unbekannte Ursachen

Combustio, Verbrennungen und besonders *Verbrühungen* kommen im Kindesalter öfters vor. Gradeinteilung der Schädigung (von Hautrötung bis zur Verkohlung) entspricht der beim Erwachsenen.

Prognose: Bei Verbrennungen/Verbrühungen über 25% der Körperoberfläche: sehr dubiös (s. Abb. 32).

Therapie: Schockprophylaxe bzw. -bekämpfung: Hydrocortison; Plasmaexpander, besser: Serumpräparate (notfalls: Albumin-, Ringerlösung) i.v. Sterile Entfernung zerrissener Blasen bzw. Gewebsfetzen. Sulfonamidgel; Adaptic-, Metalline-, Perlon-, Nylon-Verbände, die kaum mit der Wunde verkleben.

(*Cave*: „Brandbinden", „Salbenbinden", weil sie mit Wundsekret verkrusten und bei Verbandswechsel die verschorfte Wunde unnötig weit aufreißen!) Auch *nach* Erstversorgung: Sorgfältiger Plasma-, Elektrolyt-, Flüssigkeitsersatz für verlorengegangene Wundsekrete: I.v. Dauer-Tropfinfusion, bis Wundsekretion zum Stehen gekommen ist. Verbandswechsel alle 3–4 Tage. γ-Globuline. Antibiotika zur Infektionsabschirmung. Sedativa, Analgetika. Bei Verbrennungen: Tetanus-Prophylaxe bzw. (Booster-)Impfung obligat!, bei Verbrühung: die Gelegenheit für angebrachte Toxoid-(Auffrischungs-)Impfung nützen. Bei großen, schlecht epithelisierenden Hautdefekten: Mercurochrom-Pinselung zur Schorfbildung. Evtl. Hauttransplantation. Keloid-Prophylaxe. Im Heilungsstadium: Bepanthensalbe, -lösung.

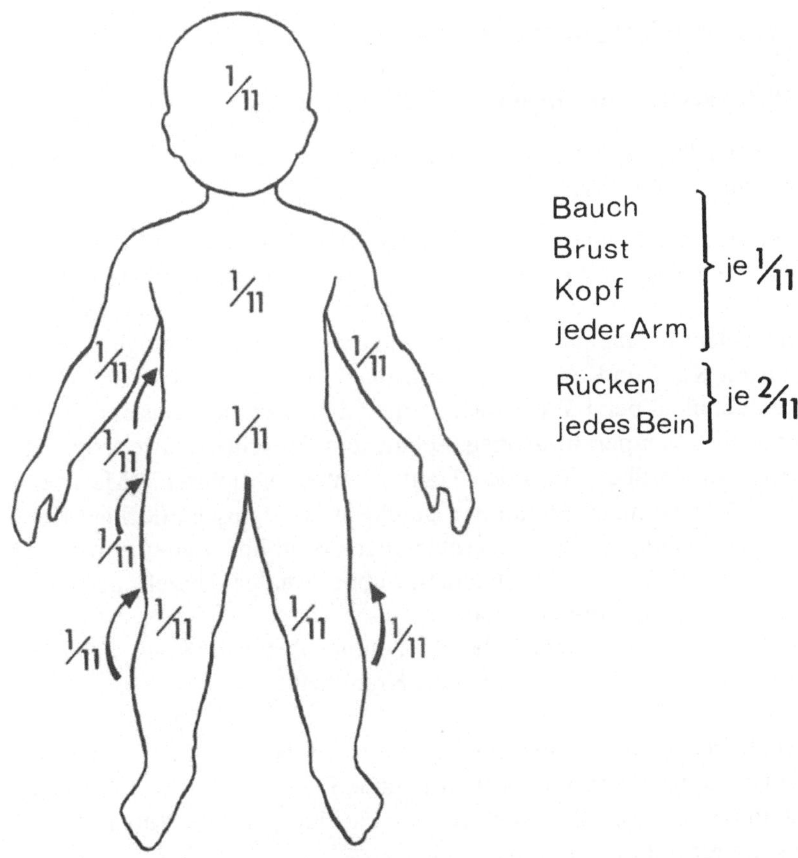

Abb. 32. Überschlagsweise Körperoberfläche des Kindes („Elfer-Regel")

Ursache der seltenen *Erythrodermia desquamativa (Leiner)* ist noch ungeklärt; möglicherweise Vitamin-Mangel (?). Fast nur bei gestillten, jungen Säuglingen. Rote, groblamellös schuppende, bald konfluierende Flecken, evtl. den ganzen Körper bedeckend.

Prognose: Gut.

Therapie: Sorgfältige Hautpflege mit Pflanzenölen (Olivenöl!): Indifferente Puder. Schutz vor Sekundärinfektionen. Ersatz der Muttermilch durch Bananenmilch („H.B.N."). Vitamin A und B-Komplex (einschließlich Biotin).

Dermatomyositis und *Lupus Erythematodes* s. Abs. 16.5.2., S. 221.

19. Erkrankungen des Bewegungsapparates

19.1. Skeleterkrankungen

Tuberkulöse Knochenerkrankungen s. Abs. 16.6.5., S. 228, Mißbildungen Abs. 7.2.3., S. 84.

19.1.1. Erkrankungen der Knochen. Die häufigste Erkrankung der Knochen (neben Frakturen) ist die *Knochenmarkeiterung (Osteomyelitis)*, bereits beim jungen Säugling, durch hämatogen ins Mark verschleppte Staphylo-, Strepto-, Pneumokokken u. a. möglich. Beim jungen Kind sind bevorzugt die Metaphysen an den großen Gelenken befallen, beim älteren Kinde die Diaphysen der langen Röhrenknochen. Temperaturanstieg, Schmerzen, Weichteilschwellung, Rötung der darüber liegenden Haut. Röntgenographisch: (Meist erst 1–2 Wochen nach Beginn der Beschwerden) typische fleckige Knochenaufhellungen. BSG beschleunigt; Blutbild: Leukozytose mit Linksverschiebung. Unbehandelt: Subperiostaler Abszeß, der in die Weichteile durchbrechen kann.

Diff.-Diagnose: Weichteilabszeß; Trauma, Arthritis; Lues, Tuberkulose; Rachitis, Möller-Barlowsche Krankheit.

Prognose: Meist günstig.

Therapie: Ruhigstellung des betroffenen Gebietes. Langfristig Sulfonamide und Antibiotika (relativ hohe Dosierung), bevorzugt penicillinase-stabiles (Breitspektrum-)Penicillin (speziell Sobelin). Bei Sequesterbildung: operativ.

Sterile Knochennekrosen sind vor dem Pubertätsalter selten.

Osteochondrosis deformans coxae (Perthes): Schleichender Befall des Femur-Kopfes; Hinken, geringe Schmerzen, Verbreiterung des Gelenkspaltes; erst nach längerer Dauer Abduktion, später auch (Einwärts-)Rotation eingeschränkt.

Diff.-Diagnose: Jegliche Coxitis.

Epiphyseolysis coxae adolescentium (nur röntgenologisch diagnostizierbar). Symptome wie bei Perthes.

Erworbene Hüftgelenksbeschwerden sind sehr oft in (gesundem) Knie lokalisiert; bei Schmerzen in gesunderscheinendem Kniegelenk stets Hüftgelenk genau überprüfen.

Prognose: Gut.

Therapie: Orthopädische Stütz-, Entlastungsvorrichtungen. Schonung.

Schlattersche Krankheit: Destruktion der Tuberositas tibiae; Gefahr einer Abrißfraktur.

Scheuermannsche Krankheit: Verknöcherungsstörung der Epiphysenplatte der Wirbelsäule (Vitamin A-Mangel? Endokrin bedingt?), allmähliche Kyphosierung der Brustwirbelsäule.

Diff.-Diagnose: Spezifische Knochenprozesse. Arthritis.

Therapie: Orthopädisch; entlastende Stützgeräte.

Osteochondrosis ischiopubica ist eine mit örtlichem Druckschmerz verbundene osteoide Auftreibung am Sitzbeinhöcker (Röntgendiagnose).

Prognose: Gut.

Therapie: Bei stärkeren Beschwerden: Ruhigstellung/Bettruhe.

Wachstumsschmerzen treten in der Pubertät besonders abends (Ermüdungszeichen) in den Diaphysen der langen Röhrenknochen ohne pathologische Zeichen (allenfalls leichte Kalkarmut) auf.

Prognose: Gut.

Therapie: Tagsüber vermehrt Ruhepausen.

Trichterbrust ist angeboren; eine familiär gehäuft auftretende Anomalie (niemals rachitisbedingt!).

Therapie: Bei starker Beeinträchtigung der Brustorgane evtl. Operation notwendig. Sonst Kranken-(Atem-)Gymnastik.

19.1.2. Erkrankungen der Gelenke. Eine *angeborene Hüftgelenksluxation* früh diagnostizieren! Eine Asymmetrie dorsaler Speckfalten der Oberschenkel, Abduktionshemmung der angewinkelten Ober-

schenkel bei passivem Spreizversuch, scheinbare Verkürzung eines
Beines, übermäßige passive Verschieblichkeit in Femurachsen-Rich-
tung (mit dabei palpablem Hüftgelenkskopf-Austritt aus der Pfanne)
sollen Verdacht wecken! Röntgenographisch: Flaches, steilgestelltes
(bis über 40° zur Waagerechten) Pfannendach, stufenförmig abge-
setzte Unterbrechung der Menardschen Linie, verbreiterte Gelenk-
spalte, kleiner gebliebener Epiphysenkern am Femur (s. Abb. 33).

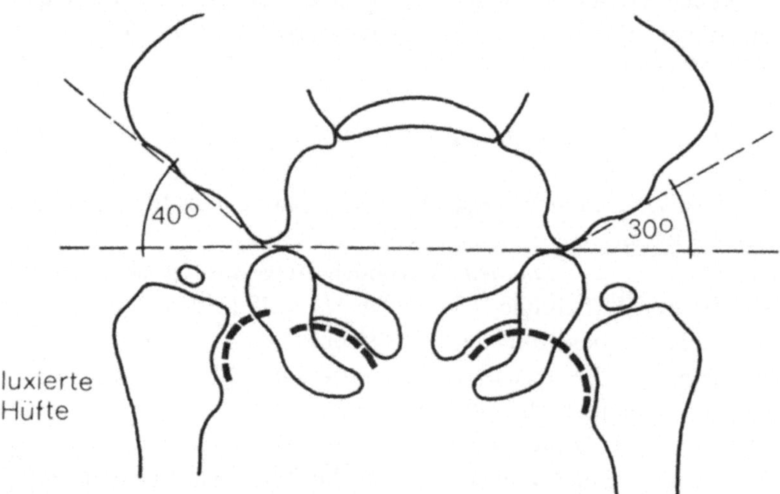

Abb. 33. Schematische Darstellung der Hüftgelenksknochen mit den zur
Beurteilung auf das Vorliegen einer Hüftgelenksluxation wichtigen Kriterien. Das Pfannendach bildet mit der Horizontalen normalerweise einen
Winkel von 30°. Die Menardsche Linie (dickgestrichelter Bogen) wird
durch einen gleichförmig verlaufenden Bogen dargestellt, der von der konkaven (medialen) Schenkelhalslinie und der sich in derselben Richtung fort-
setzenden konkaven Schambeinastkante gebildet wird

Knie der luxierten Seite leicht auf Unterbauch der Gegenseite drück-
bar. In Rückenlage rollt bei gestreckten Beinen der Fuß der luxier-
ten Seite auswärts (normal nur bis ca. 45° zur Horizontalen). – Das
Ortolani-Zeichen ist bereits beim jungen Säugling positiv. Beruht
auf iatrogen provozierter Luxation (!) des Gelenkes, um spontane
Tendenz zur Luxation zu prüfen. (Bei rechtwinklig vorgebeugtem
Oberschenkel kann der Hüftgelenkskopf leicht nach dorsal aus der
Pfanne luxiert werden; schnappt [hörbar] wieder ein, wenn der

Oberschenkel abduziert und dabei der Trochanter mit dem untersuchenden Mittelfinger dorsoventral vorgedrückt wird.)

Prognose: Unbehandelt: Trendelenburgscher Watschelgang, Frühinvalidität. Bei Frühbehandlung: relativ gut.

Therapie: Langfristig Spreizhose bzw. Gurtbandage bei gebeugten, leicht abduzierten Oberschenkeln („Becker-Hose"). Nur selten Beckengips in „Froschstellung" oder operative Korrektur nötig.

Knick-, Spreiz-, Senk-, Klumpfuß ist bereits am Ende des 1. Trimenons heilgymnastisch, ggf. auch orthopädisch zu behandeln. Sobald das Kind laufen lernt, kann es mit gutem Erfolg Schuheinlagen tragen. Reichlich *aktive* Fußübungen.

Polyarthritis rheumatica und *Gelenktuberkulose* s. Abs. 16.5.1., S. 220 und 16.6.5., S. 228.

Akute eitrige Arthritiden (meist Monarthritis) verursachen plötzlich Rötung, Gelenkschwellung, -schmerzen und Fieber.

Gonorrhoische Arthritis ist beim Kinde sehr selten (KBR!).

Therapie: Ruhigstellung. Penicillin (u. a. Antibiotika) und Sulfonamide. Ggf. Erregerzüchtung aus Punktat und Resistenzbestimmung.

(Chronische) rheumatische Polyarthritis ist ätiologisch: allergisch, konstitutionell oder infektiös; beim Kinde selten; beginnt schleichend ohne nennenswertes Fieber oder Hautrötung, verursacht symmetrische Gelenkschwellungen mit meist starkem Bewegungsschmerz. Zuerst werden die distalen, später auch die großen Gelenke der Extremitäten befallen bis zu Schrumpfungsprozessen und Versteifungen (*Arthritis deformans*). Laborbefunde weitgehend denen der akuten rheumatischen Polyarthritis entsprechend.

Stillsche Krankheit ist eine Sonderform mit zusätzlichen Milz- und Lymphknotenschwellungen, evtl. länger anhaltenden Temperaturerhöhungen und symmetrischen, spindelförmigen Verdickungen der kleinen Gelenke. (Übergang aus der akuten Polyarthritis scheint möglich.)

Diff.-Diagnose: Alle anderen Arthritiden, spezifisch und unspezifisch.

Prognose: Quoad sanationem: ungünstig (deformierende Gelenkversteifungen).

Therapie: Versuch, aus im Fieber abgenommenen Blutkulturen Erreger und deren Resistenz zu bestimmen. Sonst wie bei akutem rheumatischem Fieber.

Subsepsis allergica Wissler: Oft lange, remittierende Fieberperioden, flüchtige, meist urtikarielle, rezidivierende Exantheme; Gelenkaffektionen wie bei der Stillschen Krankheit. Blutleukozytose; hohe γ-Globulin-Konzentration im Serum! BSG stark erhöht. Oft Karditis! *Prognose* und *Therapie* wie bei der akuten rheumatischen Polyarthritis.

Haltungsanomalien der Beine und Wirbelsäule können auf ossären sowie muskulären Fehlfunktionen basieren.
Therapie: Frühzeitig Turnen, Sport, Gymnastik; notfalls orthopädische Maßnahmen.

19.2. Muskelerkrankungen

Progressive Muskeldystrophie ist nicht selten; eine familiär gehäufte Enzymopathie; Degeneration bis Schwund der quergestreiften Muskelfasern; kommt in 2 Formen vor: *Infantiler Typ* (*Duchenne,* X-chromosomal, rezessiv) beginnt um 4.–6. Lebensjahr; Pseudohypertrophie (Fetteinlagerungen!) und Atrophie im Bereich der Beckenmuskulatur, langen Rückenmuskeln, Wadenmuskulatur („Gnomenwaden"): erschwertes Treppensteigen, Watschelgang, beim Aufstehen „klettern Kinder an sich selbst hoch", Lordose; später: abstehende Schulterblätter, „lose Schultern". Kreatinphosphokinase, Aldolase, Transaminasen erhöht. Seltener der *juvenile Typ* (*Erb,* dominant erblich) beginnt im Pubertätsalter am Schultergürtel (geringere Pseudohypertrophie): Arme nur bis zur Waagerechten gehoben; später langsam nach distal fortschreitend. Im Harn Kreatinmenge vermehrt, Kreatinin vermindert.
Diff.-Diagnose: Muskelatrophie; neurogene Schäden. (Histologische Muskelbiopsie [Probeexzision]; Elektromyographie [= EMG].)
Prognose: Infantile Form schlechter (komplette Lähmung) als juvenile.
Therapie: Keine sichere Behandlung bekannt. Versuche mit Gykokoll, Inosit, Vitamin E und B. Anabole Steroide. (Movellan.) Vitamin-, eiweißreiche Kost. Krankengymnastik. Vermeidung von Überanstrengungen.
Myositis ossificans (dominant erblich) ist sehr selten beim Kinde.
Weitere Muskelerkrankungen sind meistens sekundärer Art (Dermatomyositis; Muskelatrophie; Schiefhals; Folgen von Poliomyelitis u. a. m.).

20. Augenerkrankungen

Katarakte: Angeboren (z.B. Röteln-Embryopathie [s. Abs. 6.4.2., S. 75]), Stoffwechselfolgen (z.B. Galaktosämie [s. Abs. 8.1.2., S. 93]), oder postnatal erworben (z.B. Blennorrhoea neonatorum [s. Abs. 6.7., S. 79]).

Schielen (Strabismus) beim Säugling kann Ermüdung oder noch mangelnde Koordinationsfähigkeit sein; tritt jedoch auch bei einseitiger Schlechtersichtigkeit auf: Bild des besseren Auges wird im Gehirn wahrgenommen, das andere unterdrückt; dadurch (unbehandelt) im Laufe der Zeit: Inaktivitätsschwächung des nicht mitbenutzten Auges.

Prognose: bei *Frühtherapie* relativ gut: Bereits ab Kleinkindalter alternierender Okklusionsverband, damit Augen abwechselnd (wochenweise) trainiert werden. Später evtl. Brille. Notfalls operativ: bei Strabismus convergens möglichst *vor* Schulbeginn, bei divergens viel schwieriger, meist erst *nach* dem 10. Lebensjahr möglich.

Bei *Tränengangsentzündung* oder *-stenose (Dakryozystitis, -stenosis)* beim jungen Kinde nicht sondieren (hohe Verletzlichkeit)!

Therapie: Bei der ersten: Ausdrücken des Eiters von nasal nach orbital. Die letzte heilt spontan mit wachstumsbedingter Weitung des Kanälchens. Lokal Antibiotika, Sulfonamide. (*Cave:* Cortison-Präparate am Auge ohne ophthalmologische Überwachung! Gefahr des Cornea-Ulkus mit Perforation und Erblindung!)

Gleiche Behandlung auch bei eitriger *Konjunktivitis* (möglichst nach Erregerzüchtung aus dem Bindehautsackabstrich und Resistenzbestimmung). Bei abakterieller Konjunktivitis: Einstreichen indifferenter Augensalbe.

Traumatisierung des Auges: unbedingt sofort augenärztliche Fachbehandlung! (Erste Hilfe: Pantocain-Augentropfen; steriler Schutzverband.)

21. Erkrankungen des Nervensystems

Zur Beurteilung des Liquors ist die Kenntnis seiner Normalbeschaffenheit erforderlich (s. Tabelle 37).

Mehrfache (diagnostische) Lumbalpunktionen können zu (pseudopathologischer) Pleozytose bis rund 100/3 Zellen/µl führen.

Tabelle 37. Normale Liquorwerte

Aussehen	farblos, klar
Druck im Liegen des Patienten	10–20 cm Wasser = 7,5–15 mm Hg
Pandy- Reaktion Nonne-	negativ
Goldsolreaktion	rot bis rotviolett
Zellzahl	bis 10/3 Zellen / µl
Spezifisches Gewicht	1005–1009
Eiweißgehalt	bis zu 40 mg%
Albumin : Globulin	etwa 8 : 1
Aminosäuren	1,2–2 mg%
Zucker	40–60 mg% (etwa der Hälfte der Blutzucker- Konzentration entsprechend)
pH	7,35–7,40
Natrium (im Durchschnitt)	325 mg% = 141 mÄq/l
Kalium (im Durchschnitt)	10 mg% = 2,5 mÄq/l
Calcium (im Durchschnitt)	5 mg% = 2,5 mÄq/l
Chlor (im Durchschnitt)	450 mg% = 127 mÄq/l
Harnstoff (im Durchschnitt)	10–40 mg% = 1,6–6,0 mmol/l

Das *EEG* des Kindes zeigt gewisse altersbedingte Abweichungen im Kurvenbild; eines der wichtigsten: verlangsamte Wellenfrequenz: im 1. Trimenon γ-Wellen (1–3 Wellen/sec), beim Kleinkinde ϑ-Wellen (4–7/sec), im Schulkindalter (relativ rasche) α-Wellen (7,5–12/sec) wie beim Erwachsenen. Außerdem beim Kinde noch eine physiologische, gewisse Dysrhythmie im Wellenablauf, manchmal bis zur Pubertät.

(Geburtstraumatische bzw. angeborene Hirn- und Nervenschäden s. Abs. 6.2.4., S. 70.)

21.1. Enzephalomeningitiden

Sind die häufigste, akute Erkrankung des kindlichen ZNS. Virusinfektionen befallen bevorzugt die Hirnsubstanz (Viren leben intrazellulär), Bakterien die Meningen.

21.1.1. Meningitiden. *Hirnhautentzündung (Meningitis):* Fieber, gesteigerter Liquordruck (beim Säugling: vorgewölbte, „gespannte" Fontanelle), Bradykardie, Erbrechen, Krämpfe, Kopfschmerz, Dreifußzeichen (s. Abs. 16.2.2., S. 213), Unvermögen, „eigene Knie zu küssen" (die 3 letzten Zeichen nur beim älteren Kinde prüfbar), Nackensteife bis Opisthotonus (Kernigsches und Brudzinskisches Zeichen positiv), Bewußtseinstrübung bis zum Koma; beim Säugling können die meisten dieser Symptome fehlen, am konstantesten sind Fieber, Erbrechen. Liquor: Trübung infolge erheblicher Pleozytose, starke Eiweißvermehrung (Pandy positiv). *Meningismus* bedeutet: klinische Meningitis-Symptome bei normalem Liquorbefund. Mehrzahl der Meningitiden heute heilbar, deshalb in *jedem* Verdachtsfalle frühzeitig Lumbalpunktion durchführen, um befundentsprechend gezielt früh behandeln zu können.

Epidemische Genickstarre (Meningitis epidemica, Meningokokken-Meningitis (gram-negative, intrazelluläre Diplokokken) wird besonders durch Tröpfcheninfektion übertragen, junge Kinder sind am gefährdetsten. (Keine obligate Meningitis bei Infizierten.) Meist katarrhalisches Vorstadium, seltener hochakutes Einsetzen. Hohes, remittierendes Fieber, typische (vorgenannte) Meningitiszeichen, Berührungsempfindlichkeit, vermehrter Dermographismus. Kommt es zur foudroyanten Verlaufsform mit polymorphem Erythem und petechialen bis flächigen Hautblutungen (evtl. hämorrhagischer Blasenbildung), ohne daß Liquor schon äquivalent eitrig verändert ist: *Meningokokken-Sepsis.* Treten Blutungen in den Nebennieren auf, kommt es zum *Waterhouse-Friderichsen-Syndrom* (s. Abs. 8.6.4., S. 116). Bei Heilung nur selten sekundäre Hirnschäden (z.B. Pachymeningosis; Hydrozephalus). Zum sehr wichtigen Erregernachweis: Objektträgerausstriche des ganz frischen Liquors (bzw. Sedimentes) *und* frischen Liquor in warmer Traubenzucker-Nährbouillon (bei Brutschranktemperatur) zum Bakteriologen geben.

Diff.-Diagnose: Alle Meningitiden; Schädeltrauma; Pyurie (!).

Prognose: Bei frühzeitiger Therapie meist gut. (Bei hoher Blutleukozytose meistens besser als bei Werten unter 10 000/µl.)

Therapie: Hohe Dosen Penicillin *und* Sulfonamide i.v. (mittels Dauer-Tropfinfusion). Erst bei deutlicher Besserung Dosis reduzieren. Bei Verdacht auf Waterhouse-Friderichsen-Syndrom: Zu vorstehender Behandlung außerdem: Heparinisierung des Blutes (z.B. Liquemin [notfalls Antidot bei Blutungen: Protaminsulfat]). Später Übergang auf Sintrom (unter Kontrolle des Quick-Wertes [bei 10–25%]); Arterenol, Novodral o.ä. (Kortikoid-Behandlung hierbei gilt heute nicht mehr als optimal, allenfalls in sehr hoher Dosis als Ultima Ratio.) γ-Globulin i. v., endothekal.

Bei nicht sicher gewährleistetem Schnelltransport solcher Kinder (binnen 1 Std in der Klinik sein!) soll bereits der Hausarzt 25 mg Hydrocortison i. v., 0,3–0,5 ml Novadral i. m., 1–2 Mio. E. Kristallpenicillin i. v. geben! (Hier notfalls auch Chloramphenicol 50 mg/kg K.-Gew. einmalig i. v. indiziert.)

Weiter ist eine *eitrige Hirnhautentzündung (Meningitis purulenta)*, hämatogen oder als Durchwanderungsinfektion, durch Pneumokokken, Influenzabakterien (diese beiden zu Rezidiven neigend), Coli- (schon bei Neugeborenen!), Typhus-, Proteus-Bakterien u. a. m. möglich.

Diff.-Diagnose: Liquor-Kultur der Erreger; Resistenzbestimmung.

Prognose: Bis zu 20% Letalität bzw. erhebliche Defektheilung (also schlechter als bei Meningokokken).

Therapie: Gleich bei der 1. diagnostischen Liquorpunktion nach Liquorabnahme sofort Kristall-Penicillin intrathekal (aber *nur* 5000–10000 E.), falls Liquor eitrig trübe (sonst Gefahr einer schweren Penicillin-Schädigung des Rückenmarks!). Bis Eintreffen des Erreger-Befundes: hohe Dosen Kristallpenicillin i. v., Sulfonamide und Breitbandpenicillin; dann ein Antibiotigramm-entsprechendes Antibiotikum.

Wenn 2–3 Wochen nach Abklingen einer eitrigen (besonders Meningokokken-)Meningitis erneut Fieber und/oder Erbrechen sowie im Liquor Eiweißvermehrung ohne Pleozytose auftreten, besteht Verdacht auf einen *subduralen Erguß (Hydrom):* Diagnostische Fontanellen-Punktion (s. Abs. 21.2., S. 248).

Listeriosen-Meningitis s. Abs. 16.2.1., S. 208.

Tuberkulose-Meningitis s. Abs. 16.6.4., S. 226.

Leptospiren-Meningitiden werden (außer von Spirochaeta pallida) von serologisch und kulturell unterscheidbaren Leptospiren (z. B. Weil) hervorgerufen: Schubweise Fieberperioden mit wenigen Tagen Abstand (initial oft höher); typische Meningitis-Symptome; im Liquor Pleozytose nur bis einige 100/3, hauptsächlich monozytäre Zellen/µl, Eiweiß bis etwa nur 200 mg%. Erregernachweis aus Blut und Liquor in den ersten Krankheitstagen; Agglutinationsreaktionen nach 12–14 Tagen. Manchmal Albuminurie.

Prognose: Im allgemeinen gut.

Therapie: Breitbandpenicilline (bei über 10jährigen Kindern auch Tetracycline; s. Abs. 5.2.4., S. 62).

Abakterielle Meningitis bedeutet eine Hirnhautentzündung, bei der im Liquor (trotz wiederholter Kontrollen) keine Bakterien nachweisbar sind (Virus-Infektion [z.B. Mumps, Poliomyelitis] oder toxoallergische, traumatische Noxe [z.B. nach Luftenzephalographie; intrakranielle Blutung]). Die Liquor-Pleozytose betrifft hier überwiegend nur die rundkernigen Zellen.

Prognose: Meistens gut.

Therapie: Symptomatisch. In bedrohlichen Fällen antibiotische Abschirmung.

21.1.2. Enzephalitiden. Die *Gehirnentzündung (Enzephalitis)* ist meistens virusbedingt: Deutliche Hyperaesthesie, gesteigerte Reflexe, Erbrechen, Krämpfe, hohes (hyperpyretisches) Fieber, extrapyramidale Hyperkinesen, (schrilles Schreien,) rasch Bewußtlosigkeit, spastische Lähmungen. Liquor: *Keine* Trübung, Zuckerkonzentration oft über die des Blutzuckers erhöht, nur geringe/mäßige Pleozytose; Eiweißvermehrung.

Prognose: Quoad vitam: zweifelhaft; quoad sanationem: oft Defektheilung (Hydrozephalus; sklerosierende Hirnprozesse bis Enthirnungsstarre).

Therapie: Kortikoide; Breitbandpenicillin-Abschirmung. Bei Hirndruck-Zeichen: „entwässernd" (s. folgenden Abs.). Sonst symptomatisch.

Toxoallergische Enzephalitis (Intelligenzstörungen; Lähmungen; Krampffoci).

Prognose: Dubiös. Überwiegend Defektheilungen.

Therapeutisch: Wie vorstehend. Bei Verdacht auf Hirnödem: hypertonische Lösungen i.v. (z.B. 25–50%ige Traubenzuckerlösung 20 ml). Diuretika.

Impf-(Vakzine-)Enzephalitis (etwa 1:20000 Erstimpflinge bzw. 1:200000–500000 Wiederimpfungen) tritt etwa 11–12 (2–25) Tage nach Pockenvakzination auf.

Prognose: Bis zu 50% Letalität; Rest nicht selten Dauer-, Spätschäden, wie vorstehend.

Therapie: Kortikoide mit Antibiotika-Schutz. Ggf. parenterale Ernährung, falls häufiges Erbrechen auch Sondenernährung verhin-

dert. Gesamt-Flüssigkeitszufuhr i.v. knapp halten (Gefahr des Hirn-
ödems! s. Abs. 5.2.1., Tabelle 24, S. 59).
Masern-Enzephalitis bei 1–2% der Masernkranken.
Prognose: Ähnlich wie vorstehend (ca. 10% letal). (Evtl. Spätschä-
den s. Abs. 16.1.2., S. 201.)
Therapie: Gleichermaßen.
(Meningo-) Enzephalitiden bei/nach *Mumps* und *Varizellen*: benigne;
bedürfen meistens keiner Therapie.
Toxoplasmose und *Zytomegalie* s. Abs. 16.2.1., S. 209; Abs. 16.3.,
S. 217.

21.2. Raumbeengende Prozesse

Subduraler Erguß (Hydrom, Pachymeningosis) zwischen Dura und
Subarachnoidea: nach Meningitis (s. Abs. 21.1.1., S. 246), Schädeltrauma (evtl. auch akuter Hypersalämie): Serös bis hämorrhagisch,
sich allmählich mit fester werdender Membran umgebend. Klinisch:
Subfebrile Temperaturen, („unmotiviertes“) Erbrechen, (beim Säugling) Zunahme des Kopfumfanges horizontal sowie von Ohr- zu Ohr-
ansatz, Fontanelle manchmal vorgewölbt; meist vermehrt Eiweiß im
Liquor (Erguß-Eiweißgehalt aber noch höher; relativer Albuminan-
teil jedoch über dem des Serums); bei länger bestehendem Erguß:
geistiger Entwicklungsrückstand; im EEG Lokalbefunde. Punktion:
im (Seitenwinkel der großen) Fontanelle (ggf. nach Trepanation)
Gewinnung aus 3–4 mm Tiefe gelblicher, serös-blutiger Flüssigkeit
bis über 20 ml (normal: 1–2 ml klarer Liquor). Nach Luftfüllung die-
ser Höhle: röntgenographisch Abflachung des Gehirns.
Prognose: Bei $^1/_4$ der Kinder relativ schlecht, beim Rest vorwiegend
Defektheilung.
Therapie: Konservativer Versuch: Regelmäßige Abpunktion (1–2
Tage Abstand) bis zum „Trockenbleiben“. Falls vergeblich oder
Rezidiv: Operative Entfernung bzw. Fensterung der Membran; 3–4
Wochen lang (zur Gefäßabdichtung) Vitamine C, K und P hochdo-
siert; Antikoagulantien.
Hydrozephalus (der Ventrikel: = internus, der Subarachnoidalräume:
= externus): Vergrößerung der Liquorräume auf Kosten von Hirn-
substanz; angeboren oder (evtl. bereits intrauterin) erworben nach
Enzephalomeningitis: Verlegung eines Abflußkanals, vermehrte

Liquorsekretion oder gestörte -resorption; nach Hirnatrophie: e vacuo. Außer bei letzter Form: intrakranielle Drucksteigerung (vertiefte Impressiones digitatae, Vorwölbung der noch offenen Fontanelle, Sprengung und Klaffen der Schädelnähte; Zunahme des Kopfumfanges [s. Abs. 1.2.1., S. 12] mit zunehmendem Abstand von Normalkurve). Bei Einseitigkeit: Verschiebung im Echoenzephalogramm. Die Luftenzephalographie zeigt röntgenographisch das Ausmaß des Prozesses. Wie beim *intrakraniellen Tumor* führt der erhöhte Druck zu Erbrechen, Stauungspapille des Sehnerven, „Zeichen der untergehenden Sonne" (Pupille „versinkt" hinter dem Unterlid), Somnolenz, Hirnatrophie mit geistiger Retardierung, letztlich Exitus.

Prognose: Etwa Hälfte der Kinder stirbt trotz Operation.

Therapie: Frühzeitig neurochirurgische Liquordrainage durch Ventil-Katheter (z. B. Spitz-Holter, Pudenz-Heyer). Rezidivoperationen bei Ventil-Verlegung werden öfter notwendig.

Hirntumor erbringt – zu den vorgenannten Symptomen – noch lokalisierte Ausfallszeichen (z. B. Sehen, Gleichgewicht, Lähmungen, Jackson-Anfälle). Erbrechen erfolgt besonders morgens, nüchtern. Solitärtuberkel, Gummata können gleiche Symptome auslösen: desgleichen *Hirnabszeß* (heute selten): Meist hohes Fieber, oft Meningitis/-ismus; nicht selten spontane Remissionen, ohne wirkliche Heilung. Liegt Abszeß in „stummer Zone", kann jede typische Symptomatik bis zum Tode fehlen. Ätiologie: Bakterielle Durchwanderung vom Mittelohr, Mastoid, seltener hämatogen.

Prognose: Ernst bis schlecht.

Therapie: Bei Tumoren: Versuch operativer Entfernung, Zytostatika, Strahlenbehandlung. Bei infektiösem Prozeß: Antibiotika und Sulfonamide hochdosiert. Manchmal glückt die Punktion der Abszeßhöhle mit lokaler Antibiotika-Instillation.

Hirnsinus-Thrombose (meist septisch-metastatisch): Hochakut Erbrechen, Krämpfe, Fieber, Stauungspapille, Stauung der Stirnvenen, Lidödeme, Protrusio bulbi.

Diff.-Diagnose: Hirntumor, Enzephalitis, (Vitamin A-)Vergiftung.

Prognose: Meistens schlecht.

Therapie: Thrombolytika, Antikoagulantien, Antibiotika.

Bei Verdacht oder sicher gesteigertem Liquordruck: Lumbalpunktion *nur* im *Liegen* des Kindes durchführen; Liquor nur ab*tropfen* lassen (Mandrin nicht ganz herausziehen).

Kraniostenose: Mikrozephalus mit gesteigertem Innendruck. Röntgenbild: Wolkenschädel.

Therapie: (Neuro)chirurgisch (Kraniostomie).

21.3. Angeborene Nervenerkrankungen

Auch Embryopathie mit *Spaltbildungen* der Wirbelsäule s. Abs. 6.4.1., S. 73.

Makro- bzw. *Mikrozephalie* nicht selten symptomfrei. Dabei evtl.. Störungen oder Ausfall einzelner Nervenzentren oder -bahnen: z.B. *Kernaplasie Moebius,* mit schlaffer Parese.

Hirnsklerose, Leukodystrophie mit typischem „Knick" in der Entwicklung: Hereditäre, frühkindliche, progressive Form: Typ *Krabbe;* jugendliche, protrahierte Form, mit metachromatischen Abbauprodukten im Nervengewebe (einschließlich Zahnpulpa und Rektumschleimhaut) und Harn: Typ *Scholz;* besonders chronischer Verlauf ab Schulkindalter: Typ *Pelizäus-Merzbacher.*

Prognose aller Typen: Ungünstig.

Speicherkrankheiten des Gehirns s. Abs. 8.4., Tabelle 28, S. 10.

Kleinhirnataxie Pierre-Marie bzw. *Friedreich:* Nystagmus, Paraesthesien, Sehnenreflex-Ausfälle bzw. -Steigerungen und Spasmen. Manifestationsalter dieser seltenen Erkrankungen teils im Säuglingsalter, teils wesentlich später: Debilität; Erblindung, Nystagmus; Adiadochokinese, Paresen u. a. m.

Neurogene Muskelschäden: *Myatonia congenita Oppenheim* (nicht progredient, normale Intelligenz) und *progressive Muskelatrophie Werdnig-Hoffmann* (beim jungen Säugling beginnend, progredient, zuerst Beckenring, Beine, später Schultergürtel, Arme betroffen); Degeneration der Vorderhorn-Ganglienzellen: Muskelatrophie, Bewegungsarmut, Unvermögen, sich aufrecht zu halten; Sehnenreflexe gemindert bis erloschen. *Keine* Paraesthesien, Schmerzen oder geistige Retardierung. Im Elektromyogramm (EMG) Fibrillationspotentiale (Denervierungs-Folge).

Prognose: Schlecht, meist bis zum Kleinkindalter Tod (oft an Pneumonie).

Therapie: Krankengymnastik, orthopädische Stütz- und Liegegeräte.

Zerebrale Kinderlähmung bzw. *frühkindlicher Hirnschaden* sind Sammelbegriffe für intrauterine und perinatale Schäden des zentralen Neurons, ohne Progredienz, aber oft von über Erwarten großem Ausmaß gegenüber den geringen, anatomisch faßbaren Ausfällen.

Infantil spastische Diplegie (Little-Syndrom) ist eine angeborene oder erworbene Hirnsklerose, oft mit Hydrozephalus; bereits beim Säugling erkennbar: Deutliche Bewegungsarmut, Spitzfuß, Adduktorenspasmus mit Kreuzung der Beine, Sehnenreflex-Steigerung, oft wegen Muskelstarre nicht prüfbar; meist Debilität, Strabismus.

Einseitige *Hemiplegia spastica* hat eine meist (geburts)traumatische oder enzephalitische Ursache: Seltener Debilität, öfter Jackson-Anfälle.

Prognose: Bei ausreichender Intelligenz nicht unbedingt ungünstig.

Therapie: Bobath-Gymnastik! Unterwasser-Massage. Orthopädisch-chirurgische Eingriffe (z.B. Sehnenverpflanzungen). Evtl. neurochirurgische Exzision umschriebener Narben.

Atonisch-astatisches Syndrom Foerster (etwa gleiche Ätiologie-Möglichkeit): Hypotonie der gesamten Muskulatur. Keine statomotorische Entwicklung der Kinder; Muskeln selbst nicht entartet.

Prognose: Bei ausreichender Intelligenz nicht absolut schlecht.

Therapie: Langfristig orthopädo-gymnastisches Training (in Sonderanstalten). Stütz-, Hilfsapparate (evtl. moderne elektrisch verstärkte Prothesenhilfe).

21.4. Krampfleiden

Gelegenheits- (Okkasions-, akzidentelle) Krämpfe: Geburtstraumatisch, stoffwechselbedingt (z.B. hypokalzämische, hypoglykämische, urämische, Vitamin B_6-Mangel-Krämpfe).

Epileptische Anfälle: Genuine (idiopathische, essentielle, kryptogene) sowie symptomatische Epilepsie, Pyknolepsie, BNS-Krämpfe. Die Okkasions-Form kann im Laufe der Zeit in eine symptomatische Epilepsie übergehen.

Im EEG: „Krampfspitzen" im Wellenablauf, bei akzidentellen Krämpfen nach einigen Tagen abklingend, bei epileptischen auch während der krampffreien Intervalle (als „Krampfpotentiale") nachweisbar bleibend.

Erbliche Fallsucht (genuine Epilepsie) ist eine Gehirnerkrankung: Rezidivierende, tonisch-klonische Krampfanfälle mit Wesensveränderungen: „Klebrigkeit", Egoismus, Perseveration, Demenz

(Durchblutungsschäden des Gehirns im Anfall, ohne anatomisch nachweisbares Substrat). Im EEG: Krampfherde, typische Dysrhythmien, Frequenzabnahme. Liquor meist normal. Abortive Anfälle: *Petit-mal* (Absencen, Pyknolepsie, auch „abdominelle Äquivalente"); voll ausgeprägte Anfälle: *Grand-mal,* abwechselnd oder eine von beiden. Voraus oft Unwohlsein („Aura"), dann akutes Einsetzen (Umfallen, Einnässen, -koten, Zungenbiß u. a. m.); Pupillen weit, Babinski-Zeichen positiv, Bewußtsein erloschen. Dann postparoxysmal tiefer Schlaf; retrograde Amnesie. Anfälle bevorzugt frühmorgens; evtl. durch Hyperventilation, Flimmerlicht (Fernsehschirm!) provozierbar. Manifestation schon im Spielkindalter.

Diff.-Diagnose: Fieberkrampf; Hypoglykämie; Hypokalzämie; Hysterie; Tumor cerebri; Meningitis.

Prognose: Ungünstig, besonders bei zunehmender Demenz und anatomischen Hirnanomalien (Luftenzephalogramm).

Therapie: Heute breites Spektrum der Antikonvulsiva. Evtl. dazu entwässernde, salzarme Kost. Vermeidung von Aufregung und Überanstrengung (einschließlich Fernsehen!).

Prophylaxe: Bei Berufswahl: Unfallträchtigkeit des plötzlichen Anfalls einbeziehen.

Blitz-Nick-Salaam-(BNS-)Krämpfe gibt es nur bis zum Kleinkindalter. Name dieser typischen Propulsiv-Krämpfe von der „Nachahmung" des orientalischen Grußes. Können bis zu 20–30mal täglich (oft salvenartig) auftreten. EEG: Typische Hypsarrhythmie. Später Übergang in Grand-mal-Anfälle. Zurückbleiben der geistigen Entwicklung.

Prognose: Ungewiß.

Therapie: Kortikoid-, ACTH-Kuren. Antikonvulsiva.

Symptomatische Epilepsie ist eine traumatische Folge (Hirnblutung, narbenbildende Hirnprozesse) oder Tumor-bedingt. Abgrenzung gegen genuine Form manchmal unmöglich. Jackson-Anfälle (Krampfzuckungen immer derselben, umschriebenen Zone) sind ursächlich meist erworben.

Prognose und *Therapie:* Wie bei der genuinen Epilepsie. Dazu evtl. neurochirurgische Narbenexzision. – Bei hypoxämischen Krämpfen: Sauerstoffzugabe zur Atemluft. Ätiologische Therapie!

Fieberkrämpfe besonders bei jungen (hellblonden) Kindern (Äquivalent des Schüttelfrostes beim Erwachsenen); treten nicht selten

erst im Fieberabfall auf; oft bei einer Temperatur von kaum über 38 °C. Rezidivieren nicht in derselben Erkrankungsphase, dauern selten länger als 20 min.
Therapie: Rasch fiebersenkende Mittel: kühle Wadenwickel; keine Überhitzung durch Federbetten. Antipyretika.
Prophylaxe: Bei bekannter Veranlagung: frühzeitig Antipyretika.
Initial-Krämpfe (z.B. bei Dreitagefieber, Scharlach) werden als Fieberkrämpfe angesehen und behandelt.
Affekt-„Krämpfe" s. Abs. 21.6., S. 255.

21.5. Sonstige, erworbene Erkrankungen des Nervensystems

Heute sehr selten geworden ist die *kindliche Akrodynie Feer:* Besonders bei vegetativen Dystonikern und Allergikern eine Folge z.B. Quecksilber-haltiger Medikamente (Kalomel, Präzipitat-Salbe, „Zahnungs-Pulver" u.a.m.): psychische Veränderungen des Kindes (traurig, mürrisch, reizbar; Umkehr des Schlaf-Wach-Rhythmus); polymorphe Exantheme (toxo-allergisch), profuses Schwitzen (Schweißfrieseln), starke Rötung der Akren (Hände, Füße, Nase), Mazerierung der Haut mit groblamellöser Schuppung, Brüchigkeit und Ausfall der Haare, Nägel; Gingivitis, Zahnausfall; starke Muskelhypotonie (Zusammenklappen des aufgesetzten Kindes; Handtremor); Sensibilitätsstörungen; Abschwächung der Sehnenreflexe; Lichtscheu; Tachykardie bis 180/min (ohne Fieber); Hypertonie (bis über 140 mm Hg); Exsikkose (keine Nierenschäden).
Diff.-Diagnose: Spezifische Meningitis; Schuppung nach Scharlach; progressive Muskeldystrophie; Vitamin B-Mangel.
Prognose: Gut. Getrübt bei Sekundärinfektionen (von Hautläsionen).
Therapie: Meistens versagen BAL = Sulfactin, Mosatil, Penicillamin (Schwermetallentgifter). Hohe Dosen Vitamin B_6. Bellergal. Bei beginnendem Sekundärinfekt: sofort Antibiotika, Sulfonamide.
Prophylaxe: Vermeidung aller Hg-Präparate, besonders bei allergischen, vegetativ-dystonen Kleinkindern.
Landrysche Paralyse (seltene Neuritis): Schwerste Form der *Polyneuritis* oder *Polyradikulitis (Guillain-Barré),* wahrscheinlich Virusinfektion der Nervenwurzeln (oder toxoallergisch): (Ähnlich der Poliomyelitis) Erlöschen der Sehnenreflexe, zunehmende Muskel-

schwäche, evtl. (reversible) Paresen, Sensibilitätsstörungen, Schmerzen der betreffenden Regionen. (Im Gegensatz zur Poliomyelitis: Diese Zeichen symmetrisch! s. Abs. 16.2.2., S. 212.) Muskelsymptome von den Beinen evtl. bis zum Atemzentrum aufsteigend; meningeale Zeichen (mit Eiweißvermehrung im Liquor; normale Zellzahl). Die Erkrankung kann Monate dauern.

Diff.-Diagnose: Poliomyelitis.

Prognose: 10% Mortalität, Rest Heilung.

Therapie: Strengste Bettruhe. Kortikoide mit antibiotischem Schutz. Symptomatische Maßnahmen. Ggf. Sondenfütterung, künstliche Atmung. Krankengymnastik.

Migräne ist bei Kindern selten, verläuft dann wie beim Erwachsenen.

Therapie: Z.B. Cafergot, Dihydergot, Dihydroergotamin, Hydergin, Moloid.

Vergiftungen mit *Fluphenazinen* (z.B. Omca, Paspertin, auch in therapeutischer Dosis!): Hyperkinetische Schling- und Torsionskrämpfe.

Prognose: Gut.

Therapie: Antidot: Coffein; Akineton i.v.

Prophylaxe: Vermeidung solcher Präparate bei Kindern.

Vergiftungen mit (von Kindern beim Spielen) „gefundenen Bonbons" u.ä. oder Gabe von Medikamenten, auf die Kinder anders als Erwachsene reagieren, können zu lebensgefährlichen Situationen führen.

Therapie der meisten Vergiftungen wie beim Erwachsenen: Brechreiz auslösen (mechanische Reizung des Rachenringes; Apomorphin s.c.), Magenspülung, Carbo medicinalis, oral salinische Abführmittel *und* Kontaktlaxantien als Suppositorien. *Falsch,* bei jeder Vergiftung Milch zu geben! Diese fördert oft als Lösungsvermittler die Giftresorption! (Ist bei Säureverätzungen indiziert.) *Cave:* Sondierungen bei Laugen-, Säurenverätzungen (Gefahr der Oesophagus-Perforation im mazerierten Gewebe). i.v. Dauer-Tropfinfusion hilft, resorbierte Stoffe durch verstärkte Diurese rascher auszuscheiden. Manchmal Hämodialyse lebensrettend (z.B. bei frischen Pilzvergiftungen!).

21.6. Neurosen, Psychosen

(Respiratorische) Affekt-Krämpfe („Wegbleiben") treten bereits beim Säugling, nicht selten bei Kleinkindern auf: Aus Wut über einen nicht erfüllten Wunsch erfolgt eine Steigerung der Erregung bis zum Atemverhalten im Exspirationsstadium: Zyanose, tobendes Umsichschlagen, evtl. Ohnmacht.

Prognose: Stets gut; Kind atmet immer noch rechtzeitig ein.

Therapie: Kalte Abreibungen; konsequent-energisches Anfassen des Kindes; auf keinen Fall Nachgiebigkeit oder Furcht gegenüber solchen „Anfällen". Medikamentös: evtl. Psychosedativa.

Prophylaxe: Furcht des Kindes vor Strafe bei Wiederholung eines solchen „Anfalls".

Das *„nervöse"* Schulkind ist eine moderne Zeiterscheinung, weniger durch schulische „Überforderung" als durch private Reizüberflutung (Kino-, Fernseh-Abusus) bzw. modernes „Schlüsselkinder"-Dasein wegen Berufstätigkeit beider Elternteile. Meist fehlen häusliche Geborgenheit und ausreichender Schlaf.

Therapie: Überzeugende Aufklärung der Eltern. Evtl. Psychosedativa (Cyrpon, Librium, Dogmatil in langfristig niedriger Dosis).

Enuresis nocturna, seltener *diurna,* hat bei Kindern über 2 Jahren evtl. organische Ursachen (Spina bifida; Oxyuren; Phimose; Pyurie; Debilität). Bei deren Fehlen suche man nach Konflikt-Anlässen in der Familie, die zu nervöser Überbeanspruchung des Kindes führen.

Therapie: Soweit möglich: Milieuwechsel. Symptomatisch: ab 16.00 Uhr keine Getränke, keine Kartoffeln, Obst oder Gemüse. Harte Schlafunterlagen. Willen des Kindes, nachts wach zu werden, stärken (Belohnung nach „trockener" Nacht). Regelmäßig mittags 1–2 Std schlafen lassen, damit das Kind nachts im Tiefschlaf nicht den Harndrang verschläft. Wenigstens 1mal nachts ganz aufwecken und zur Miktion veranlassen.

Hysterische Lähmungen und *Funktionsausfälle* sind bei Kindern selten (Armlähmungen, Aphonie u. ä.). Ggf. sind sie psychotherapeutisch (evtl. mit Hypnose, Elektro-Reizungen) zu beeinflussen. Stets evtl. ursächliche, organische Schäden sorgfältig ausschließen.

Literaturverzeichnis

BROCK, J.: Biologische Daten für den Kinderarzt. Berlin-Göttingen-Heidelberg: Springer 1954.

CATEL, W.: Differentialdiagnose von Krankheitssymptomen bei Kindern und Jugendlichen. Stuttgart: Thieme 1961.

FANCONI, G., WALLGREN, A.: Lehrbuch der Pädiatrie, 9. Aufl. Basel: Benno Schwabe 1970.

GÄDEKE, R.: Diagnostische und therapeutische Techniken in der Pädiatrie. Berlin-Heidelberg-New York: Springer 1972.

HARNACK, G.-A. von: Pädiatrische Dosistabellen. Stuttgart: Apotheker-Verlag 1967.

KELLER, W., WISKOTT, A.: Lehrbuch der Kinderheilkunde, 3. Aufl. Stuttgart: Thieme 1969.

LEIBER, B., OLBRICH, G.: Die klinischen Syndrome, 5. Aufl. München-Berlin-Wien: Urban und Schwarzenberg 1972.

LINNEWEH, F., HUNGERLAND, H.: Pädiatrie in der Praxis. München-Berlin: Urban und Schwarzenberg 1962.

OPITZ, H., SCHMID, F.: Handbuch der Kinderheilkunde. Berlin-Heidelberg-New York: Springer 1965–1968.

Sachverzeichnis

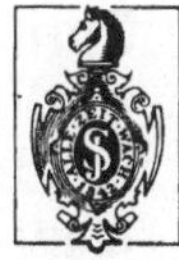

Springer-Verlag
Berlin Heidelberg New York